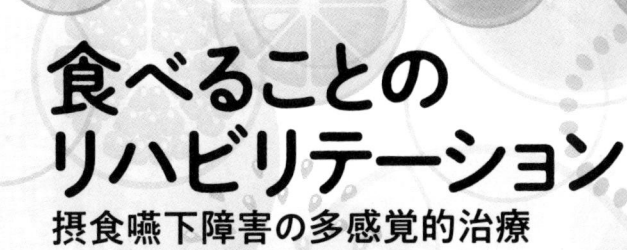

食べることの
リハビリテーション

摂食嚥下障害の多感覚的治療

本田慎一郎
稲川 良

協同医書出版社

まえがき

　本書は、主に摂食嚥下のリハビリテーションに取り組む若いセラピストの方々に向けたものです。にもかかわらず、一般に摂食嚥下の教科書という文脈で想定される内容、例えば基本的な解剖・生理、原因疾患、食形態、栄養、薬、口腔衛生、検査、直接的嚥下訓練・間接的嚥下訓練、手術、補綴など、重要な項目の説明を割愛しています。これらの内容については多くの良書がありますので、そちらをご参照いただいたほうがむしろよいと考えました。

　その代わり本書では、普段の臨床で視野を広げられるような内容を、症例も含めできるだけ紹介することを目的としました。全体を通して、口腔器官－脳－環境（食べ物・他者）の関係性に焦点をあて、食べることのリハビリテーションを検討しています。

　詳細は各章に譲りますが、口腔器官を運動器官としてだけでなく情報器官としても捉えること、その情報の解釈には脳（認知）機能が不可欠であるという視点が一つの特徴といえ、「多感覚的治療」というサブタイトルもそこに通じています。摂食嚥下障害に苦しむ方々に寄り添い、一緒に前進するための、ひとつの視点として捉えていただければ幸いです。

　口腔器官のなかでも「舌」は特に繊細な運動器官であり情報器官といえ、本書でも評価・治療の記述の中で多く言及しています。舌の区分は解剖学と音声学で異なりますが、本書では臨床的にわかりやすい用語を使用したいと考えました。そこで、音声学の構音点を参考に、歯茎と対応する部分を「舌尖」、硬口蓋と対応する部分を「中央部」、軟口蓋と対応する部分を「奥舌」、咽頭壁と対応する部分を「舌根」としました（本書を読み終わる頃にはこの舌の部分を細分化する名称にもいっそう臨床的な意味の広がりを感じていただけるのではないかと思います）。

　本書が日々の摂食嚥下リハビリテーションに少しでも貢献できることを、心より願っています。

目　次

はじめに ―改めて、食べるという経験を考える―

「好きなものなら食べられるんだよ」。

外泊訓練から戻り、お寿司を食べたと笑顔で話す男性がいる。病院では全粥・ミキサー食で、現状それ以上の食形態は難しいと評価されていた患者である。安全性を最優先とすることで、能力を過小評価していたのか。それとも男性は、お寿司に夢中で誤嚥に気づかなかったのだろうか。

私たちセラピストが「食べる」ということを考えるとき、捕食から嚥下に至る一連の運動を思い浮かべるかもしれない。評価や訓練の対象として、身体の運動は欠かせない。食形態の調整、姿勢の調節、嚥下動作の工夫もまた、運動の状態を確認せずして決定することはできない。

しかし、改めて身体運動から一歩引いてみると、様々な状況が見えてくる。大好きなハンバーグを、口いっぱいにほおばる男の子。恥ずかしそうに、誕生日ケーキを口にする女の子。仕事の合間に、おにぎりをつめこむ男性。おしゃべりしながら、香りのよい紅茶を口に含む女性。健康のためにと、少量の玄米をいつまでも噛み続ける私。それぞれの文脈によって、食事内容、食具、姿勢、一口量、上肢の取り込み、口腔の構え、咀嚼、食事のペースなど、「食べる」はその形を変えていく。「摂食嚥下」運動の内側に、様々な意味を内包した「行為」なのである。

人は生まれた日からその日まで、「食べる」という行為の経験を積み重ねている。摂食嚥下障害のある患者にも、長い人生で積み重ねてきた「食べる」という行為の個人的な経験が存在する。どのような場面で、誰と、何を、どのように食べてきたのか。何を感じて、何を思ってきたのだろう。その複雑さ、豊かさを解釈し、治療を深めていくことはできないだろうか。

「好きなものなら食べられるんだよ」。

このことばの背景に、何があるのか。身体運動、脳の神経活動、その人にとっての何か。本書を通して、「食べる」という行為から捉えたリハビリテーションについて、考えていきたい。

第1部

「食べること」の経験とリハビリテーション

第1章

食べることの機能

　嚥下障害のある方から、好きだった食べ物を好まなくなったという話を聞くことがある。好物だったかぼちゃの煮物が、むせて食べられない、むせないときでも美味しく感じない、という。かぼちゃの煮物を、再び「美味しく」食べられるにはどうしたらいいだろうか。第1章では、この問題解決に必要な基礎知識を確認していきたい。セラピストとして目指したいのは、食べる機能の改善である。

1　食べることの認知とその仕組み

　私たちが食物を飲み込むまでの過程は、①食べ物を認知する段階、②捕食後、嚥下できる性状になるまで咀嚼する段階、③食塊を咽頭へ送り込む段階、④食塊が咽頭を通過する段階、そして⑤食塊が食道を通過する段階に分けることができる。

1）①食べ物を認知する段階

　「食べる」ことは、食べ物を口に入れる前から予測という形で始まっている。食べ物を目にすれば、味、香り、使用する食具まで、想像することができる。普段は意識することがなくても、どのくらいの量を口に入れ、どこでどのくらいの力で噛み、どのように口の中で変化していって、どのように飲み込めるかを、イメージしようと思えばできるだろう。実際に口を動かさなくても、咀嚼から嚥下に至る一連の動きの感覚も想起できる（これは行為のシミュレーションとも、運動イメージ〔p.18「運動学習メカニズム」を参照〕ともいえる）。はじめに、運動の計画と実行に関わる脳の回路をみていきたい。

【意図的な運動の実行と調節のための情報の流れ】

　運動の計画・実行は高次運動野・一次運動野で進められるが、そのきっかけには様々な情報が関与する。外界の情報として体性感覚（頭頂連合野）、視覚・聴覚（側頭連合野）、味覚・嗅覚（大脳辺縁系）、体内の情報として体温・血圧・臓器などの状態（大脳辺縁系）が挙げられる（図1.1）[1]。これらの情報に、過去の記憶を参考として、今どのような行動をとるべきかの判断（前頭連合野）が加わる。一方、運動野は運動の計画や調節として大脳基底核・小脳の情報をも受け取る。身体内外の状況に応じた運動を組み立てるためには、こうした多くの情報が必要となるのである。

　「食べる」ことに置き換えてみると、例えばラーメンなどの熱い食べ物を食べる場合、私たちは「あつあつ」であると美味しいという経験をしている。その一方で、「あつあつ」のラーメンを勢いよく食べれば、火傷することもある。そこで、湯気の様子を見たり、器の熱さを手で感じたり、口唇で触れてみるなどして危険と判断されれば、息を吹きかけ冷ます、少しずつ取り込むなどの調節をすることになる（急いでいるときや空腹のときなどは、また異なる）。

　食べ物を認知するということは、視覚対象が食べられるものかどうかを判

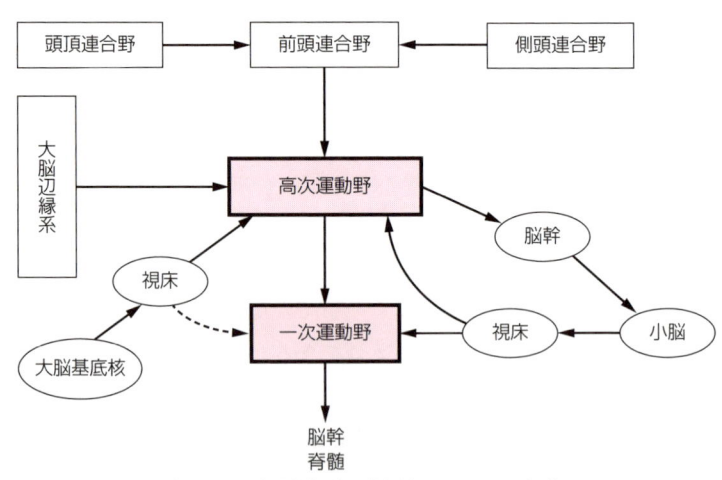

（丹治 順：脳と運動 第2版. 共立出版，2009. p.33より）

図1.1　運動野の入出力

臨床のヒント❶

食べる前の声かけ

食べ物を認知する段階は、「美味しさ」に影響を与える。バルサミコ酢が入ったビールの試飲で、事前に明言されて飲んだ人は美味しくないと感じ、何も言われずに飲んだ人は美味しいと感じたという研究がある[2]。また、Djordjevicらは、被験者にイチゴの匂いをイメージするよう伝えるだけで、ショ糖の甘味の感度を向上させることを示した[3]。いずれも、入力される味覚情報は同じであるにもかかわらず、口に入れる前の言語情報により判断に違いが生じている。

食事介助の際、「これは（ペースト状でわかりにくいけれどお好きな）かぼちゃの煮物ですよ」「実家に帰ったら必ず作ってもらっていたという○○ですよ。美味しいにおいがしました。どうでしょう？一口いかがですか？」などといった何気ない声かけが、その方の食事摂取に影響を与えるのではないだろうか。

断することにとどまらない。この段階で得られる情報は、食べ物を実際に口にする次の段階へと、役立てられていく。

2）②捕食後、嚥下できる性状になるまで咀嚼する段階

①の過程により、状況に応じた運動で口に取り込む。一度目にすれば、口に運ぶまで多少よそ見をしても、とりこぼすことはない。捕食した後は、飲み込むにはまだ大きすぎる、硬すぎるなどの物性認知により、半自動的に咀嚼が繰り返される（図1.2）[4]。

では、物性認知に必要な大きい・硬いなどの感覚は、何によって得られているのだろうか。例えば食べ物を上下歯ではさんだ場合、その縦の長さは顎関節の関節位置覚を介してわかる。そのまま舌の上に運べば、舌と口蓋の間の距離によってもそれを感じることができるだろう。さらに、その状態で舌を挙上してみる。すると、今度は口蓋と舌の圧覚を介して、食べ物の硬さを知ることができる。次に、臼歯上に運んで噛んでみよう。上下の歯（歯根膜）と下顎の力加減によって、舌と口蓋で感じた硬さと、変形していく感覚が得られるはずである。これは下顎の運動覚に加え、歯根膜の圧覚を介してわかる。

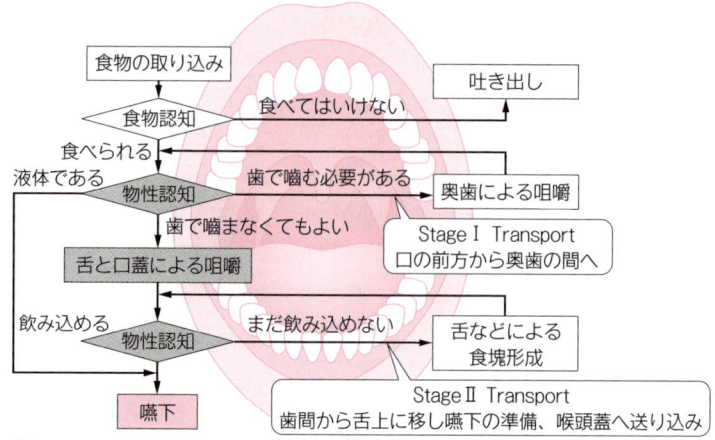

（Hiiemae K：Mechanisms of food reduction, transport and deglutition: How the texture of food affects feeding behavior. J Texture Stud. 35（2）：171-200, 2004）

（日下部裕子，他・編：味わいの認知科学．勁草書房，2011．p.105より．一部改変）

図1.2　物性認知と咀嚼・嚥下

咀嚼は半自動運動であるが、そのためには口腔内の各器官で感じること、すなわち感覚受容器を介した「体性感覚」の情報が役立っている。口腔内のどこに、どのような体性感覚があるのか、またどのような組み合わせで感じるのかが咀嚼運動を決める要因のひとつとなる。口腔器官の体性感覚を介した物性認知から、咀嚼によって変化しつづける食べ物の形・大きさ・食感などの情報を得ながら運動を調節しているのである。

　ここて、口腔器官の体性感覚情報処理の神経生理学的な仕組みについてみていきたい。

【体性感覚情報処理過程】

　岩村らは、無麻酔覚醒下のニホンザルで、手指に関する体性感覚情報が末梢より大脳皮質一次体性感覚野に入力されると、3a、3b野から後方の1、2野に向かって階層的に情報処理が進むという過程を明らかにした[5]（図1.3）。さらに、一次体性感覚野から二次体性感覚野へ情報が伝達される過程では、触対象に注意を向けると選択的な応答が認められることが確認されている。また、2野から5野では、両側の統合、視覚情報との統合といった刺激選択

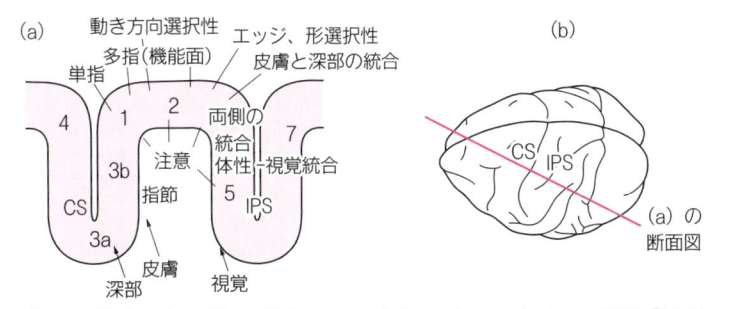

(Iwamura Y：Dynamic and hierarchical processing in the monkey somatosensory cortex. Biomed Res. 14: 107-111, 1993)

(岩村吉晃：タッチ. 医学書院, 2001. p.196より)

図1.3　大脳皮質体性感覚野の階層処理

筋や腱からの深部感覚は主に3a野から2野へ、皮膚からの表在感覚は主に3bから1野へと進む

性の増大が認められる。

　口腔という身体においても、同様に体性感覚の階層的な情報処理過程があると考えられる。田岡らは、サルの頭頂葉の口腔内体性感覚情報処理機構について検討している[6]。研究では、6頭のサルの8つの大脳皮質感覚野から、4000個のニューロンを記録した。結果は、一次感覚野において、3b野で17%、

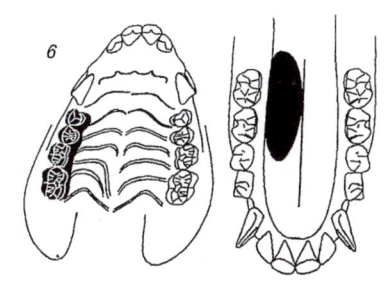

(田岡三希, 他：大脳皮質体性感覚野の情報処理機構と触知覚. 神経進歩48(2)：239-248, 2004より)

図1.4　サルの口腔内. 複数の口腔組織に応答するニューロンが存在する

1野で28%、2野で41%の両側性に受容野をもつニューロンが確認された。さらに、2野では複数の口腔組織にまたがる受容野をもつニューロン、動的刺激に対して選択的に反応するニューロンが確認されている。例えば舌背右側とそれに対応した上顎右側の歯および歯茎に受容野をもつニューロンが確認されており（図1.4）、異なる組織間の情報を統合したニューロンは、口腔内組織の協調的な動きの制御や食べ物の立体認知に関係すると考察されている。

　次に、一次運動野を中心とした大脳皮質の入出力回路を示す（図1.5）。上述した3野、1野、2野のうち、特に2野から一次運動野に強い出力が送られている[7]。例えば2野の不活性化は手の運動の巧みさを低下させることが知

9

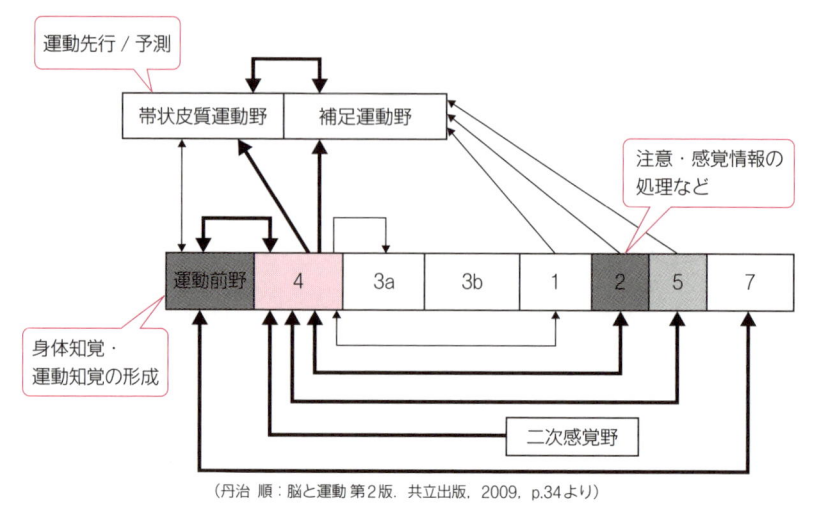

（丹治 順：脳と運動 第2版．共立出版，2009，p.34より）

図1.5 一次運動野を中心とした大脳皮質の入出力回路

られており[8]、運動の実行や補正にはどこがどのような状態であるのか、どのように動いているのかといった身体の認識が必要であることがわかる。

　口腔内で生じた変化に対して、大脳では3野から1野、2野…と情報処理が進んでいく。この階層的な構造により、下層の状態は上層の在り方に影響を与える。口腔器官と体性感覚野の関係では、3a野で深部感覚として顎関節や舌の位置覚や運動覚が、3b野で表在感覚として口唇・頬粘膜・舌・口蓋の触覚や圧覚が処理されている。さらに、1野、2野へ進むと、能動的な注意の影響を受けながら、上下唇、上下歯、舌と口蓋など複数の組織の関係性がつくられていく。そして運動野は、体性感覚野と連関して、その口腔内の立体的な情報を基に「食べる」を実現している。

　したがって、脳損傷により口腔内体性感覚情報処理のいずれかに問題が生じれば、食べ物の空間的な認識が変質し、必要な咀嚼・嚥下運動が不十分となる可能性がある。食べ物を十分に咀嚼したつもりで嚥下に移行したら、誤嚥のリスクは高まってしまうだろう。感覚障害や注意障害がある場合、食べ物が実際とは異なる形や大きさに認識されることや、口腔内のどこにあるのか存在そのものが感じにくいという事態が、生じ得る（第3章を参照）。

臨床のヒント❷
「どちら側でよく噛んでいましたか?」

　Minatoらは、よく噛む側とその対側では知覚が異なり、感覚運動皮質の活動もよく噛む側の課題時でより活動量が大きかったと述べている[9]。この結果は、食習慣が体性感覚情報処理に影響することを示唆している。脳損傷により、病前よく使用していた側の口腔に障害が生じた場合と、そうでない側の口腔に障害が生じた場合、摂食嚥下に与える影響が異なると考えられる。患者に非麻痺側で咀嚼することを促した際、主観的に食べにくさを訴えることがあるが、過去の食習慣が一因かもしれない。

3）③食塊を咽頭へ送り込む段階

　咀嚼により形成された食塊は、"嚥下できる性状"になると咽頭へ移送される。移送では、口唇を閉鎖し、下顎を挙上させ、舌と口蓋を前方より接触させていく。では、"嚥下できる性状"とは何か。口腔内の認識は、咽頭移送、さらには嚥下反射に、どのように関与しているのだろうか。

【嚥下反射誘発の必要条件】

　Shiozawaらは、嚥下反射誘発の必要条件について、①食塊の硬さの減少、②破砕性食品咀嚼時は、食塊が最も1つにまとまりやすい状態になること、③付着性の高い食品咀嚼時は、咽頭や食道粘膜に付着しない程度まで減少することの3つを挙げている[10]。同様にChenは、嚥下誘発を決定する因子として凝集性（まとまりやすさ）および潤滑性が重要な要因であるとしている[11]。さらにPeyronらの研究でも、咀嚼に伴う食塊の物性変化において、粘着性は嚥下を誘発する感覚様式であることが報告されている[12]。

　以上をまとめると、食べ物を飲み込むためには食塊として一塊にまとまった状態を認識することが重要であり、その認識には形・大きさ・硬さ・粘度（口腔内での広がりとその時間性）・重さなどの情報を統合する必要があると考えられる。

　情報の統合については、チョコレートを想像すると理解しやすい。口に入れると、舌と口蓋には距離があり、下顎の開きもわかる（大きさ）。舌と口蓋

でその輪郭を感じることができ（形）、軽く舌の挙上運動を試みても、それがつぶれて口蓋と舌が接触するということはない（硬さ）。時間が経つと少しずつ溶けていくので、今度は舌の挙上により口蓋との距離が近づき、それに伴い甘さだけではなく、舌の上で唾液とは異なる広がりを感じる（粘度）。最初に感じた輪郭は消え、舌が運動するたびにその位置や広がりは変化していく。これらの認識は、舌と口蓋それぞれの表面に感じる接触の感覚（表在感覚）と、舌がどの程度、どの方向に動いているか、またどの程度の力で動いているかという筋感覚（深部感覚）との関係性によって成立するのである。

　そして嚥下できる性状になったと判断されれば、咽頭へ移送される。口腔内体性感覚情報処理に問題がある場合は、この段階にも支障をきたす可能性がある。

▌4）④食塊が咽頭を通過する段階、⑤食塊が食道を通過する段階

　嚥下は「反射」であるため、一旦発現すればそれを止めることはできない。しかし、この反射が発現する機構に、リハビリテーション介入のための重要な点がある。「食べる」という行為と「反射」との関係について、考えたい。

　嚥下反射は、中枢性にも末梢性にも引き起こすことができる（図1.6）[13]。嚥下時には、一次体性感覚野や頭頂連合野、側頭葉内側、一次運動野、補足運動野、島皮質、帯状回皮質、眼窩前頭皮質、前頭前野などといった脳の多領域が活動するという[14]。これらの脳領域の働きには、上述のように、嚥下すべきかどうかの判断が含まれていると考えられる。反射性嚥下誘発に必要な末梢性刺激としては、咽喉頭粘膜への機械刺激や化学刺激があり、その情報は延髄背側の孤束核周囲細胞群、延髄腹側疑核周囲の網様体細胞群といった嚥下中枢へ入力される[15]。

　ラットの実験では、大脳皮質除去後、咽頭・喉頭への電気刺激により嚥下反射が誘発される[16]。健常の人間でも咽頭・喉頭への刺激に対する応答は認められるが、被験者に嚥下反射を我慢するよう試みさせると、ほとんど誘発されなくなることが確認されている[17]。これらの実験から、嚥下反射の中枢はあくまで末梢（延髄）にあるものの、大脳皮質の働きによりある程度制御できることが推測される。

　捕食・咀嚼の運動調節も、飲み込むという判断も、状況によって一様では

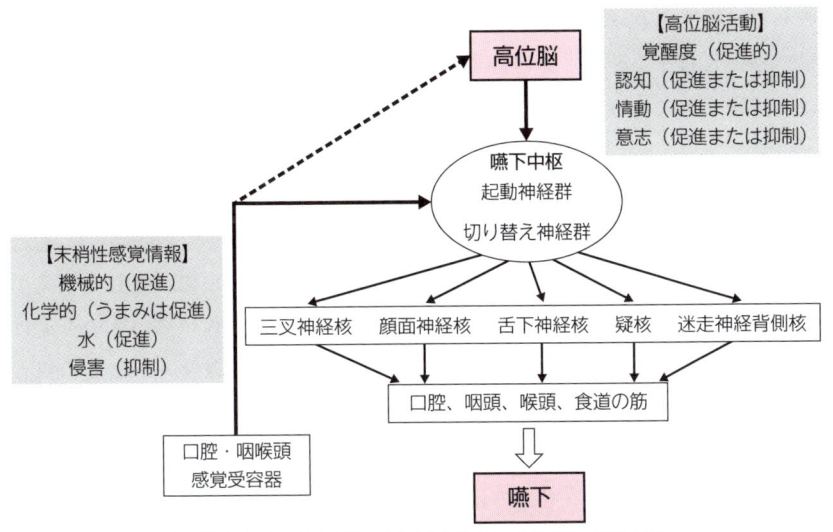

（山村健介：摂食・嚥下の基礎. 化学と生物51（5）：302-309，2013より）

図1.6 嚥下反射の反射性と随意性

ない。まず食具によって、箸とフォークの違いひとつで口腔の構えは大きく異なる。風邪をひいて喉が痛い場合は、「おそるおそる」食べようとする。炭酸飲料を「ごくごく」飲み込むこともあるし、ワインであれば「ゆったり」口に含むこともある（炭酸飲料を「ゆったり」口に含むこともできるけれど、普通はあまりしない）。この過程は、ヘビが獲物を丸呑みするような「食べる」とは異なる。多様な可能性の中から状況に応じた行為を選択できる、ということである。私たちは自分の中枢神経系を介して、日常的に咀嚼や嚥下の自動的なシステムを調整している。

リハビリテーションを考えるうえで重要なのは、食べたいという意思、情動に加え、大脳皮質を含めた認知的な判断によって咀嚼や嚥下が調整される、という点である。

病前の経験からイメージしたものと現在の知覚の認識に乖離があれば、たとえ嚥下中枢自体が無傷であっても、嚥下反射が抑制される可能性は十分に考えられる。例えば、ある程度の温かさとやわらかさをイメージして食べたご飯が、脳損傷によって予想外に温かくない硬いものに感じられたら、いつものように飲み込もうと思えるだろうか。また、現在嚥下しにくい、大き

さ・形・硬さの食塊であったとして、脳損傷前のイメージのまま飲み込む過程へ移行したら、誤嚥する可能性は高くなるだろう。このような事態は、脳血管障害症例でみられる典型例のひとつである。

2 美味しさとその予測

「食べる」という行為における体性感覚以外の情報として、味覚・嗅覚が挙げられる。味覚・嗅覚は、栄養のあるものを探し、身体に悪いものを避けるようにするために進化したと考えられている。リハビリテーションの視点から捉えたいのは、主観的な美味しさの機序と、そして行動の予測との関連である。

ここでは大脳における味覚の情報処理過程について、みていきたい。

【味覚の情報処理過程】

味覚の情報は延髄孤束核から視床を介して、第一次味覚野である前頭弁蓋部、島、その後は第二次味覚野である眼窩前頭皮質に投射する。第一次味覚野から扁桃体へ、第二次味覚野から前頭前野へ情報が送られる[18]（図1.7）。

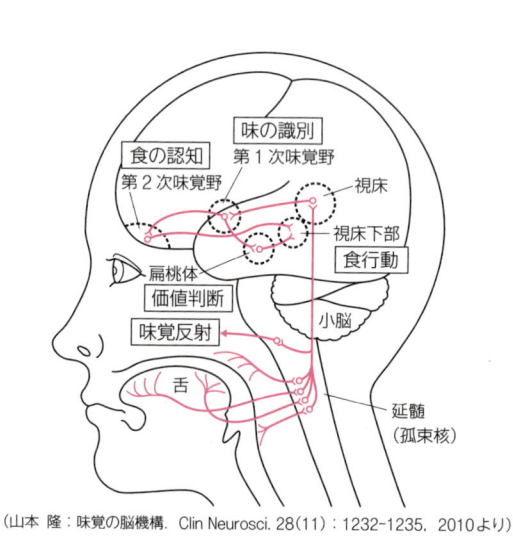

（山本 隆：味覚の脳機構. Clin Neurosci. 28(11)：1232-1235, 2010より）

図1.7 味覚路

Rollsらはサルを対象とした研究で、第一次味覚野である前頭弁蓋部の味覚応答について、満腹状態に影響されるかどうかを検討した[19]。空腹時と満腹時を比較した結果、ニューロン応答に変化がなかったことから、第一次味覚野は食物の報酬としての価値判断に関与していないと考えられた。また、Critchleyらは空腹時と満腹時の眼窩皮質ニューロンの応答性についても検討している[20]。その結果、満腹時には食物の視覚刺激に応答するニューロンの応答が減弱したことから、眼窩前頭皮質の食物報酬への関与が示唆された。第二次味覚野である眼窩前頭皮質の後方部には味覚・嗅覚・内臓感覚情報、前方部には視覚・聴覚・体性感覚情報の入力があり、側坐核や扁桃体とも密な線維連絡をもつ[21]。眼窩前頭皮質は、嗅覚情報と味覚情報、視覚情報と味覚情報の連合学習に関与することや[22]、文脈や現在の状況を保持する機能を有することが知られている[23]。

第一次味覚野である島は、嚥下関連部位と相互に線維連絡していることが報告されており[24]、嚥下中枢に皮質から出力を送る重要な部位であると考えられている。前部島は、眼窩前頭皮質、扁桃体・傍嗅皮質・海馬などの辺縁系領域、内側前頭前野、側頭極、側坐核などと密な神経連絡を有し、後部島では体性感覚野、帯状皮質、視床、尾状核、被殻との密な連絡を有する[20]。島は、前頭眼窩皮質の情報の影響を受け、内受容感覚を中核として外受容感覚や固有感覚をも統合することで、知覚や行動の予測的な制御に関与しているのである[25]。

美味しさとその予測は、前頭眼窩皮質や島を中心とした情報処理と関連があり、その情報は嚥下中枢に対して促進的あるいは抑制的に働きかける可能性がある。

私たちは会話を楽しみながら食事をする。食事についての見た目（色・形・大きさ・美しさ）、匂い、味、食感（舌触り・歯ごたえ・口どけなど）を認識し、一緒に食事をする相手と、表情や身振り、言語で共有していく。他者と一緒に、その時間・空間全体を「味わう」のである。美味しさの判断は、お店に関する評判や、長時間並んでやっと入店できたという文脈、店内の雰囲気、メニューの金額を含めて、様々な情報を統合する過程に生じる（図1.8）。

「食べる」という行為を促進または抑制する意識経験としての美味しさ

15

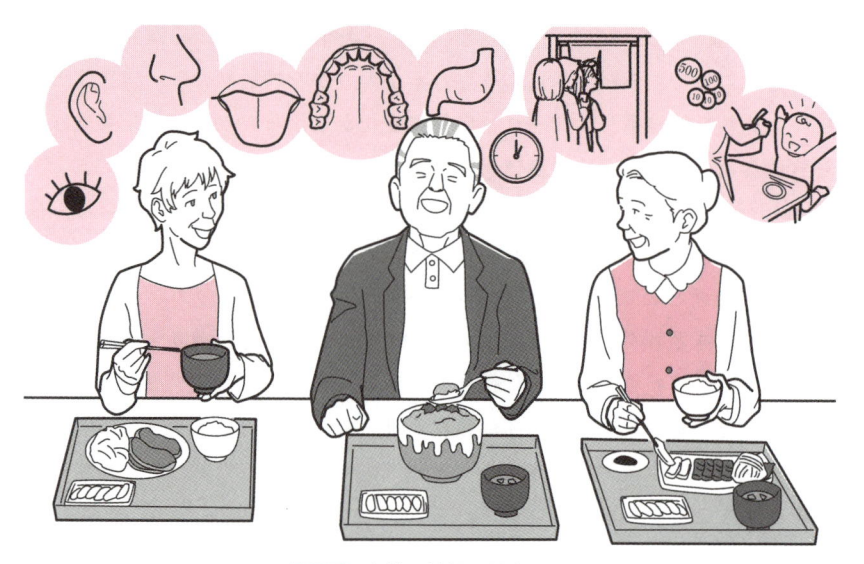

図1.8 多様な情報と美味しさ

は、味覚にとどまらない。意識経験とは、ある特定の視点から導かれた経験[26]、すなわち個人の主観である（p.84「意識経験と言語」を参照）。同じものを食べても、人によって美味しさの感じ方は異なる。また、同じ人が同じものを食べても、その時の体調や気分などによって美味しさの感じ方は異なる。美味しさがそれを食べることによる報酬としての価値判断であると解釈すれば、その価値を決めるのはまさにその状況でのその人であり、個人差がある。

　歯医者で麻酔をかけられたとき、風邪をひいて鼻がつまっているとき、口内炎によって痛みがあるとき、いずれの場合も何かを食べれば違和感や不快感を覚える。この「いつもと違う」という感じは、「いつも（脳に蓄積された経験）」から予測される身体や行為のイメージと、実際の知覚情報が比較された結果として、「違う」と認知的・情動的に判断されたものと考えることができる。「見た目は同じなのに食感が異なる」、「食感は同じなのに匂いが異なる」、「それよりも痛みが気になる」など、予測と結果にずれ（情報間の不整合）が生じれば、行為全体に影響が生じ、美味しさも損なわれる可能性がある。

脳損傷後に「美味しくなくなった」、「味の好みが変わった」というような訴えは、まぎれもなくその人の意識経験といえ、口腔内の体性感覚情報の変質や、その多感覚的な統合としての予測と結果の整合性に問題が生じているのかもしれない。

したがって脳損傷後の患者では、口腔を介して行為のためのどのような情報を脳でつくりだすことができるのか（情報構築）、どのような援助でどこまでそれが可能となるのか、という視点での観察に加えて、過去にどのような「食べる」経験をしてきたのかを確認していくことが重要であるといえるだろう。

3　食べることの運動学習

「食べる」ことの経験は一人ひとり異なるが、人としてのメカニズムは基本的に共通である。私たちは、テレビを観ながらおざなりに食べることができるし、味を確かめながらゆっくり食べることもできる。それは経験によって獲得してきた、自在な身体の使い方である。経験は常に、自己と環境（人や物）との間で生じる。本項では、経験により獲得する過程を学習として捉え、食べることの運動学習について考えていきたい。

1）身体と環境の動的な関係～相互作用

自己を取り巻く環境は、いつも同じであるとは限らない。口腔に取り込んだ食べ物も、自己の外にある環境の一部である。

リンゴを一口食べてみる。歯で噛むたびにその形を変え、水分が口に広がる。小さくばらつけば舌でまとめて臼歯に運んだり、量に応じて下顎の開きを変えたりする。最初に比べて噛む力は軽くなり、欠片が口腔前庭に散らばれば舌で取り除くこともある。口に入れたリンゴの状態とその変化を感じ取ることで、口腔器官の動きや力加減を調節している。リンゴの品種が違えば噛む力が異なるだろうし、似たような一口量であっても、それが飴玉であればいきなり噛むということはしないだろう。

身体があることで対象の変化を認識でき、対象があるから身体の変化を認

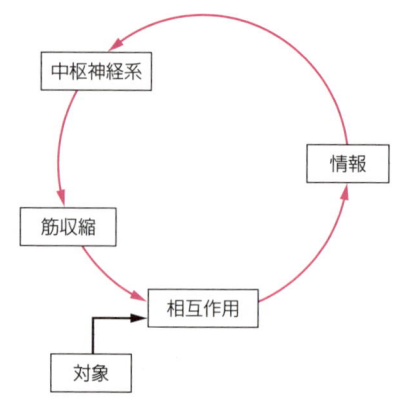

(Perfetti C. 他：認知運動療法. 協同医書出版社, 1998, p.9より)

図1.9 身体と環境の相互作用

識できるのである。身体と対象の間に生まれるこの動的な関係を、相互作用と呼ぶ。相互作用によって、脳内では知覚や情動といった様々な情報が生まれる。口の中のリンゴの変化は体性感覚情報として認識され、食感や味を介して美味しさにつながる快の情動も立ち上がってくる。そのような情報を基に、脳は口腔器官の動かし方を組み立て、実際に筋収縮を生じさせる。筋収縮が生じれば、リンゴはさらに形を変え…というように、運動は対象との相互作用によって生まれる情報を得ることで産み出され、調節され、円環性をもった形で進められていくのである（図1.9）[27]。

2) 運動学習メカニズム

　運動とは、環境の状況に応じて必要な情報を収集・統合し、脳－身体を改変することで連続的に変化していく動的な過程であると考えることができる。運動学習とは、「練習や経験に関係した一連のプロセスであり、結果として熟練した運動を遂行するための能力に比較的永続的な変化をもたらすもの」と定義されている[30]。スポーツや技能など特別な身体運動に限らない。私たちのあらゆる行為はこの運動学習の成果であり、常に更新されていく過程にあるといえる。

　Anokhin（神経生理学）は、動物の条件反応が成立するまでの学習過程を4つの段階に区分している。第1段階を感覚野や感覚連合野で求心性情報が

臨床のヒント❸
知覚−運動連関

　Bernstein（神経生理学）は、「遠心性インパルスだけでは運動を制御することは原則的に不可能である」とし、随意運動のメカニズムにおける知覚の決定的役割を示した[28]。Luria（神経心理学）は、運動行為の構築に緊密に関与している大脳皮質領域として、皮質の中心後野（運動感覚性総合を保障する）、頭頂−後頭部（視−空間総合を保障する）、運動前野（連続したインパルスを1つの運動系列に総合することを保障するのに本質的役割を果たす）、前頭部（運動を最初の意図に従わせたり、最初の意図と得られる行為の結果とを比較照合する）を挙げている[29]。遠心性インパルスとは運動関連領域から皮質脊髄路や皮質延髄路へと伝わる運動に関する神経活動であるが、適切な行為遂行のためには、側頭葉・頭頂葉・後頭葉で得られる自己・環境の情報が必要であることを示している。すなわち行為の結果としての感覚フィードバック情報が、身体を介して脳へ戻ってくるという求心性インパルス（求心性信号）の重要性を指摘していると解釈できる。この知覚−運動連関は、運動学習メカニズムの欠かせない要素となっている。

統合される「求心性信号の合成」の時期、第2段階を運動プランの情報が運動前野や補足運動野で想定される「行為受納器の完成」の時期、第3段階を運動野からの遠心性出力が試みられる「効果器装置の形成」の時期、第4段階を運動に伴う感覚フィードバック情報が先の運動プランと比較照合される「求心性信号の回帰」の時期とした[31]（図1.10）。

　人間の「食べる」という行為に拡張して考えると、まず、捕食に先立ち状況・文脈、内受容感覚情報、視覚情報、嗅覚情報が認識され、捕食後は口腔内の体性感覚情報、味覚情報などが統合される（求心性信号の合成）。統合された求心性情報から、適切な口腔内操作に関する運動プログラムが形成され、食感や美味しさなど、運動を遂行した結果得られる情報を予測する（行為受納器の完成）。その運動プログラムに基づき、実際に咀嚼などの運動が遂行され（効果器装置の形成）、予測していた知覚情報と、実際の感覚フィードバックが比較照合される（求心性信号の回帰）。一致しなかった場合はその誤差が意識にのぼり、口腔内でのあらたな知覚探索が起こる。そして、誤

Stage Ⅰ：求心性信号の合成（afferent synthesis）
　　　（感覚野や感覚連合野で求心性入力を認知する段階）

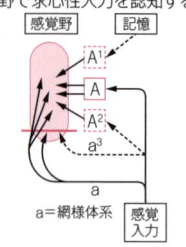

Stage Ⅱ：行為受納器の完成（acceptor of action）
　　　（運動プランが運動前野や補足運動野で想定される段階）

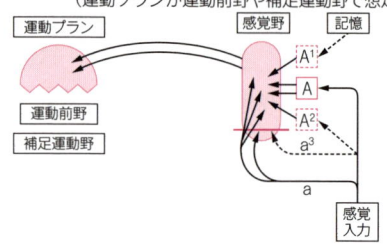

Stage Ⅲ：効果器装置の形成（formation of the effector apparatus）
　　　（運動野からの遠心性出力が試みられる段階）

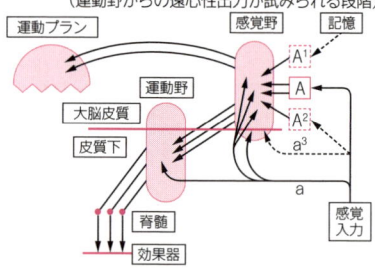

StagetⅣ：求心性信号の回帰（return afferentation）
　　　（運動に伴う感覚と運動プランとが照合される段階）

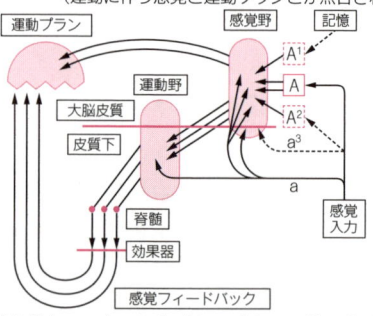

（Anokhin PK：Biology and neurophysiology of the conditioned reflex and its role in adaptive behavior. Pergamon Press, 1974）

（ペルフェッティ C：認知神経リハビリテーション入門．協同医書出版社，2016，p.84より）

図1.10 Anokhinの機能システム

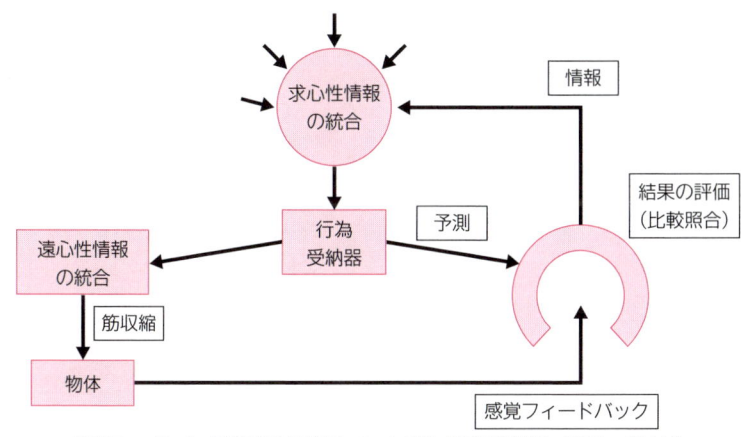

（ペルフェッティC：認知神経リハビリテーション入門. 協同医書出版社, 2016, p.30より）

図1.11 機能システム

差をなくすための新しい運動プランが形成されていく。この比較照合で予測と結果が一致すれば、その食べ物に対して「食べる」という行為が適切に調整されたということになる（図1.11）[32]。この一連の体系を機能システムと呼び、この行為における予測を運動イメージと言い換えることができる。

　私たちは、日常的に運動イメージを想起している。顔を洗う、歯を磨く、水を飲む、服を着替える、ボールを投げる、携帯電話を操作する…など、実際に身体を動かす前に、身体のどこを、どのように動かすのかといった運動のプログラムを組み立てているのである。実際の身体運動とその運動イメージでは、脳の同じ部分が活動するとの実験報告は非常に多い[33]。そして運動イメージには、その計画された運動を遂行した結果どのような情報が得られるのかという予測までが含まれる。

　例えばリンゴを見ただけで、甘い香り（嗅覚情報）と甘酸っぱい味（味覚情報）、食感（体性感覚情報）、しゃりっとする音（聴覚情報）、食べたときの満足感（情動的側面）やリンゴにまつわる様々な記憶などが自然とイメージできる。その予測の基礎となるのは、それまでリンゴを食べてきた（あるいは類似した）過去の経験である。

　運動学習は、行為の予測（運動イメージ）と結果の比較照合によって誤差を検出し、能動的にその修正（運動の適正化）を図っていく過程である。

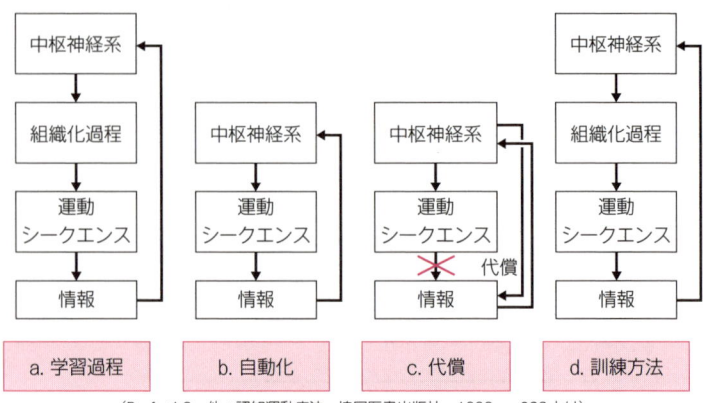

(Perfetti C. 他：認知運動療法. 協同医書出版社. 1998. p.233より)

図1.12　学習過程

図1.12[34]-aの「学習過程」とは、認知過程の再組織化による運動プログラムの改変を意味する。認知過程とは、知覚ー注意ー記憶ー判断ー言語ーイメージといった連続性をもつ個人の認識である（p.54「食べることの認知過程」を参照）。

　初めて「小籠包」を食べる場面を想像してほしい。同じ中華料理という概念、視覚的な形状の類似性から、「シュウマイ」と似たような食感をイメージし、運動をプログラムする。食感のやわらかさに合わせて最初に噛む力や取り込む一口量を調節するだけでなく、その熱さにも注意を向けながら、食べてみる。すると、予測に反して中から水分が飛び出し、熱い思いをしたりする（知覚経験）。2つ目を食べるときには、その一連の記憶から、中から出てくる水分の広がりの情報にも注意を払う必要があると判断され、実際に食べ方が変化する。その経験は「小籠包」という言語に集約され、脳に蓄積される。次に「小籠包」を食べるときは、この経験を基礎とした認知過程の活性化がなされる。つまり、「噛む力を調整しないとやけどするくらいの肉汁が出てくるから注意しよう」という意識に基づいた咀嚼運動が想起される。

　学習とは、知覚情報と筋の出力の組織化が完了し、運動の自動化が起こることである（だから考えごとをしながらでも意識せずに食べることができる）（図1.12-b）。障害によってこの通常の組織化過程が変質すると、運動も不適切な形で獲得されてしまう（図1.12-c）。脳の可塑性を適切な方向に生かす

臨床のヒント❹
運動学習と運動主体感

　Anokhinの学習過程のモデルは、近年提唱されているBlakemoreらのコンパレータモデルと同様であると解釈できる（図1.13）[35]。計画された運動プランは、運動開始前に高次運動野から頭頂葉や小脳へと送られる。これは「この運動によってこの結果（感覚）が生まれる」という、感覚運動の予測情報である。この予測情報と、実際に入力される感覚情報が比較照合され、そこに誤差があれば修正が加わり、円滑な運動が遂行されていく。さらに、この予測と結果の比較照合の過程において、「動いているのは自分自身の身体である」という意識（運動主体感）が生じるとされている。

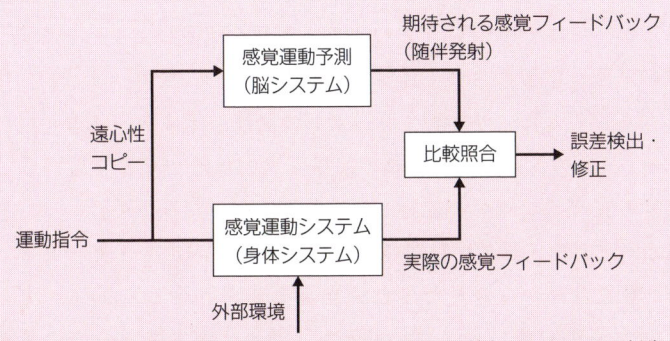

(Blakemore SJ, et al.：Why can't you tickle yourself? Neuroreport 11(11)：R11-R16, 2000より)

図1.13　予測・比較照合・誤差修正

運動を実行した際に得られるであろう予測情報と、実際の感覚情報の比較・照合により、円滑な運動が遂行される。

ような手続き（学習過程）をリハビリテーションとして経ることができれば、運動の適正化が図られると考えられるだろう（図1.12-d）。これは、回復を「病的状態からの学習」と捉える視点である。

　舌の運動に問題がある症例の場合、口腔内操作において病前と異なる運動によって情報を得ることになる。この代償によって得られた知覚情報を基に運動の組織化が生じてしまうため、運動を繰り返しても適正化は図られない。そこで訓練では、障害という条件下で学習過程を考慮した内容を検討する。

　次に、学習にとって重要な条件が何かをみていきたい。

学習で重要な条件のひとつは、学習者の「意図」である。

Recanzoneら[36-39]の研究を紹介したい。サルに対して指への振動刺激（周波数）の違いを検出するよう訓練した。その結果、指に関する脳の体性感覚野領域が拡大するという可塑的変化が生じた。次に、指に対する振動刺激を同様に与えながら、注意をそらすよう音を聞かせた。ここでサルは、特定の音の周波数に反応した場合にのみ餌を与えられた。すると、振動刺激に対応する脳の指の体性感覚領域には可塑的変化は生じず、聴覚領域が拡大した。

これらの結果は、欲求、能動的注意、認知的判断といった主観的側面が、脳の可塑的変化には必要であることを示唆している。「どのような刺激を入力するのか」だけではなく、「どのように刺激を認識しようとするのか」という主体の意図が学習において重要といえる。サル（主体）は「餌」に対する意図をもったことにより、聴覚刺激と餌の関連に気づき、学習が生じたと考えられる。「食べる」という行為の回復を病的状態からの学習過程と捉えれば、患者の主体的な側面が重要となるのではないだろうか。

Bateson（文化人類学）は「情報とは差異を生み出す差異である」とし、「生物は環境の変化に合わせて自分自身を変化させる」と述べている[40]。Recanzoneらの研究でいえば、もともとサルにとってその音の差異（周波数）に意味はなかったはずである。そこに餌に対する意図が生まれたことで、その音の差異（音の高さ）を見出すことになった。ある物理的な情報は、そのまま認知的な情報にはならないといえる。

先のリンゴの例でも、状況が変わればその認識は変わる。朝の忙しい時間に急いで食べる場合、早く飲み込もうとすることで、脳ではその大きさや硬さといった情報が優先される。一方、食後のデザートとして食べる場合は、その味覚や嗅覚といった情報まで時間をかけて認識しながら、食べること自体を楽しむようになる。職業としてリンゴを扱うような場合であれば、味、香り、食感はもちろん、視覚的な形、大きさ、色、光沢、傷の有無といった情報まで、細部にわたり意識的に確認される。リンゴという物体としての物理的な情報は同じであっても、ある状況・文脈における主体の「何をしたいか」という意図によって運動を変え、能動的に知覚情報が選択されるのである。

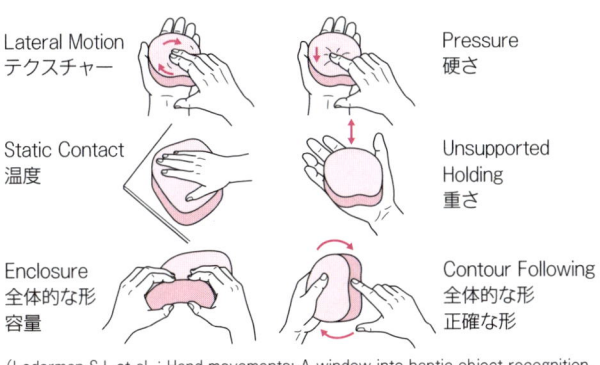

Lateral Motion テクスチャー	Pressure 硬さ
Static Contact 温度	Unsupported Holding 重さ
Enclosure 全体的な形 容量	Contour Following 全体的な形 正確な形

(Lederman SJ, et al.：Hand movements: A window into haptic object recognition. Cogn Psychol. 19(3)：342-368, 1987 より)

図1.14　手の動きと認識

　次に、口腔ではどのような動きでどのような情報を得ることができるのか、考えたい。

　図1.14は、手に関するLedermanらの研究である[41]。私たちがある対象物の表面性状を知りたいと思えば、対象物に対して手を水平に動かす。硬さを知りたいと思えば、対象物に対して手を垂直方向に動かす。温度を知りたいと思えば、静的に接触させる。重さを知りたいと思えば、対象物を手にのせ前腕を上下に動かす。全体の形を知りたいと思えば、手で包み込むように持つ。正確な形を知りたいと思えば、輪郭をなぞる。このように、対象物の何を知りたいのかという意図によって、手の運動が変わる。適切な運動を実行できるからこそ、知りたい情報を得られるということでもある。

　舌を中心とする口腔器官においても、同様の状況が想定できる（図1.15）。例えばスポンジケーキでは、舌を口蓋に向かって垂直方向へ動かすことによってある程度の厚みと硬さを知覚し、水平方向へ動かす運動によってすりつぶすような動きとなり、舌触りと同時に溶けていくような知覚が得られる。一口大のマシュマロとモチを比べると、形や大きさの知覚は同じであっても、硬さあるいは重さが異なることに気づく。マシュマロを取り込んでも舌の沈み込みはほとんどないが、モチでは舌背が沈むだけでなくわずかに下顎が引き下げられるような知覚さえ得られる。飴を舐めるとき、舌で包み込むような動きをしたり、舌の運動によって口蓋との距離を確かめたりすれ

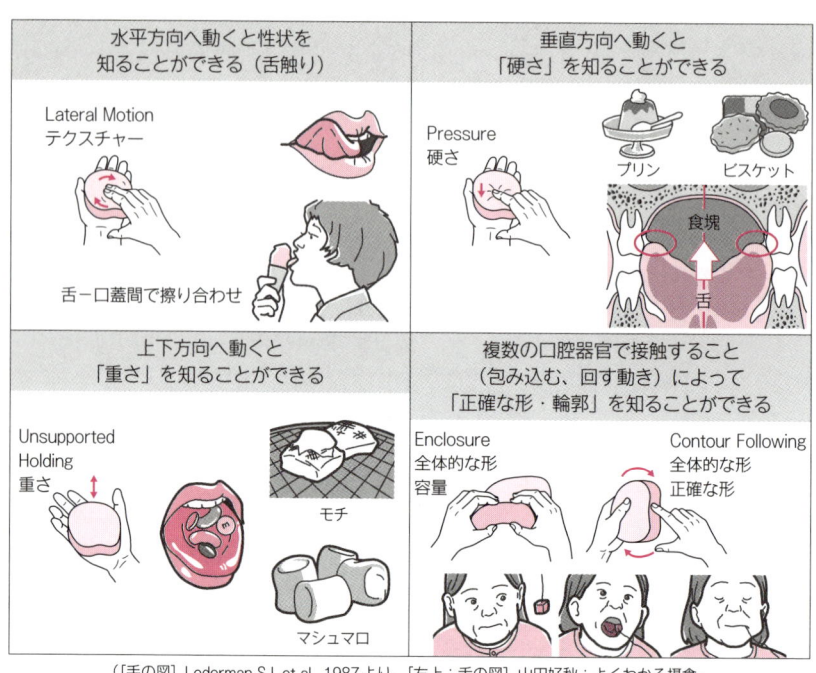

（[手の図] Lederman SJ, et al., 1987より、[右上：舌の図] 山田好秋：よくわかる摂食・嚥下のメカニズム. 医歯薬出版. 2004. p.37より）

図1.15 口腔器官の動きと認識

ば、徐々に小さくなるその形と大きさがわかる。

　脳損傷に伴う摂食嚥下障害症例の場合、その背景に、このような情報が十分に得られていない可能性はないだろうか。訓練では、口腔器官を運動器官あるいは感覚器官として別々に考えるのではなく、知覚－運動が連続した「情報探索器官」として、あるいはそれらの情報を受け取る「情報の受容表面」として捉える視点が重要である。

4）経験を広げる学びの原則

　学習に必要な条件として、「媒介」という考え方を紹介したい。これは子どもの発達・学習理論に大きな影響を及ぼしたVygotsky（発達心理学）の考え方に拠っている。

　どのような子どもであっても、自分ひとりで成長することはできない。

臨床のヒント❺
患者はなぜそうするのか

MaturanaとVarela（神経生物学）は、「すべての行為は認識であり、すべての認識は行為である」とした[42]。そのすべての行為、そして認識の基礎にあるのは、その人の意図である。Luriaは、「最初の意図と行為の作用との間に不一致が存在しつづけるならば、必要な解決の新たな探求が自動的に始動され、解決が得られるまで継続される」と述べている[43]。その人にとっての「何をしたい」、「どうなりたい」という意図が達成されるまで解決のための思考（学習）が続くとすれば、訓練において患者の意図を捉えることは重要である。

　例えば、セラピストが舌のどこを刺激しているのか集中してほしい場面で、天気の話題に夢中となっていたり、舌上の位置ではなくその力加減に意識を向けていたりすれば、その認識は難しくなるかもしれない。舌の「どこ」に意識を集中していたとしても、その課題を解答することで早くその場を終えたいと考えている場合と、その課題を解答できるようになることで口腔内の残留を減らしたいと考えている場合とでは、長期的に考えても結果は異なるだろう。意図は、眼前の課題に対してどのような知覚情報に意識を向けるかという意図から、最終的な回復の目標としての意図まで、多重性をもった形で存在していると推察される。

　目には見えない患者の意図を、行動や言語から読み解いていきたい。

Vygotskyは、学習において「媒介」するものが重要であると考えた。子どもは何か懸け橋を必要としながら、目の前の様々なことに関わっていくのである。

　砂場で穴を掘る子どもがいたとする。この子どもにスコップとバケツを渡せば、より早く、より深く、効率的に穴掘りを進めることができるだろう。子どもと砂場の間にスコップ・バケツという道具を挿入したことにより、子どもの運動が道具の操作に変わり、砂場の穴は深くなったのである。結果として環境に変化を与えたこの道具を、技術的道具とよぶ。一方、Vygotskyが学習において重要とするのは、心理的道具[44]である。心理的道具の実例としては、文字、図式、図表、地図、あらゆる記号、そして言語が挙げられてい

る。技術的道具との違いは、心理的道具は自分の心理や行動に向けられる、という点である。技術的道具が環境に変化を及ぼす道具であることとちょうど同じように、心理的道具は自分自身の思考過程に変化を及ぼす道具となる。手で穴を掘る子どもに「お城」という言語が向けられれば、砂場におけるその行動に変化が生じるだろう。そして行動が変われば、結果としてその経験も大きく変わっていく。

　しかし、心理的道具は子どもが自然と扱えるようになるものではない。Vygotsky は、母親、つまり社会的な存在としての他者の重要性を指摘している。子どもは目の前の様々なことに自分で関わるだけでなく、母親から与えられるその言語を共有しながら、思考過程・行動の形を変え、成長していくのである（図1.16）。

　リハビリテーションに置き換えれば、回復したいと望む主体（患者）に対して、回復を促すであろう道具や訓練環境を提供するだけでは十分な意味をなさない可能性がある。それらを十分に生かすためには、セラピストという媒介者と、患者とセラピストとの間を媒介する言語（心理的道具）が必要になると考えられる。

　次に、媒介者としてのセラピストは、患者にどのように関わっていくのかについて考えたい。Vygotsky は教育について、「正しい教育は、子どもたちのなかにあるものを目覚めさせ、その発達を助け、その発達を一定の方向に

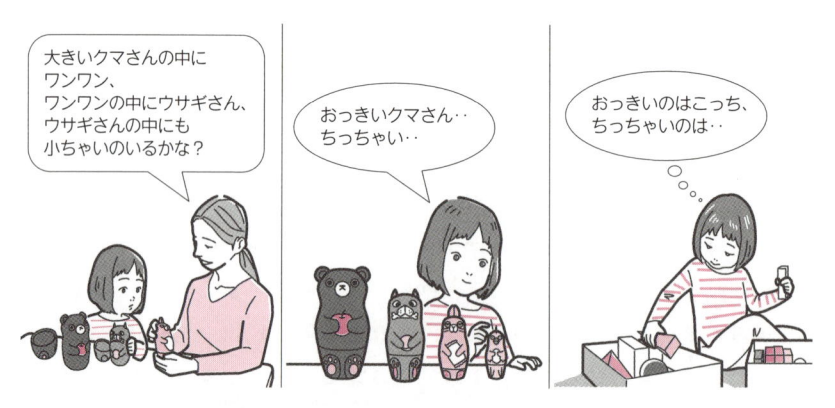

図1.16　他者の存在と心理的道具としての言語

差し向けるものである」[45]とし、「教授や学習の成功を可能にするには、教師は正しい反応の条件だけでなく─はるかに重要なことは─正しい構えを保障しなければならない」と述べている[46]。患者とともに目指す「一定の方向」はおそらく、患者が安全に、十分な栄養を、より美味しく食べられることとなるだろう。例えば私たちセラピストは、摂食嚥下障害患者の食事摂取においては安全性を最優先とする。そのため直接的嚥下訓練（食形態や姿勢の調節、嚥下動作の工夫）はすべての患者に重要な意味をもつが、「正しい反応の条件」をこの直接的嚥下訓練で示していく方法と捉えた場合、対する「正しい構え」とは何だろうか。

　構えは「環境のやがてくる変化に対する生体の信号的・準備的適応」とされており、環境との相互作用における予期という点で、行為の予測や運動イメージと類似している。教育的な視点でいえば、目の前の食べ物をどのように食べるのか、本人が自律的に思考できることも訓練の目標となるのではないだろうか。患者が安全かつ十分栄養量を確保できることを目指すと同時に、何を知覚させ、何に注意を向け、どのような判断を促すのか、セラピストには学習を導く関わり方が求められると考えられる。

　また、行為に必要な構えを教育するためには、訓練が患者の「構えの反応の狭い範囲に応じるように提示されなければならない」ことに注意する。先に運動学習について述べたが、行為に先立つ予測がなければ続く一連の過程は成立しない。そのため患者にとって予測可能な範囲で訓練を計画する必要があることから、訓練では患者の構え（行為の予測、あるいは運動イメージ）を観察していく。具体的にどのように観察するのかについては、第2章で述べたい。

　学習を考慮した訓練課題の設定では、Vygotskyの「発達における最近接領域」[47]という考え方が参考になる。最近接領域とは、「問題解決において、子どもが援助なして達成できることと、大人の援助があれば達成できることとの差の領域」と定義される。大人の援助があれば達成できることは、その後子どもがひとりで達成できる可能性が高い。子どもを患者、大人をセラピストと置き換えると、訓練ではセラピストのガイドによって達成可能な内容と難易度の設定により、学習を促していくことができると考えられる。適切な内容と難易度を設定するためには、観察において患者にどのような情報構築

能力が残存しているのか、良いところをできるかぎり探していくことが重要となる。ここでいう情報構築とは、「意図する行為を生み出すための知覚情報を得ること」である。

　以上をまとめると、訓練ではセラピストは道具を介して患者に様々な経験を提供していくが、患者自ら適切な予測により必要な情報を得られるよう気づきを促していくこと、患者の残存能力に応じた学習の最近接領域で進めていくことが、重要であると考えられる。

　臨床における学習−教育という視点について、主に意図、媒介、情報、難易度について、認知過程とあわせて簡単にまとめていきたい。

　例えば、舌へ綿棒で感覚刺激を入れただけではその位置の認識が難しいが、舌の挙上により口蓋とはさむ（舌と口蓋で同時に接触する）ことでその位置が認識できる場合、その舌−口蓋の接触情報は治療に利用できる可能性がある。言い換えると、口腔器官の複数部位を情報の受容表面として増やすことで、空間的な認識能力が向上する。一般的にある1つの身体部位に注意を向けるよりも、複数の部位に注意を向ければ認知的負荷が高くなると想定される。しかし実際には、接触領域の拡大により認識能力が向上するということもある。

　この一例から、認識に至る知覚の対象領域、あるいは注意の持続や配分可能性、イメージの想起の活用など、個々の認知過程の特徴から難易度を適宜調整していく必要があるとわかる（図1.17）。

　図1.17のピンクの点線部を、患者A、Bともに、脳損傷前の日常生活において不自由なく暮らせていた認知的な機能の水準としておこう。

　ピンクの棒グラフは、脳損傷によって低下している現在の各機能の水準を意味している。そして患者A、Bは、脳の損傷側と損傷領域によって、各機能の低下の状態が異なる。

　したがってA、Bに対して同じ嚥下訓練の課題を提示し、うまくできない場合、できないという結果は同じでも、なぜできないかという原因はそれぞ

れ異なる可能性がある。すると、患者A、Bの個の特性を踏まえた関わり方をすれば、できるようになるかもしれないという可能性が出てくる。

　例えば患者Bに対しては、患者Aよりも注意機能に対する考慮が必要であるし、患者Aに対しては、患者Bよりも言語機能に対する考慮が必要である。あるいは、患者A、Bに対して同じ嚥下訓練を提示するにしても、知覚しやすい感覚モダリティ（触覚、圧覚、運動覚）、知覚しやすい部位（舌、口蓋、顎、口唇）が異なる可能性があり、介入する感覚モダリティや口腔器官の部位とその組み合わせ、そして段階づけは異なっていくのである。

　訓練の難易度とは、単にできるか、できないかということではない。発達の最近接領域（Zone of Proximal Development）を考慮した訓練には、個々の特性（認識につながる要素）に応じ、どのような認知的側面の特徴を生かせるかを検討することまで含まれているのではないだろうか。

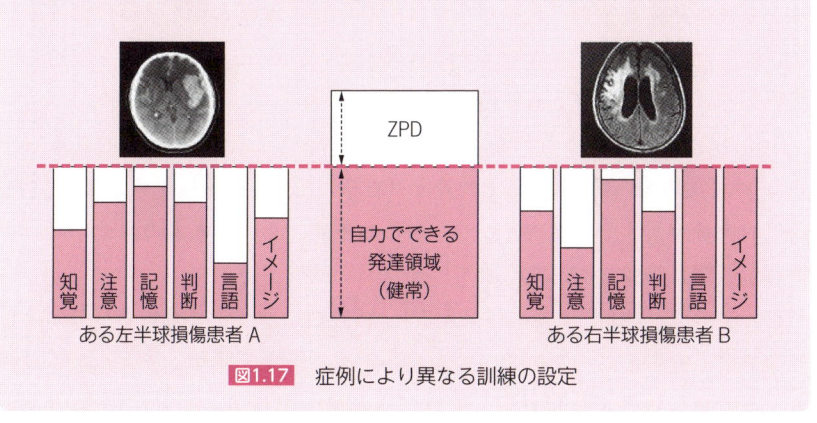

図1.17　症例により異なる訓練の設定

4 「食べる」という行為の表象

1）表象とは

　これまで述べてきたように、「食べる」という身体的な行為の経験には、体性感覚・味覚・嗅覚・視覚・聴覚といった知覚情報に加えて、情動や過去の記憶に基づく価値づけが伴う[48]。味や匂い、食感、好き嫌い、その場にふさわしい食べ方、その食べ物にまつわる知識や思い出など、いろいろな形でそれが何か、自分にとってどういうものかを知っている（**図1.18**）。その人の、

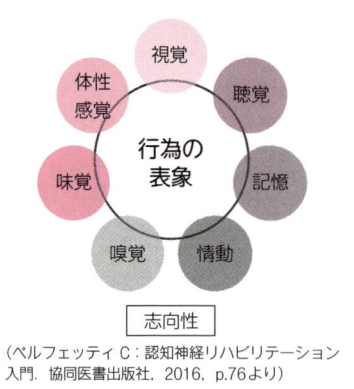

（ベルフェッティ C：認知神経リハビリテーション
入門. 協同医書出版社, 2016, p.76より）

図1.18 行為の表象

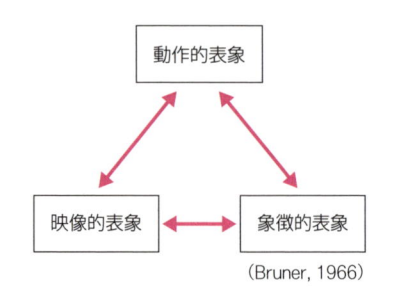

（Bruner, 1966）

図1.19 何かを知るための3つの手段

外から目に見えるその「食べる」には、そうして蓄積された経験によって形成された行為の表象が存在している。表象とは、今ここになくても、過去の経験を基に脳内で再現される何かである。

　Brunerは、人があるものを「知っている方法」として、動作的表象（行為）、映像的表象（視覚）、象徴的表象（言語）の3つの手段を挙げている[49]。動作的表象がまずその基礎となり、映像的表象、象徴的表象の発達に伴い、それらの間に等価性が形成されていく（図1.19）。

　目の前の食べ物は、実際に「見える」。口腔内に取り込まれた後、その視覚的表象は、食塊形成のための咀嚼運動とともに絶えず変化していく。この連続する食塊の物性変化に対応して口腔内の食塊が（イメージとして）「見える」ためには、体性感覚的な表象（動作的表象）が必要である。口腔内の食べ物が、粉々になる表象、舌と口蓋あるいは大臼歯間でつぶれる表象、舌で溶けて広がる表象（図1.20）。これらはすべて、複数の口腔器官の体性感覚情報の統合によって形成されている。

　さらに、その視覚的－体性感覚的表象は、「薄い桃色で」、「ふわっとして」、「舌触りが滑らかで」、「口の中で溶けていって」、「ほんのり甘くて」、「優しい味」などというように、言語的表象に置き換えることが可能である。口に入れた食べ物は食塊となる過程で、体性感覚的表象を基礎に、多感覚的に統合されているのである。

　先に、リンゴを見ただけで様々な感覚的イメージ（甘い香り〔嗅覚情報〕

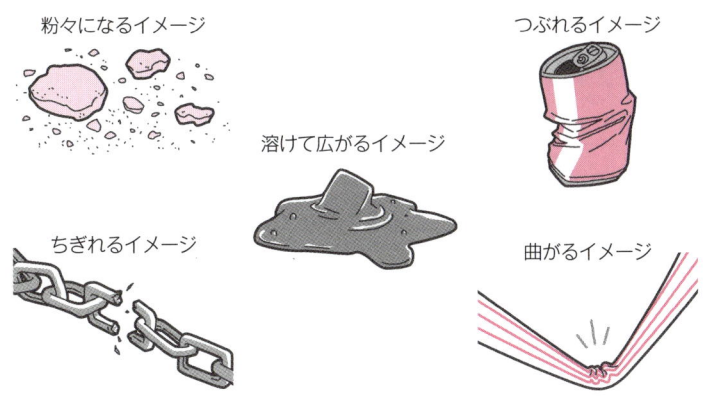

粉々になるイメージ

つぶれるイメージ

溶けて広がるイメージ

ちぎれるイメージ

曲がるイメージ

図1.20 口腔内の様々な表象

と甘酸っぱい味〔味覚情報〕、食感〔体性感覚情報〕、しゃりっとする音〔聴覚情報〕）や記憶が生じるという例を挙げたが、「リンゴ」という文字を見たり名前を聞いたりするだけでも、脳でそれらのイメージは生じる。自らの経験に基づいた動作的表象と視覚的表象が、象徴的表象（言語）によって結びつけられるのである。

2）「食べる」という行為と身体の表象

　食べ物の映像的表象、象徴的象徴の基盤となる動作的表象（体性感覚的表象）は、自分の口腔器官の「身体表象」の統合が基礎となっている。その食べ物に応じた咀嚼・嚥下運動のプログラムの形成には、前提として自己の口腔器官の存在自体をどのように認識しているかが重要になる。具体的には、口唇、舌、口蓋、歯、頬と、それぞれの空間的位置関係（前後、上下、左右、そして正中）の表象である。口腔器官で構成された空間的な表象を基に、取り込んだ食べ物が口腔内の「どこ」にあり、それは「どのような」ものかという情報が見出される。「どこ」「どのような」という情報を捉えることで、運動方向・距離・速度・力・時間が調節された円滑な咀嚼・嚥下が生まれていくと考えられる。

　日常の食事場面から考えてみる。ニラレバ炒めを食べていると、何かが歯に詰まった感じがする。当然気持ちよいものではなく、違和感がある。そし

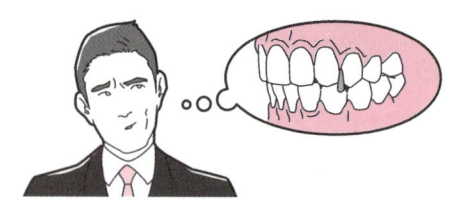

図1.21　直接見なくても、「歯に詰まっている」ことが頭に浮かぶ

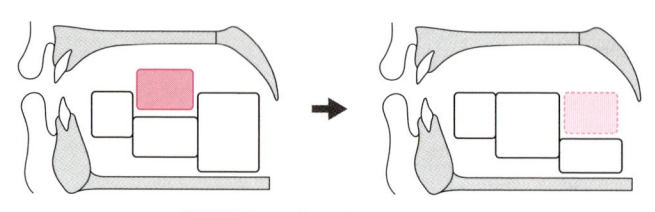

図1.22　認識のズレのイメージ

て舌を「そこ」に伸ばし、それを除去しようとする。この時、鏡で視覚的に確認をせずとも、おそらくニラかモヤシであること、「どこ」の歯間に詰まっているかがおおよそわかるはずである（図1.21）。

　身体表象が変質していれば、「そこ」とは異なる位置に舌を伸ばすことになる可能性がある。摂食嚥下障害症例では、奥舌に触れても中央部と認識することや、逆に中央部への刺激を奥舌と認識することがある。奥舌を中央部と認識している場合、食事において図1.22のような状況が想定される。食塊は中央部にあると認識し、臼歯上へ運ぼうとそのまま舌を移動させれば、実際には奥舌上にある食塊が咽頭へ流入する可能性がある。

　適切な口腔運動が観察されない場合、対象の認識（知覚）だけでなく、どのように自分の口腔を認識しているのかを確認し、その人の身体表象[50]を推測していくことが重要である（図1.23）。

　身体表象は、生まれてから今まで連続している絶え間ない感覚－運動の経験によって脳内に形成されている（身体図式の形成）。発達の過程て、自分て自分の手や足に触れる・舐めるといったダブルタッチの経験、お母さんやお父さんに抱かれる、おもちゃに触れるなど環境との接触によって生まれた経験の蓄積によって自分と他人の身体を区別し、自己身体を認識できるようになる。その際、運動の予測とそれによって生じる感覚（視覚、体性感覚、前

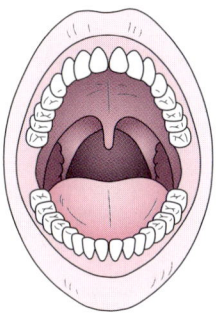

身体構造に関するもの
個々の部位の身体表面
上での位置や境界線、
範囲
視空間性表象

・体性感覚
　（固有受容系）
・前庭覚
・遠心性コピー
オンラインの身体表象

空間概念
上下、左右、前後

身体部位の名称

身体部位の機能

意味性（言語）表象

図1.23　身体表象：心に思い浮かぶ身体（Sirigu, 1991 を参考に作成）

庭覚など）とが時間的・空間的に一致することで、自分が行為の主体であるという「運動主体感」が生まれる（p.23「臨床のヒント④」を参照）。この一連で生じる予測と結果の誤差修正を繰り返すことによって、自己を維持・更新していくのである。

　自分の身体は、行為の主体である私たちにとってあまりに自明で、特に意識することはない。全身の関節角度や筋収縮感、重心移動、接触感を動くたびに意識していては、逆に動けないだろう。半ば「自動化」できているから、あらゆる行為を円滑に遂行できる。

　食べるときも、口唇の開き、噛むときの力加減や場所、舌の動かし方などをひとつひとつ考えない。意識すれば、自分の口唇・舌・口蓋・歯・頬などの存在感は明確で、それぞれの空間的位置関係に混乱はない。鏡で口の中を見ても、違和感はない。

　しかし、脳損傷を呈すると、事態は一変する。仮に食認知が可能と判断される摂食嚥下障害症例であっても、「食べる」に関連する動作的表象には問題が生じていると考えられる。脳損傷後の口腔器官に運動・感覚障害が生じると、運動－感覚の連動によって表象化される動作的表象は強く影響を受けるためである。鏡で口の中を見ても違和感はないが、口を閉じると食べ物がどこにあるのか、どのような形や大きさであるのかについて、視覚的表象化も言語的表象化も難しくなる。また、この状態に強い違和感をもつことも少なくない。食塊の認識の基礎には、まず自分の身体表象の統合が関与しているのである。

3）接触情報と空間情報

　「どのような」、「どこ」という情報は、身体を介した表象化によって支えられている。言い換えると、口腔器官という身体を介して知る情報は、接触情報と空間情報に分けて考えることができる。

　対象物と直接触れることによって知り得る情報を、接触情報という。表面性状、硬さ、摩擦、重量などが挙げられる。せんべいの硬さ、プリンの舌触り、ビスケットの食感や咀嚼に伴い生じる粘りなどである。

　空間情報とは、口腔器官の空間的位置と、それぞれの関係性によって得られる情報である。方向、距離、形態などが挙げられる。せんべいの厚み、プリンの量、ビスケットの形などである。

　情報は、口腔器官という身体と、環境（対象物）との相互作用によって生じる。どちらかにあるのではなく、その「間」に、関係性の意味として生まれるのである。そのため接触情報と空間情報では、それぞれ自己の口腔器官を基準とするのか、対象物を基準とするのか、主体の視点によりその情報獲得が異なってくる。

　リンゴを食べるとき、自己に視点を置けば、歯や顎で感じる歯ごたえ（圧や振動）、舌に不均一に広がる接触感をイメージすることができる。また、リンゴに視点を置けば、リンゴの硬さや砕かれていく形をイメージすることもできる。

　対象の認知において、接触情報と空間情報は密接に関与する（図1.24）。口蓋や舌、歯根膜への接触情報に加え、顎関節の運動覚といった空間情報の統合によって、初めて口腔内の食塊の形や大きさが認知できる。接触情報に変質が生じれば、空間情報も歪んでしまい、「どこに」、「どのくらいの大き

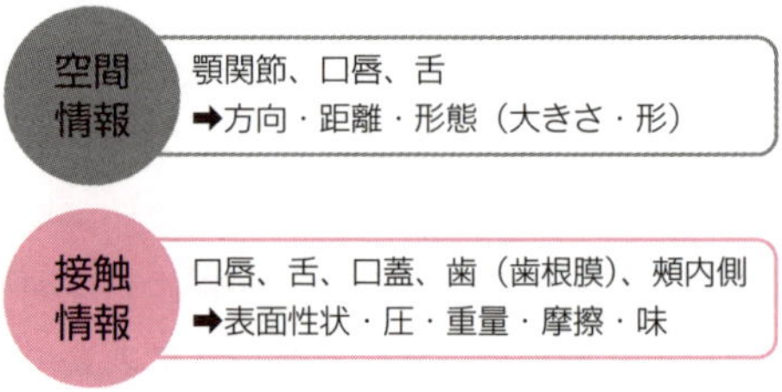

空間情報	顎関節、口唇、舌 ➡方向・距離・形態（大きさ・形）
接触情報	口唇、舌、口蓋、歯（歯根膜）、頬内側 ➡表面性状・圧・重量・摩擦・味

図1.24　接触情報と空間情報

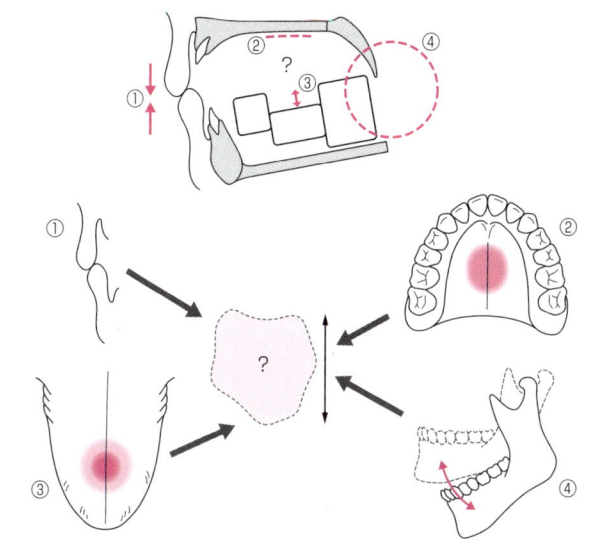

図1.25 接触・空間情報の組み合わせによる形・大きさの認識の例

さ」、「どのような形」という情報の構築が難しくなる。

　脳損傷で奥舌の触覚が鈍麻した場合、食塊が口腔内のどこにあるかがわかりにくくなったり、実際よりも大きく（多く）感じたり、小さく（少なく）感じたりすることがある。この認知は、咀嚼・嚥下運動の組織化に影響を与えるだけではなく、いわゆる先行期の一口量・食事ペースの調節にも影響を与えているかもしれない（図1.25）。

　美味しさに関わる具体的な情報について、人が食べ物を味わうとき、テクスチャーは重要な因子となる[51]。テクスチャーとは、物の表面の質感・手触りなどを意味する概念である。歯ごたえや舌触りなどの質感がこれに相当する。さらに、食物にとどまらず、口腔に直接接触する食器の材質・質感によって味覚評価が異なるという研究もある[52]。

　口腔器官は摂食嚥下に関する運動器官であると同時に、情報の探索器官であると考えると、その情報構築の機能が美味しさの認識や「食べる」という行為を支えているといえるだろう。

文献

1) 丹治 順：脳と運動―アクションを実行させる脳 第2版. 共立出版, 東京, p.33, 2009.

2) Lee L, Frederick S, Ariely D：Try it you'll like it: The influence of expectation, consumption, and revelation on preferences for beer. Psychol Sci. 17(12)： 1054-1058, 2006.

3) Djordjevic J, Zatorre RJ, Jones-Gotman M：Effects of perceived and imagined odors on taste detection. Chem Senses. 29(3)：199-208, 2004.

4) Hiiemae K：Mechanisms of food reduction, transport and deglutition: How the texture of food affects feeding behavior. J Texture Stud. 35(2)：171-200, 2004.

5) 岩村吉晃：タッチ. 医学書院, 東京, 2001.

6) 田岡三希, 戸田孝史：大脳皮質体性感覚野の情報処理機構と触知覚. 神経進歩48 (2)：239-248, 2004.

7) 丹治 順：前掲, 脳と運動, pp.33-34.

8) Burton H, Sinclair R：Somatosensory cortex and tactile perceptions. In: Kruger L, ed., Pain and touch. Academic Press, London, pp.105-177, 1996.

9) Minato A, Ono T, Miyamoto JJ, et al.：Preferred chewing side-dependent two-point discrimination and cortical activation pattern of tactile tongue sensation. Behav Brain Res. 203(1)：118-126, 2009.

10) Shiozawa K, Kohyama K, Yanagisawa K：Relationship between physical proper-ties of a food bolus and initiation of swallowing. Jpn J Oral Biol. 45(2)：59-63, 2003.

11) Chen J：Food oral processing―A review. Food Hydrocoll. 23(1)：1-25, 2009.

12) Peyron MA, Gierczynski I, Hartmann C, et al.：Role of physical bolus properties as sensory inputs in the trigger of swallowing. PLoS One 6(6)：e21167, 2011.

13) 山村健介：摂食・嚥下の基礎. 化学と生物51(5)：302-309, 2013.

14) Hamdy S：Role of cerebral cortex in the control of swallowing. PART1 oral cavity, pharynx and esophagus, GI Motility online doi:10, 1038, 2006.

15) 山田好秋：嚥下の神経生理学. 日摂食嚥下リハ10(1)：3-11, 2006.

16) Tsuji K, Tsujimura T, Magara J, et al.：Changes in the frequency of swallowing during electrical stimulation of superior laryngeal nerve in rats. Brain Res Bull. 111：53-61, 2014.

17) Yamamura K, Kitagawa J, Kurose M, et al.：Neural mechanisms of swallowing and effects of taste and other stimuli on swallow initiation. Biol Pharm Bull. 33 (11)：1786-1790, 2010.

18) 山本 隆：味覚の脳機構. Clin Neurosci. 28(11)：1232-1235, 2010.

19) Rolls ET, Scott TR, Sienkiewicz ZJ, et al.：The responsiveness of neurons in the frontal opercular gustatory cortex of the macaque monkey is independent of hunger. J Physiol. 397：1-12, 1988.

20) Critchley HD, Rolls ET：Hunger and satiety modify the responses of olfactory and visual neurons in the primate orbitofrontal cortex. J Neurophysiol. 75(4)：1673-

1686, 1996.

21) 河村 満：味覚，社会性，そして時間認知と12野．Brain and Nerve 69(4)：375-381，2017.

22) Rolls ET, Critchley HD, Mason R, et al.：Orbitofrontal cortex neurons: role in olfactory and visual association learning. J Neurophysiol. 75(5)：1970-1981, 1996.

23) Wilson RC, Takahashi YK, Schoenbaum G, et al.：Orbitofrontal cortex as a cognitive map of task space. Neuron 81(2)：267-279, 2014.

24) Augustine JR：Circuitry and functional aspects of the insular lobe in primates including humans. Brain Res Brain Res Rev. 22(3)：229-244, 1996.

25) 大平英樹：内受容感覚に基づく行動の制御．Brain Nerve 69(4)：383-395，2017.

26) ペルフェッティ C（小池美納・訳）：身体と精神―ロマンティック・サイエンスとしての認知神経リハビリテーション．協同医書出版社，東京，p.19，2012.

27) Perfetti C, 宮本省三，沖田一彦（小池美納・訳）：認知運動療法―運動機能再教育の新しいパラダイム．協同医書出版社，東京，p.9，1998.

28) Bernstein N：On dexterity and its development. In: Latash ML, et al., eds., Dexterity and its development, Lawrence Erlbaum Associates, 1996.（工藤和俊・訳：デクステリティ；巧みさとその発達．金子書房，2003）

29) ルリヤ AR（松野 豊・訳）：人間の脳と心理過程．金子書房，東京，p.45，1976

30) Schmidt RA, Lee TD：Motor control and learning: A behavioral emphasis, 5th ed. Human Kinetics, 2011.

31) Anokhin PK：Biology and neurophysiology of the conditioned reflex and its role in adaptive behavior. Pergamon Press, 1974.

32) ペルフェッティ C（小池美納・訳）：認知神経リハビリテーション入門．協同医書出版社，東京，p.30，2016.

33) 月本 洋：心の発生―認知発達の神経科学的理論．ナカニシヤ出版，京都，p.2，2010.

34) Perfetti C, 宮本省三，沖田一彦：前掲，認知運動療法，p.233.

35) Blakemore SJ, Wolpert D, Frith C：Why can't you tickle yourself? Neuroreport 11(11)：R11-R16, 2000.

36) Recanzone GH, Jenkins WM, Hradek GT, et al.：Progressive improvement in discriminative abilities in adult owl monkeys performing a tactile frequency discrimination task. J Neurophysiol. 67(5)：1015-1030, 1992.

37) Recanzone GH, Merzenich MM, Jenkins WM, et al.：Topographic reorganization of the hand representation in cortical area 3b owl monkeys trained in a frequency-discrimination task. J Neurophysiol. 67(5)：1031-1056, 1992.

38) Recanzone GH, Merzenich MM, Jenkins WM：Frequency discrimination training engaging a restricted skin surface results in an emergence of a cutaneous response zone in cortical are 3a. J Neurophysiol. 67(5)：1057-1070, 1992.

39) Recanzone GH, Merzenich MM, Schreiner CE：Changes in the distributed temporal response properties of SI cortical neurons reflect improvements in performance on a temporally based tactile discrimination task. J Neurophysiol.

　　67(5): 1071-1091, 1992.
40）宮本省三：リハビリテーション身体論―認知運動療法の臨床×哲学．青土社，東京，
　　pp.67-95, 2010.
41）Lederman SJ, Klatzky RL：Hand movements: A window into haptic object recognition. Cogn Psychol. 19(3): 342-368, 1987.
42）マトゥラーナ HR, バレーラ FJ（管 啓次郎・訳）：知恵の樹―生きている世界はどのようにして生まれるのか．朝日出版社，東京，p.121, 1987.
43）ルリヤ AR（天野清・訳）：ルリヤ現代の心理学 下．文一総合出版，東京，pp.151-152, 1980.
44）ヴィゴツキー LS（柴田義松・訳）：思考と言語 新訳版．新読書社，東京，pp.446-448, 2001.
45）ヴィゴツキー LS（広瀬信雄・訳）：子どもの想像力と創造 新訳版．新読書社，東京，p.88, 2002.
46）ヴィゴツキー LS（柴田義松，他・訳）：ヴィゴツキー 教育心理学講義．新読書社，東京，pp.98-99, 2005.
47）ヴィゴツキー LS（土井捷三，他・訳）：「発達の最近接領域」の理論―教授・学習過程における子どもの発達．三学出版，滋賀，p.36, 2003.
48）ペルフェッティ C：前掲，認知神経リハビリテーション入門，p.76.
49）ブルーナー JS, 他（岡本夏木，他・訳）：認識能力の成長―認識研究センターの共同研究 上．明治図書出版，東京，pp.23-24, 1968.
50）Sirigu A, Grafman J, Bressler K, et al.：Multiple representations contribute to body knowledge processing. Evidence from a case of autotopagnosia. Brain 114: 629-642, 1991.
51）日下部裕子，和田有史・編：味わいの認知科学―舌の先から脳の向こうまで．勁草書房，東京，pp.98-99, 2011.
52）田中観自，陳 娜，坂本信之，他：食器の材質・質感における感覚間統合が味覚評価に及ぼす影響．信学技報113(128): 7-10, 2013.

第2章

病態解釈と治療の組み立て

1 患者が抱える問題の把握（病態分析）〜評価（外部観察・内部観察）

　これまで述べてきたように、「食べる」という行為としての捕食－咀嚼－嚥下という一連の筋収縮が生じるまでには、どのような意図を達成するために、どのような情報を収集する必要があるのか、そのためにはどのような口腔器官の運動が必要となるのか、という「知覚と運動の連続」が存在する。

　摂食嚥下障害症例を観察すると、発声発語器官の問題や食事場面の問題など、「食べる」に関わる様々な症状が目に見え、セラピストはそれを評価している。ここでは、その目に見える症状の背景にある認識や主観について、考えていきたい。

　Luria は、「運動は認知過程の鎖の最後の環である」と述べている[1]。認知過程とは、上述の通り知覚－注意－記憶－判断－言語－イメージといった一連の個人の認識プロセスであり、運動はその認識の結果として生じているという考えである。発声発語器官の運動にみられる異常も同様であると捉えれば、運動の状況の観察（外部観察）と同じように認知過程の観察（内部観察）が重要となる。

　セラピストは患者の高次脳機能も評価の対象としているが、言語、注意、記憶などの機能を個別に観察・評価するよりも、それぞれが関与しあって全体として機能していると考えたほうが、目に見える患者の行為（外部観察）の意味を分析しやすい。患者に「食感はどうですか？」、「お味はどうですか？」、「このおかずと比べたらやわらかいですか？」など「言語」で問うことにより、ある特定の「知覚」情報に「注意」が集中され、口腔内の気づきが生じることがある。その結果、運動が変わる場合があることからも、その

相互の関連が理解できるだろう。しかし、一般にその気づきを得ることは簡単ではない。

　直接的嚥下訓練場面で、口腔内で全く「知覚」できないものに、「注意」を向けることは難しい。口腔内残留がみられる患者に対して「お口の左側の頬に食べ物が残りやすいので、気をつけてくださいね」という注意喚起で改善されにくい場合、患者は左側の頬のどこに・どのように気をつければよいのかわからない可能性がある。また、「知覚」ができない場合や「注意」を向けられない場合、よりよく食べられるようになるために何を「記憶」しておく必要があるのか「判断」することは難しい。患者がむせなく嚥下を成功させたタイミングで「今の感覚を覚えておいてくださいね」と伝えても、何を「記憶」しておく必要があるのかわからないかもしれない。

　したがって、「うまく食べられない」、「むせてしまう」という現象が生じている場合、その患者がどのように認知しているのかという視点での観察も必要である。セラピストは、「"ゆっくり集中して食べましょう。少しずつ飲みましょう"という声かけを理解できない、守れない」と評価することがある。しかしその患者は、主観的には声かけを理解し守っていて、自分の思う「ゆっくり」「少しずつ」を実践しているのかもしれない。

　患者の摂食嚥下障害の原因がどこにあるのか、外部観察とともに「知覚－注意－記憶－判断－言語－イメージ」といった認知過程を注意深く観察し、それらを関連づけていく（図2.1）[2]。そして「なぜ」そのように食べるのかという理由を推定し（仮説）、訓練を展開していくのである。

1) 行為の機能システムの変質(外部観察)

(1) 行為の機能システムの階層性

　外部観察を進めるにあたっては、行為を成立させるための機能とその階層性をつかんでおくと考えやすい[3]。行為は常に全身の身体部位が相互に関与しあって生まれている（システムとして働いている）ため、それらを構成する何かが障害されていれば、自ずとその全体としての行為が変質してしまう。上肢・体幹・下肢だけでなく、「食べる」という行為を担う口腔でも同じことがいえるのではないだろうか。ここでは上肢機能システムを手掛かり

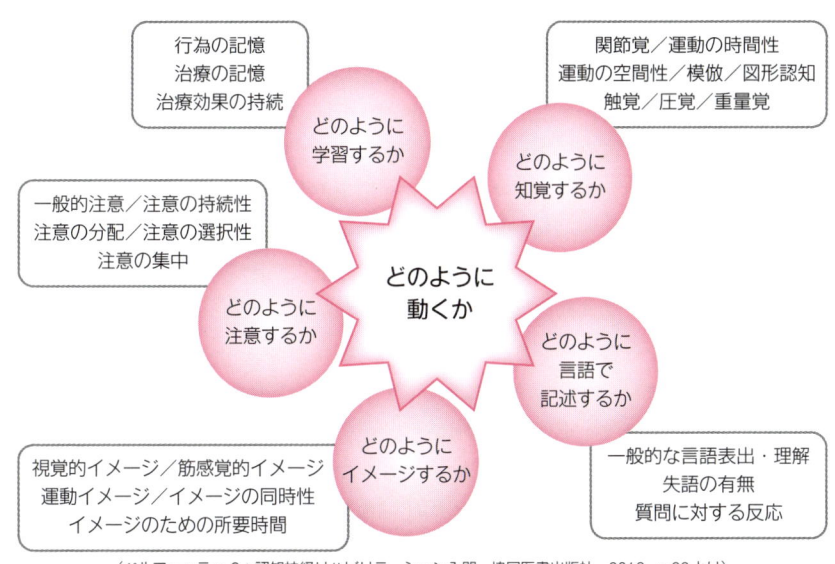

（ペルフェッティ C：認知神経リハビリテーション入門. 協同医書出版社，2016，p.22より）

図2.1 病態分析（外部観察と内部観察）

に、口腔における機能システムとはどのようなものかを考えたい。

　行為の機能システムは、複数の「構成要素（コンポーネント）」の相互作用によって成り立つ。構成要素とは、行為の機能システムの一部を構成する、より小さな単位のシステムである。上肢機能システムでは、到達機能（リーチング）、接近機能（アプローチ）、把持機能（グラスプ・ピンチ）、操作機能（オペレーション）という4つに分けられる。テーブルの上にあるリンゴに手を伸ばして取るという行為を例にすると、手を伸ばすとき（到達機能）、肩はリンゴを手に取るために必要な方向づけをする役割を果たす。同時に、肘ではリンゴを手に取るための距離を調節する。到達機能とはこのように肩や肘といった複数のサブ機能の構成要素によって支えられているのである。さらに、そのサブ構成要素が適切に機能するためには、肩関節や肘関節の運動覚情報が基礎となる。この意識可能な最小限の知覚情報を、「機能単位（ユニット）」とよぶ。行為の機能システムの機能改善を図るためには、情報探索器官として身体を捉え、行為の機能システムを下支えする機能単位のレベル（感覚モダリティ）に介入していく。

脳損傷後の摂食嚥下障害で想定される4つの例

　摂食嚥下障害では、食塊形成不全、咽頭への移送の障害といった様々な問題が確認される。症例によって、運動範囲、筋力、運動速度など運動機能の状態は多様であるが、運動が生まれるまでの認識も多様である。

　第一に、むせずに安心して食べるにはどのような情報を知る必要があるのか理解しているとは限らない。食べたいという欲求が優先され、食物の大きさ、形、硬さなどの情報には意識が向いていないかもしれない。その結果として咀嚼・嚥下運動に問題が生じている可能性がある。

　第二に、むせずに安心して食べるには、どのような情報を知る必要があるのか理解していても、口腔器官の体性感覚情報処理に変質が生じ、食物の形、大きさ、硬さを適切に知ることが難しいかもしれない。その結果として咀嚼・嚥下運動に問題が生じている可能性がある。

　第三に、むせずに安心して食べるには、どのような情報を知る必要があるかを理解していても、どのように動けばそれを知り得るかがわからないのかもしれない。舌と口蓋間で押しつぶすようにすれば硬さがわかると理解していても、舌が口蓋に対して垂直方向に挙上できなければ、硬さを適切に知覚できない。あるいは適切な嚥下運動とならない。その結果としてむせてしまうという可能性がある。

　第四に、むせずに安心して食べるには、どのような情報を知る必要があるのか、またどのように動けばそれを知り得るかを理解していても、実際に適切な動きができているかの確認が難しいのかもしれない。その適切な動きのイメージと実際の運動とのずれに気づけなければ、学習につながらないという可能性がある。

　これを「食べる」という行為の口腔機能システムに置き換えると、まず円環性をもった4つの構成要素（コンポーネント）があると考えられる。その4つとは、食物を口腔内へ取り込む機能（捕食：図2.2中のA）、食物の把持と物性認知の機能（保持：同B）、咀嚼が必要と判断した場合は臼歯へ移送して咀嚼する機能（咀嚼：同C）、飲み込み可能と判断して咽頭へ送り込み嚥下する機能（移送：同D）である（図2.2）。

　「保持」（B）ではその状況・物性によって、「咀嚼」のために臼歯へ送り込

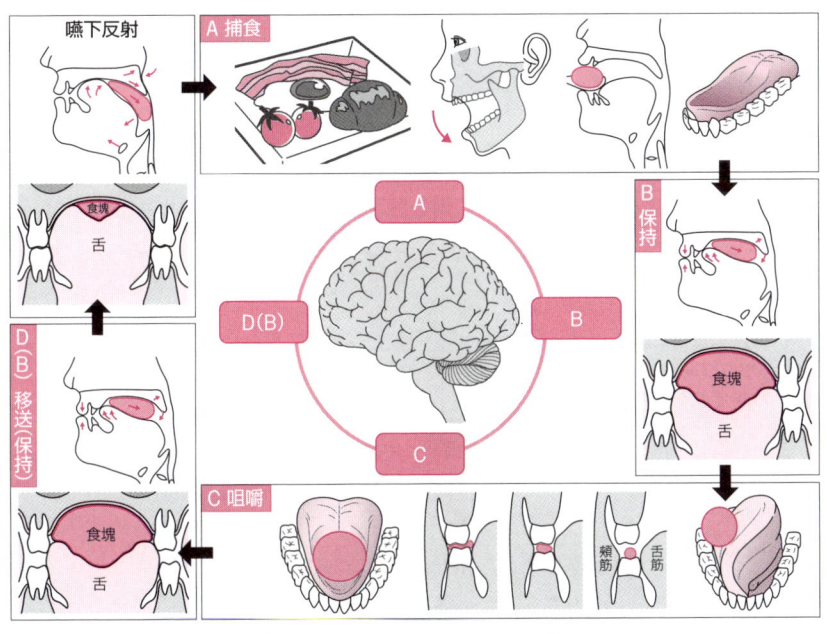

図2.2 摂食嚥下機能のシステムアプローチ

む・または舌と口蓋での咀嚼に進む（Cへ）、直接咽頭への「移送」に進む（Dへ）、咀嚼できない・飲み込めないと判断すれば吐き出すことになる。

　次に、構成要素を支えるサブ構成要素と機能単位（ユニット）は、情報器官としての下顎、口唇、舌、口蓋、歯、頬により担われる（図2.3、表2.1）。例えば〈捕食〉には、「食べ物の大きさに合わせて開口する」というサブ構成要素、「顎の運動覚情報」という機能単位が内包されていると考えることができる。

(2) "口腔"機能システムの情報構築

　外部観察によって、口腔機能システムの変質に視点を置き、どの構成要素（コンポーネント）の、どの口腔器官（情報器官）の、どのような機能の、どの機能単位（ユニット）に問題があるのかを把握する。その際、痙性という概念を音声生成機構に関する脳神経支配領域に対してどの程度適用することができるのかは不明であるとされている[4]が、現象として生じている口腔器官の運動性の異常を確認しておく。運動性の異常とは、伸展に対する抵抗、

食べるという行為を 3 つの機能的な運動システムに区分して捉える

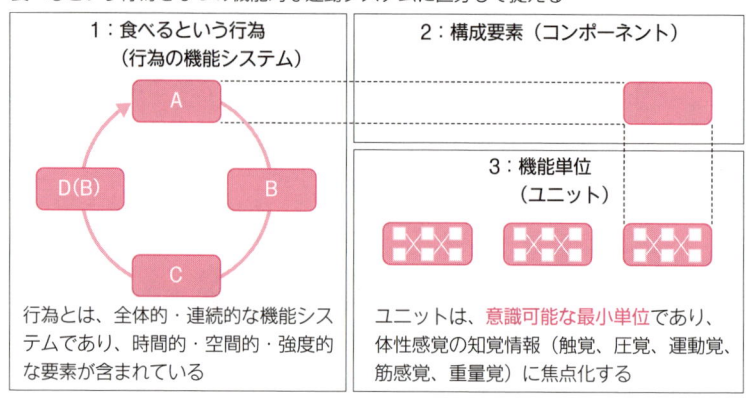

図2.3 「食べる」という行為の階層性

表2.1 訓練の対象となる身体部位

構成要素	情報器官としての身体部位
捕食	顎、口唇、舌、歯など
保持	顎、口唇、舌、口蓋、歯など
咀嚼	顎、口唇、舌、口蓋、歯、頬など
移送	顎、口唇、舌、口蓋、歯など

連合反応、共同運動、運動単位の動員異常である。Dysarthriaや摂食嚥下に関する各種検査とあわせて確認していくが、具体的には運動範囲・運動速度・筋力といった側面の評価と、いわゆる筋緊張、代償運動、巧緻性などの観察である。

　例えば、筋緊張の調整が難しい患者は、硬さなどの知覚情報の認識を誤りやすい。力が抜けリラックスした舌に食べ物をのせる場合と、筋緊張が高まった状態で舌に食べ物をのせる場合とでは、舌への沈み込みが違ってくる。沈み方が異なれば、同じ食べ物でも認識は変わるだろう。動的に食べ物を口蓋との間で押しつぶす場合も、筋緊張の高まりから筋の努力感覚に違いが生じることが推測される。また、舌と口蓋の関係性から食べ物の大きさを認識することが難しく、食塊の状態がわからず、ある程度咀嚼を繰り返した後に必要以上の筋出力で一様に送り込む患者もいる。そのような場合、主観的には「力を入れれば飲み込める」といった言語記述がみられることもある。

口腔器官の運動性の異常は、認知過程の結果であると同時に、学習を阻害する要因になると考えられる。

以下に、観察の対象となる各構成要素に必要な情報構築機能と、食事場面でみられる問題の例を挙げる。

① 捕食

対象の認知に伴う受け入れ準備をし、実際に取り込み動作を遂行する機能である（図2.4）。

視覚情報から、口腔内で知覚されるであろう体性感覚情報（大きさ・形・硬さ・表面性状・温度など）、味覚情報、嗅覚情報、それに伴う情動をはじめとする様々な表象が、過去の経験に基づき予測される。"今食べるべきてないもの"と判断されれば、口に入れないという選択もある。

顎と口唇は食べ物の形と大きさに応じた開口の準備をする。また、唾液分泌といった自律神経系の反応も生じてくる。舌は食べ物に応じた構えをつくるか、舐めるような動きが必要であれば突出運動の準備をする。これらの準備はさらに、外部の情報（食事の相手、食事場所・時間など）、身体内部の情報（空腹感、口腔内の湿潤や貯留・残留の状態など）によって修飾を受ける。反対に、不必要な運動は抑制されることになる。

その後、視覚情報に基づく予測が優位なプロセスから、実際の体性感覚情報が重要となっていくプロセスへ移行していく。適度な量をとりこぼしなく

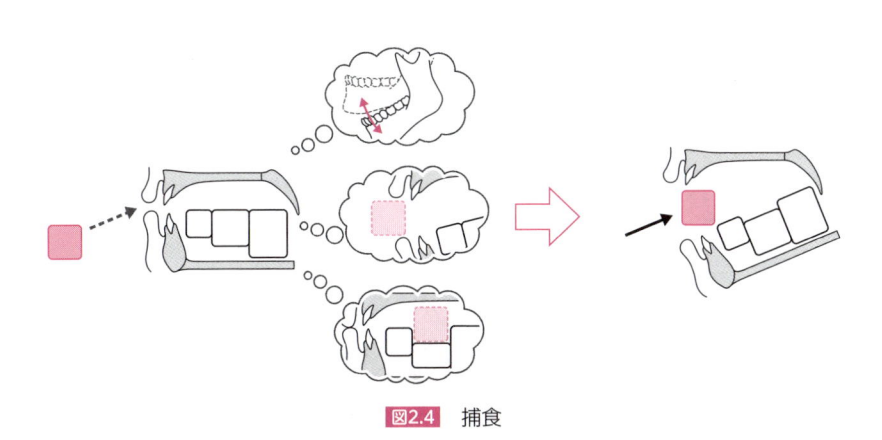

図2.4 捕食

取り込むために、下顎と口唇における情報構築が重要な役割を果たしている。主に下顎の空間情報と口唇の接触情報の関係性から、下顎の下制－挙上と口唇の形を協調して変化させ、適切な強さで隙間なく接触させていく必要がある。食べ物の内容や大きさ・硬さの認識によって咬断が必要と判断されれば、前歯（歯根膜）と顎関節の情報構築からその強さを調節する。また、舌下神経には舌の筋感覚情報の求心性神経線維が含まれている[5]ことから、舌は触圧覚だけではなく引き運動の程度によっても一口量調節に関与していると考えられる（図2.5）。

　例として、開口範囲が狭い、捕食の際にうまく取り込めない、取り込みの前後にとりこぼしがみられる、口に運ぶ食べ物の量や内容にかかわらず同じように取り込もうとする（すする・噛むなど）、開眼下であっても介助のスプーンに対して開口されない（口唇に触れられれば開口する）、開口のタイミングが合わない、食具によって取り込みがうまくいかないことがある、取り込み後にスプーン上の残留がある、取り込みで下顎と口唇の動きを分離させられない、うまく咬み切れない、介助のスプーンを強く咬んでしまう、粘りの強いものでも前歯ではなく口唇で取り込もうとする、一口量が多い、開口時に舌の構えがつくられていない、などの状態が確認された場合、〈捕食〉

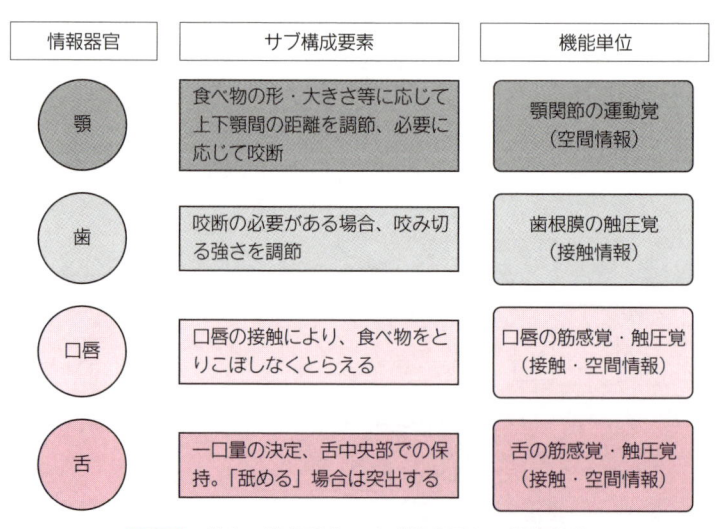

情報器官	サブ構成要素	機能単位
顎	食べ物の形・大きさ等に応じて上下顎間の距離を調節、必要に応じて咬断	顎関節の運動覚（空間情報）
歯	咬断の必要がある場合、咬み切る強さを調節	歯根膜の触圧覚（接触情報）
口唇	口唇の接触により、食べ物をとりこぼしなくとらえる	口唇の筋感覚・触圧覚（接触・空間情報）
舌	一口量の決定、舌中央部での保持。「舐める」場合は突出する	舌の筋感覚・触圧覚（接触・空間情報）

図2.5　捕食の情報器官・サブ構成要素・機能単位

の機能に必要な情報構築に問題が生じている可能性がある。

② 保持

〈捕食〉された食べ物や〈咀嚼〉を経て臼歯上から戻された食塊について、顎・歯・口唇・舌・口蓋の認識とその関係性から、咀嚼の必要性（その状態で咽頭移送する場合、嚥下が可能か、または吐き出すのか）を判断する機能である（図2.6）。

食べ物を舌背で把持しながら、口唇・下顎と協調して口腔外への流出を防ぐ。同時に、奥舌を挙上して咽頭への流入も防いでいる。この段階では、舌は舌尖・舌縁部・奥舌を挙上し、かつ中央部でくぼみを形成する。そのため、まず舌背での細分化された接触情報・空間情報構築が必要となる。

次に、口蓋では舌と食べ物それぞれの接触情報を知覚し、舌の知覚情報との関係によってどこに・どのような食べ物があるのかを認識しなければならない。その間、顎・歯・口唇は、舌－口蓋の補助となるよう口腔内の空間性を維持することになる（図2.7）。

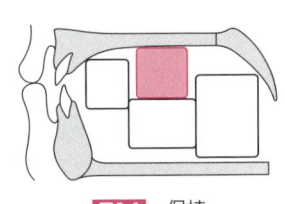

図2.6　保持

情報器官	サブ構成要素	機能単位
顎	舌－口蓋の補助となるよう空間性を維持	顎関節の運動覚（空間情報）
歯	顎とともに、舌－口蓋の補助となるよう空間性を維持	歯根膜の触圧覚（接触情報）
口唇	顎の空間情報を参照しながら、口唇の接触をして口腔に食べ物を保持	口唇の筋感覚・触圧覚（接触情報）
舌－口蓋	食べ物の位置、大きさ・硬さなどの物性を認識し、物性によっては食塊形成後、歯列または咽頭へ移送	舌の筋感覚・触圧覚（接触・空間情報）口蓋の触圧覚（接触情報）

図2.7　保持の情報器官・サブ構成要素・機能単位

例として、取り込み後に口唇閉鎖をしていない、口腔外流出がみられる、口腔内残留がみられる、早期咽頭流入がみられる、食塊形成不十分のまま送り込む、取り込み時に舌の中央部にくぼみがみられない（舌背が盛り上がっている、舌が一塊になっている）、などの状態が確認された場合、〈保持〉の機能に必要な情報構築に問題が生じている可能性がある。

③ 咀嚼

〈保持〉でそのまま嚥下することが難しいと判断された場合、食べ物は歯列へ移送され、臼歯部で〈咀嚼〉される。舌の接触・空間情報－口蓋の接触情報により硬さなどの変形性が認識され、物性・量によってはそのまま舌－口蓋間で押しつぶす・まとめる場合もある。歯列への移送では、食べ物を舌背で把持し、臼歯に向かって捻転していく（図2.8）。

その後、顎の運動覚と歯根膜の触圧覚情報により、その位置や量・硬さを確認しながら、臼歯間で食塊形成が進められる。この段階でも、口唇は顎の空間情報を参照しながら、上下唇の接触情報構築によって適度に閉鎖を続けている。

咀嚼筋の張力調節だけではなく、食べ物の位置を調節して最終咬合接触位を中心咬合位へ移動するために、歯根膜機械受容器の情報が重要である[6]。咀嚼における下顎の側方滑走運動の調節には歯根膜による食塊の位置情報（方向選択性）が関与すると考えられることから、残存歯の確認をしておく必要がある。また、歯列の外側では頬と、内側では舌との協調が必要となる。ここでは頬・舌の触圧覚情報も関与し、顎－歯とともに精緻な運動の調節が遂行されている（図2.9）。

咀嚼は嚥下しやすい食塊を形成する段階であると同時に、美味しさの認知

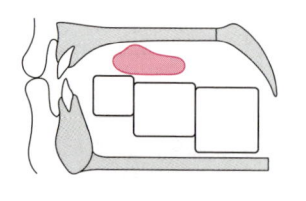 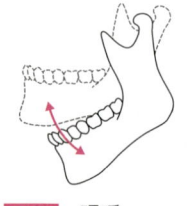 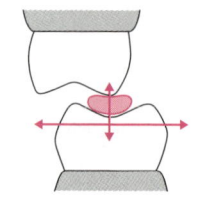

図2.8 咀嚼

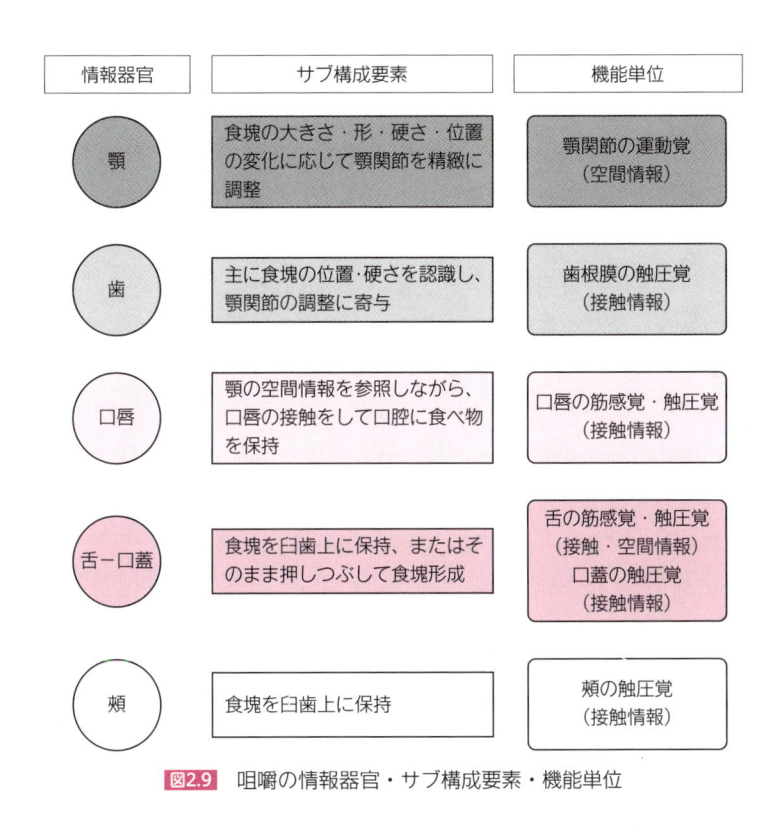

図2.9 咀嚼の情報器官・サブ構成要素・機能単位

と関係する[7]ことからも、これらの機能の観察は重要である。

　例として、食塊形成が不十分である、口腔外流出がみられる、口腔内残留がみられる、咀嚼中口唇閉鎖していない、下顎の側方運動がみられない、下顎ー口唇ー舌が分離させられず咀嚼様運動となっている、頬を噛んでしまうことがある、舌を噛んでしまうことがある、咀嚼に時間がかかる、などの状態が確認された場合、〈咀嚼〉の機能に必要な情報構築に問題が生じている可能性がある。

④ 移送

　〈保持〉で食べ物または食塊が飲み込み可能と判断されると、咽頭へ〈移送〉される。物性によっては、咀嚼中に咽頭（喉頭蓋谷）へ流れ込むこともある。口唇ー顎ー歯、舌ー口蓋の認識とそれらの知覚情報の関係によって、

口腔内の空間を閉鎖して嚥下運動へ進んでいく（図2.10）。

　顎の空間情報と歯根膜の接触情報により、下顎の位置は固定される。同時に口唇は上下唇の接触情報から閉鎖を持続する。食べ物または食塊は、舌の空間・接触情報、口蓋の接触情報により前方から舌ー口蓋閉鎖によって咽頭へ移送される。ここでは特に、基点となる舌尖ー口蓋の触圧覚情報が重要である。舌ー口蓋間の情報構築により量が多いと判断された場合には、一部を口腔内に保持しながら移送することとなる（図2.11）。

　そしてこれら口腔内での情報構築は、咽頭移送後にも関与する可能性がある。例えば舌と咽頭の関係について、舌根の高さでオトガイ舌筋と横舌筋・上咽頭収縮筋・舌咽頭部とが舌前後運動、さらに咽頭拡大・収縮運動において拮抗的に活動することがわかっている[8]。また、口腔内圧上昇と口蓋帆挙筋活動に相関がみられることから[9]、口腔内圧の認識は鼻咽腔閉鎖にも影響を与える可能性がある。一方、咽頭・喉頭では、

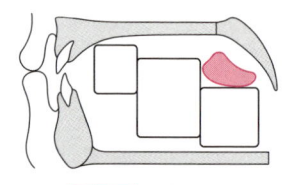

図2.10　移送

情報器官	サブ構成要素	機能単位
顎	舌ー口蓋閉鎖の補助となるよう咬合	顎関節の運動覚（空間情報）
歯	舌ー口蓋閉鎖の補助となるよう咬合	歯根膜の触圧覚（接触情報）
口唇	顎の空間情報を参照しながら、口唇を接触して口腔内圧を高める	口唇の筋感覚・触圧覚（接触情報）
舌ー口蓋	食塊の位置・大きさ・形・硬さなどの物性を認識し、前方より接触して咽頭移送	舌の筋感覚・触圧覚（接触・空間情報）口蓋の触圧覚（接触情報）

図2.11　移送の情報器官・サブ構成要素・機能単位

嚥下中枢に情報を送る舌咽神経咽頭枝・上喉頭神経において、水刺激に応答を示す、塩味により嚥下反射が抑制される、うま味成分により嚥下反射が誘発される[10]など、物性や味覚の影響を受けることも知られている。そのため咽頭移送前に、それらの情報が口腔内でどのように認知されているのかを観察することも重要であると考えられる。

　例として、口腔内残留がある、口腔外流出がみられる、いつまでも咀嚼している、うまく送り込めない、送り込みに時間がかかる、一度に多量に送り込む、むせがみられる、呼吸音変化がみられる、湿性嗄声がみられるなどの状態が確認された場合、〈移送〉の機能に必要な情報構築に問題が生じている可能性がある。

2）認知過程の変質（内部観察）

　内部観察とは、目に見える症状の背景にある認識や主観（認知過程）の観察だが、「患者が自分の思考を構成する心的ストラテジー、行為の表象へとつながる心的ストラテジーに相当するものを観察するということ」[11]ともいえる。

　ある食べ物を食べようと思ったときに、どのように食べるかという運動イメージが想起されるが、その想起された運動イメージは主体がどのような認識をしたのかに依存する。その認識を生み出した認知過程を構成している要素を観察することで、主にどの過程に問題が生じているのかを推測できる。つまり、患者の思考・認識を読み解くということである。

　言い換えれば、患者自身が身体表象、動作的表象、映像的表象、またその関係性についてどのような認識をもっているのかを、患者と対話しながら（象徴的表象を介して）捉えていくことといえるだろう。「患者が話してくれる内容には、体性感覚情報、視覚情報、聴覚情報、嗅覚情報あるいは味覚、記憶であるとか注意、情動など非常に様々な感覚の要素や環境・状況の情報が含まれている」[12]のである（図2.12）。

　まず内部観察の前提となる食べることの認知過程についてみていくが、それぞれが相互に影響を及ぼしていることは再度強調しておきたい。

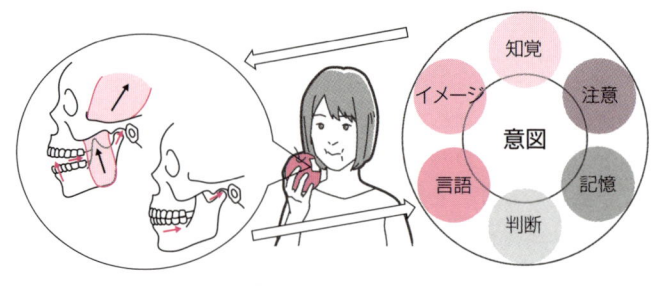

図2.12 認知過程

(1) 食べることの認知過程

①知覚

　自分の身体（摂食嚥下に関連する身体部位）とはどのようなものか。どこに、どのような運動や感覚の存在があるのか。

　図2.13は、ある食物を口に入れた場合を想定している。舌尖や奥舌ではなく、中央部に沈み込む感じがする。また、同時に口蓋では点線のように広がりを感じる。舌と口蓋で軽くはさんでも、その形を変える感じはしない。そして顎関節では、それらを支える感じがある。触覚・運動覚以外にも、その温度や味・匂いを感じる。

　もし、口蓋での広がり（点線部分）を実際より狭く感じていたら、食べ物の形や大きさの認識は図2.14左のようになる可能性がある。同様に、沈み込む感じはあったとしても、それを奥舌にあると感じた場合は図2.14右のような認識となるかもしれない。口腔内ではその他、その食べ物が自分の運動に応じて動きやすい（滑りやすい）か、どれくらいの力で形が崩れるのか、体性感覚だけでも多様な情報が存在する。さらに、実際にはこのような静的状態ではなく、捕食から咀嚼、嚥下に至るまでそれらの情報は常に変化し続ける。また、知覚で重要となるのは、先行経験や能動性が大きく影響を与えるという点である。食べ慣れたものと初めて食べるものでは、その知覚の予測やそこに向けられる意識が大きく異なる。

②注意

　口腔器官の、「どこ」の、「どのような」情報に注意を向けているのか。予

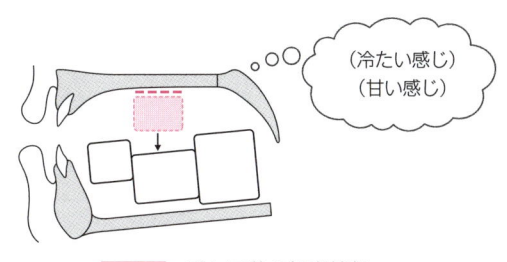

（冷たい感じ）
（甘い感じ）

図2.13　舌と口蓋の知覚情報

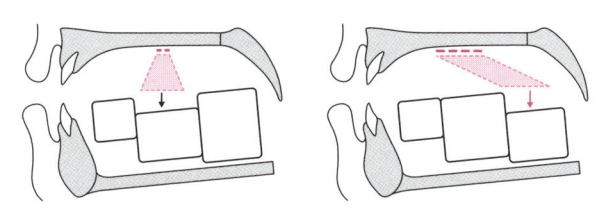

図2.14　部分的な誤りと、その統合の異常

測にない情報に注意を向けられるのか。複数の部位または感覚情報に注意を向けられるのか、切り替えることはできるのか。

図2.15 では、咀嚼によって食べ物から水分が出て舌上に広がっている。水分が出てくることを想定していなかった場合はそこに注意を選択的に向ける必要があり、その後は食塊の物性と水分両方に注意を配分しなければな

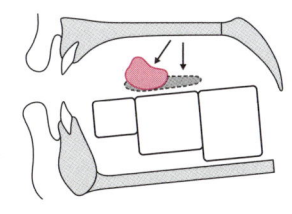

図2.15　食べ物と咀嚼によって生じた水分

らない。食塊形成のみに注意を向けていれば、その水分を誤嚥してしまう可能性がある。食塊形成に伴う体性感覚情報の変化においても、形・大きさ・硬さ・動き・広がりなど、それぞれの情報へ適切に注意を切り替え、または同時に捉えていく。

形・大きさを変えるために噛み砕く必要があるのに、硬さではなく触覚の広がりに注意を向けていた場合、より強い臼歯上での咀嚼運動は選択されにくい。また、自己の身体内部（口腔内）と身体外部（食塊）どちらに注意を向けているのかによって認識が異なり、咀嚼運動に影響を及ぼすことがあるため、その方向性の違いも考慮する。

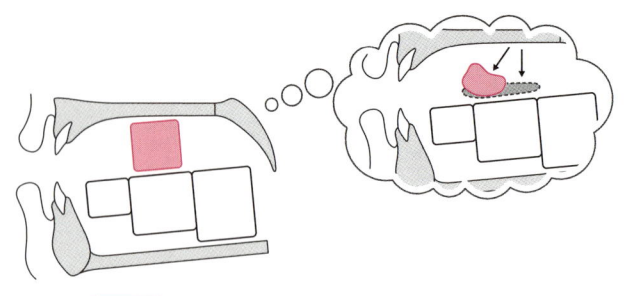

図2.16　1口前の咀嚼に伴う離水を想起している

③記憶

口腔内での経験（知覚したことや注意を向けたこと）を記憶できるか。同時に複数の情報を保持できるか。また、「それ」を食べた過去の記憶を想起できるか。

図2.16は、1口目に水分によってむせた記憶を保持しており、いま食べようとしている2口目もむせる可能性があることを予測している。その記憶によって、食べる際にどのような情報（食塊形成とそれに伴う離水）を保持すべきか、1口目と2口目では変化する。そして実際に食塊形成における体性感覚情報と、水分に関する体性感覚情報の2つを保持する。

「それ」（またはそれに似た何か）を食べた記憶とは、1口前だけではなく、1日前、1週間前、前回の訓練時など、過去の食べた経験の積み重ねによって想起される。また、そのような過去の記憶は意識的に想起可能なものだけではなく、意識にはのぼらず制御されるものもある。

過去の経験が想起されることによって、今、何に注意を向け、何を記憶すべきか、適切な「食べる」という行為を生み出すための情報を選別し、保持し、新たな経験にしていくことができる。

④判断

「何をどのように食べたいのか（食べようとするか）」という意図、それにより知覚・注意・記憶を介した情報から、捕食・咀嚼・嚥下において具体的な運動が選択される。自己の選択したその食べ方によって、目的（硬さがわかる、形がわかる、むせずに食べるなど）をどの程度達成できたのかを判断

できるか。

　むせてしまったという結果だけではなく、なぜむせてしまったのかを思考する。臼歯上に運び下顎を挙上した（噛み砕いた）とき、舌の奥の方へ、付着性の低い性状（水分）が広がっていき、その速度に舌の運動を対応させることができなかったためにむせたと判断すれば、次の一口の食べ方は変わるだろう。さらに、次の一口でむせずに食べることができた場合、そのポジティブな結果に対しても、なぜむせなかったのかと思考する。予測通りだったのか、もう少しゆっくり噛む必要があったのか、あるいは予測したほどは注意しなくても問題ないことだったのか、判断される。そして次の一口の食べ方へとつながっていく。

　同じような食べ物で同じような失敗を繰り返すという現象が確認される場合、どのように「判断」されているのかという視点で観察することも重要である。これは学習過程における、予測と結果の比較照合によって誤差を検出し修正を図ることに通じる（p.17「食べることの運動学習」を参照）。

⑤ 言語

　知覚情報の選別や弁別は言語の本質的な機能のひとつであり、その働きによって視覚、聴覚、体性感覚など複数の感覚モダリティが意味的な互換性をもつようになる[4]。言語は認知過程のひとつであると同時に、その人の認知過程を知るための手段でもある。

　例えば、「リンゴ」と見たり聞いたり思い出したりするとき、自分の普段食べている、色・形・大きさといった表象が立ち上がるだろうし（視覚的表象）、かじった瞬間を想起すれば、しゃりしゃりした食感（体性感覚的表象、聴覚的表象）と甘酸っぱさ（味覚的表象、嗅覚的表象）といった表象が立ち上がるだろう。上述の「知覚」から「判断」までの経験は、「リンゴ」という言語で集約され、脳に蓄えられている。リンゴが好きな人なら体性感覚的表象はより細分化されていて、「ジョナゴールド」や「ふじ」という品種として言語化されるかもしれない。

　視覚的表象と体性感覚的表象は、言語によって対象や身体を細分化し、あるいは対象や身体の細分化が言語的にも区別されていくのである。そして、リンゴを食べる際には、脳の「リンゴ」という言語から先の経験が解放さ

　行為の経験を表象するのは「リンゴ」のような名詞（行為の対象）だけではなく、身体や身体行為に応じた様々な形で集約される。例えば、身体行為または行為対象の程度や状態（「大きい」、「硬い」、「やさしく」、「強く」、「そっと」、「ぐっと」など）、時間や順序性、空間概念としての「前後」・「上下」・「左右」、情動を表現する言語（「美味しい」、「まずい」など）が挙げられる。患者に嚥下の意識化を促す際、「しっかり飲んで」と声かけをするのと、例えば「舌先を歯の裏にぐっと押し当てて…」と説明をするのとでは、前者が伝わりやすい場合もあれば、後者で運動が変わる場合もある。行為に関わるあらゆる言語が、「食べる」という行為の調節に関与するのである。

　行為の経験は人によって異なることから、今の知覚経験をどのように捉えているのか患者自身の言語を聞くと同時に、それを引き出し展開していくセラピストの言語が重要だと考えられる。

れ、知覚情報を予測し、かじるときの水分に注意を向け、得られるであろう知覚情報からどのように食べるのかまでイメージできるのである。

　訓練では、患者が扱う言語記述がどのような過去の経験および今現在の認識を表現しているのか、どのようにしてセラピストの言語によって患者の過去の経験にアクセスして思考を導いていくのか、それぞれ検討していくことが重要である。

　以上のような認知過程が患者の「食べる」という行為の背景にあると考えられる。次項では、それを知るための内部観察の例を紹介する。

（2）観察のためのプロフィール[13]

　「食べることの認知過程」では「知覚－注意－記憶－判断－言語」を取り上げたが、記憶については「どのように学習するか」、判断については「どのようにイメージするか」および「どのように学習するか」をその観察項目として読み進めていただきたい。

① どのように知覚するか

- 口腔器官運動の存在を知覚できるか（運動の存在）
  - →他動運動にて、運動しているかどうかがわかるか
- 口腔器官運動の始点と終点を知覚できるか（運動の変換）
  - →他動運動にて、動き始めたとき・動きが止まったときがわかるか
- 口腔器官運動、触覚の動きの方向を知覚できるか（運動の方向）
- 口腔器官運動、触覚の動きの大ささを知覚できるか（運動の距離）
- 口腔器官運動、触覚の動きの速さを知覚できるか（運動の速度）
- ある部位を起点に他の部位の位置関係を知覚できるか（空間性）
  - →舌尖に触れると、歯茎からみてどの位置にあるのかがわかるか　など
- ある時点を起点に、運動・触覚の回数や順序を知覚できるか（時間性）
- 口腔内にある対象物の形・大きさを知覚できるか（立体認知）
  - →模擬食塊の識別　など
- 視覚や言語で与えられた情報を基に模倣できるか（運動の産生）
- 運動を伴わない触覚を知覚できるか
  - →舌に綿棒で触れると、その位置がわかるか　など
- 運動を伴う触覚を知覚できるか
  - →自動運動での舌－口蓋閉鎖によって対象の位置がわかるか　など
- 運動を伴わない圧覚を知覚できるか
- 運動を伴う圧覚を知覚できるか
  - →自動運動での舌－口蓋閉鎖によって舌に沈む感じがわかるか　など
- 筋出力を調節し、重量覚を知覚できるか
  - →舌－口蓋間、臼歯間で硬さを知覚できるか　など
- どのように正中を認識するか
  - →舌の正中を綿棒でなぞり、感じたままを舌の図に示してもらう
- どのように舌を認識するか（身体表象）
  - →舌を綿棒で刺激していき、感じたままを舌の図に示してもらう
- どのように口腔器官を認識するか（身体表象）
  - →（患者が描画可能である場合）頭に浮かぶ口の中を描いてもらう

② どのように注意するか

- 口腔の全体性に注意を向けることができるか（注意の全体性）
- 口腔の各器官に注意を集中することができるか（注意の集中）
- 口腔の各器官に注意を向けること、移動させることができるか（注意の選択）
- 訓練に対して注意を持続できるか（注意の持続）
- 口腔器官の複数の部位に対して必要に応じて注意を分配できるか（注意の分配）
- 運動性の異常を注意によって制御できるか（注意の活性化）
  - →舌に意識を向け注意を集中することで、筋緊張の制御ができるか、下顎と分離した運動がみられるか　など
- 口腔器官の運動中、連続的に注意を向けることができるか（注意の連続性）

③ どのようにイメージするか

- 非麻痺側の口腔器官の運動イメージを想起できるか
- 非麻痺側の口腔器官の運動イメージを麻痺側へ移すことができるか
  - →非麻痺側の口唇の引き運動をイメージしてもらい、それを麻痺側でもイメージできるか問う　など
- 運動イメージを想起することで、運動性の異常に変化がみられるか
  - →舌の運動をイメージしてもらうことで、筋緊張の制御ができるか、下顎と分離した運動がみられるか　など
- 視覚イメージと筋感覚イメージの区別はできるか
  - →視覚イメージ：他者が行う運動を見ているようなイメージ
  - →筋感覚イメージ：自分が身体を動かしているようなイメージ
- 訓練中に筋感覚イメージを想起できるか
- 口腔器官の運動イメージを言語化できるか

④ どのように言語で記述するか

- 訓練についての説明を理解できるか
- 訓練についてセラピストと言語を用いたコミュニケーションができるか

- 運動性の異常を言語で表現できるか
- 質問に対する適切な言語的思考ができるか
- 何を基準とした言語で表現するか
  - →身体を基準とした言語：舌に沈み込む　など
  - →対象を基準とした言葉：（物の）厚みがある　など
- セラピストと動作や行為について対話ができるか
- 情動的な言語表現を適切に使うことができるか

⑤ どのように学習するか

- 過去の「食べる」という行為の記憶を想起できるか
- 前日の訓練を覚えているか
- 訓練で識別した差異について説明できるか
- 前日の訓練効果を持続できているか

　次に、外部観察と内部観察の両面から「食べる」という行為の評価を考えたい（図2.17）。

　外部観察と内部観察の結果から、「食べる」という行為のどの要素（行為の機能システム）が、なぜうまくいかないのか（認知過程）という関係性を解釈する（病態の理解）。その行為を実現するうえで問題となる部分を、「Negative因子」として整理していく。訓練において適切な難易度を設定するためには、問題のある部分の把握と同時に良い部分（残存する能力）を確認していくことが重要となる。良い部分は訓練に役立てられる可能性があるため、「Positive因子」として整理する。そして、その患者がどのような情報を獲得できるとよいのか、何に気づけるとよいのか、そのためにどのように認知過程を活性化させていくとよいのか、学習計画（治療計画）を検討していくのてある。

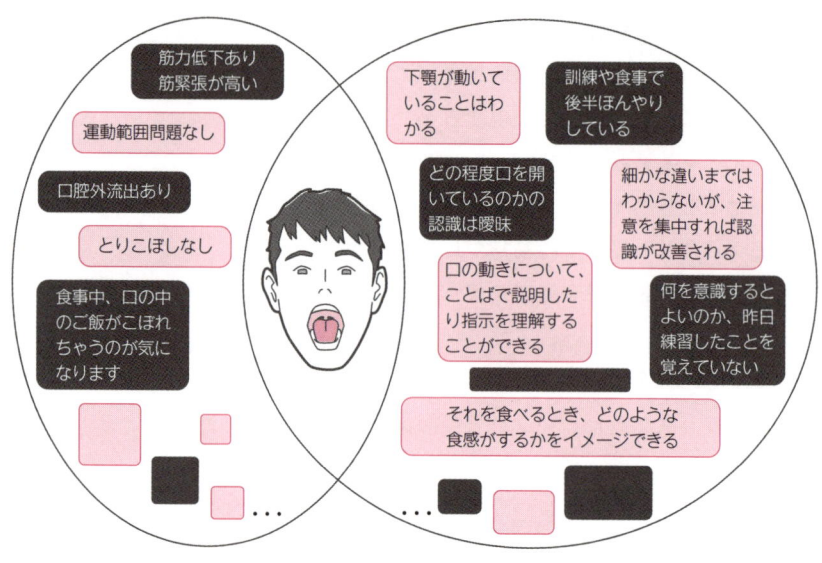

図2.17 外部観察（左）と内部観察（右）のイメージ

外部観察にて、〈咀嚼〉（構成要素）で口腔外流出が見られる症例。下顎の運動は良好であり、口唇では筋力低下と筋緊張の高さが確認された。サブ構成要素の「顎の空間情報を参照しながら、口唇の接触をして口腔に食べ物を保持」することが難しく、機能単位（ユニット）の「口唇の接触情報構築」に変質があると考えられる。内部観察では、「知覚」は下顎−口唇の運動を伴う口唇への触覚が曖昧である。「注意」は持続が難しく、訓練や食事の後半ぼんやりしてしまう。これらのことから、口唇の接触情報については特に運動時の知覚が難しく、注意の持続性の低下から食事の後半になるほど情報構築に影響が生じ、口腔に食べ物を保持できなくなっている（口腔外流出が生じる）と考えることができる。ここで重要なのは、Positive因子（肯定的側面）の観察である。外部観察で〈捕食〉のとりこぼしがないのは、内部観察の「知覚」で口唇の運動を伴わない触覚の認識は可能であることと関連があるかもしれない。また、「注意」を集中すれば認識が改善されること、「イメージ」や「言語」を使用できることから、口唇の触圧覚を対象とし、他動的な接触課題より訓練を展開できる可能性がある。

2 治療の流れ

1）セラピストの思考と患者の思考

　摂食嚥下障害領域にかかわらず、リハビリテーション治療に携わるセラピストは、誰もが科学的根拠の重要性を認識している。しかし、現実には多様な症状・背景をもつ患者を対象とする以上、病態の解釈や治療方針決定をどのように進めるべきか、悩むことも多いのではないだろうか。

臨床のヒント❾
内部観察

　セラピストは片麻痺患者に対して、いわゆる感覚障害の検査を実施する。綿棒などで患者の麻痺側の顔面に触れると、「わかります」、「大丈夫です」との答えを聞くことは少なくない。しかし、いくつか質問を変えてみると、その反応が変化していく場合がある。

　例えば、同じように麻痺側の顔面に触れ、「今触ったところを、ご自分で触れてみてください」と問う。顔の絵を提示して「どこに触れましたか？」と問い、指差しで確認する方法もある。その結果は、患者の示す位置が正確とは限らない。その場合、「もう一度触れるので、よく注意してください」と伝えて再度実施したり、顔の絵を提示して「ここに触れますので、集中してそれを感じてみてください」と促したりすることで、修正されることがある。また、非麻痺側の同じ部位に触れて、「同じように反対側にも触れてみます。この感じを覚えていてください」と伝え、イメージを用いることができるか確認することもできる。

　また、左右比較により初めて気づく場合がある。非麻痺側の同じ部位に触れ、もう一度麻痺側に触れたうえで「こちら（非麻痺側）に比べて、いかがでしたか？」と問えば、「少し鈍い感じがします」という表現をするかもしれない。その場合、さらに「左右でどのように違いますか？」と問うことができるし、「左右でどのくらい違いますか？」と問うこともできる。

　内部観察では、単に知覚が可能かどうかにとどまらず、選択肢を提示するなどして特定の部位への注意を促したり、左右比較やイメージを利用したりすることで、何か変化がみられるかを確認していく。

　「科学的」とはどういうことか。Popper（哲学）は「科学は、データではなく、問題の提起から始まる。あるいは仮説から始まる」とし、「科学理論は反証可能性を有していなければならない」と述べている[14]。問題を提起し、その解決策を仮説立て、実際に検証（批判的吟味）することで、新たな問題を発見していくという「問題－仮説－検証」作業を循環させるという考えである。

　リハビリテーションも、「問題」や「仮説」に始まる。仮説とは、患者を観察することによって生まれるセラピストの予測である。その際にどのような

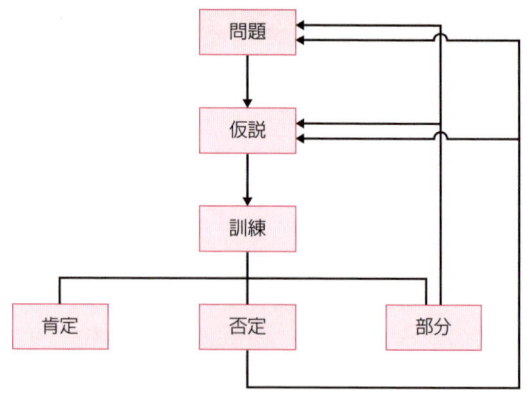

（Perfetti C. 他：認知運動療法. 協同医書出版社, 1998, p.15より）

図2.18 問題－仮説－検証

理論に基づき先行研究を参照するかが重要である。それによって他者にも説明可能な論理性をもって結果の「検証」へ、そして新たな問題や仮説へと展開していくことができる。患者に対する治療は、この循環的な過程によって深められると考えられる（図2.18）[15]。

　セラピストは、代償ではない行為へつながる学習過程として、訓練を考えなければならない（p.22 図1.12 を参照）。訓練は、特定の変化をもたらすための教育的側面をもつ一連の手続きであると考えられる。セラピストが自身の仮説によって患者に提示する課題（認知問題）は、訓練において患者の思考（意識の向く先、意図）を決定づけることになる。患者に思考する経験を求めるのは、Perfetti の「思考器官としての脳は、生物学的な器官としての脳を変化させることができる」という仮説に基づいている。

　一方、学ぶ主体である患者は、セラピストから提示された認知問題の解答を考え（知覚仮説）、遂行し、その結果を確認・検証し（比較照合）、その理由をセラピストとともに考え、次の認知課題へ向かうのである。セラピストの思考と患者の思考が相互に循環しながら、訓練は展開していく（図2.19）。

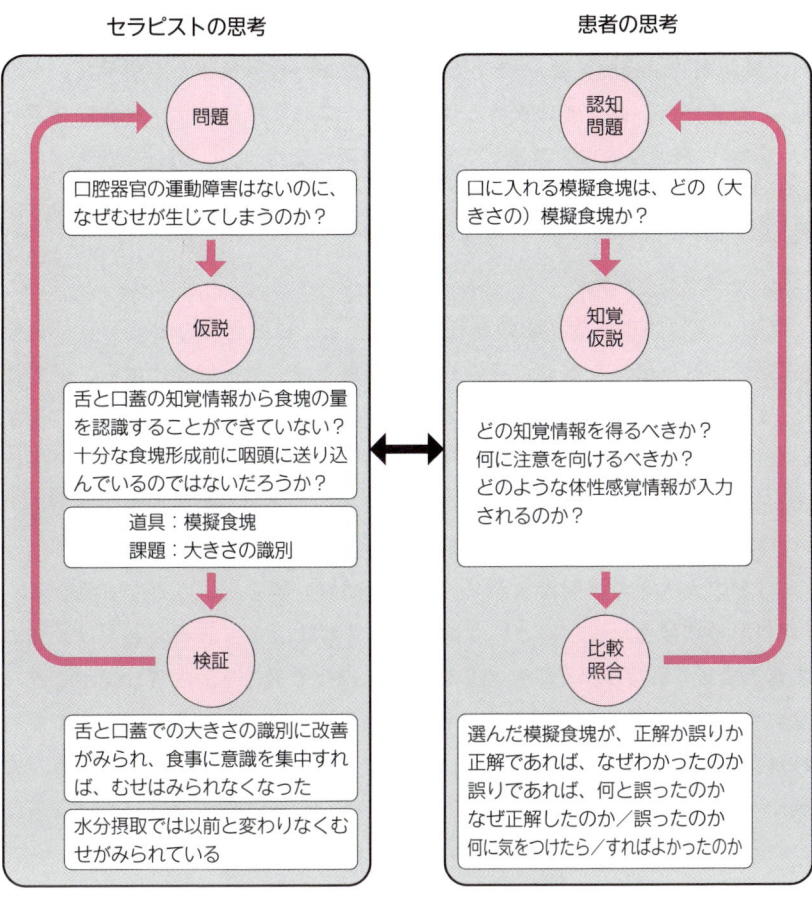

図2.19 訓練における思考の循環

セラピストの思考

患者の思考

問題
口腔器官の運動障害はないのに、なぜむせが生じてしまうのか？

仮説
舌と口蓋の知覚情報から食塊の量を認識することができていない？十分な食塊形成前に咽頭に送り込んでいるのではないだろうか？

道具：模擬食塊
課題：大きさの識別

検証
舌と口蓋での大きさの識別に改善がみられ、食事に意識を集中すれば、むせはみられなくなった

水分摂取では以前と変わりなくむせがみられている

認知問題
口に入れる模擬食塊は、どの（大きさの）模擬食塊か？

知覚仮説
どの知覚情報を得るべきか？何に注意を向けるべきか？どのような体性感覚情報が入力されるのか？

比較照合
選んだ模擬食塊が、正解か誤りか正解であれば、なぜわかったのか誤りであれば、何と誤ったのかなぜ正解したのか／誤ったのか何に気をつけたら／すればよかったのか

2）訓練の流れ（認知問題−知覚仮説−解答）

(1) 認知問題

　「食べる」という行為では、食べる対象についての適切な情報を獲得するために、その対象に応じて身体（口腔器官）を調節することが必要となる。口腔内の「どこに」「どのような」ものがあるかという知覚とそれをどのように口腔器官を使って操作するか（どこに移動させてどれくらいの力で噛んだり舐めたりつぶしたりするか、いつどのように飲み込むか）など多様である。

　そのため患者に提示する問題は、口腔器官の運動だけではなく、運動に

よって何かを知る・知ろうとするという「認知」的側面を考慮した認知問題（「空間問題」、「接触問題」）を設定する（p.36「接触情報と空間情報」を参照）。セラピストは患者に求める情報獲得に応じた訓練教材（対象）を選択し、学習の最近接領域を考慮して難易度の調節を行う（p.26「経験を広げる学びの原則」を参照）。

(2) 知覚仮説(予測)

　患者は認知問題により認知過程を活性化し、口腔器官をどのように調節（運動）すれば情報を適切に得られるかを思考（分析・解答）する。運動には、口腔器官の位置を変えるような動きだけではなく（他動／自動）、力を抜いた状態にしておくような調節も含まれる。知覚仮説とは、その運動を実行することによってどのような情報が得られるのかという結果の予測である。

　口に入れる模擬食塊との相互作用により様々な情報を得ることができるが、「どの大きさの模擬食塊か？」という問題に解答しようとする場合と、「どの形の模擬食塊か？」という問題に解答しようとする場合とでは、注意すべき情報は異なり、そのための運動の組織化も異なる。患者は提示された認知問題に解答するために必要な情報に注意を向けて、知覚仮説を立てなければならない（これは、Anokhinの機能システムでいう「行為受納器の完成」、あるいは行為のシミュレーション、あるいは運動イメージとほぼ同義といえる）（p.18「運動学習メカニズム」を参照）。

(3) 解答(比較照合)

　認知問題の解答は、実際の身体運動によって確認される。患者が運動障害によって正確に実行できない場合は、自動介助運動あるいは他動運動とし、無理に運動を要求することをしない。解答するためには、患者は知覚情報に注意を集中する。舌と口蓋で模擬食塊をはさむ場合、舌にぎゅっと力を入れ過ぎていると大きさの認識が変わってしまう可能性がある。そのため解答としての運動時、患者は筋緊張の調整にも注意を持続しておく必要がある。

　解答は「比較照合」を経て行われる。先に視覚あるいは触覚で提示されていた模擬食塊と口腔内の模擬食塊が同じか違うかを考えるような過程である。患者が解答を誤ったら、なぜエラーとなったのか、正答の場合でもなぜ

その判断をしたのかという理由を知ることで、セラピストは病態分析で気づかないことがあったのか、提示した課題や難易度あるいは教示の仕方が適切だったのか、検討することができる。

発声発語器官の検査や食事場面の観察から、「どうして口腔器官の著明な運動障害はないのに、むせが生じてしまうのだろうか？」というひとつの問題を提起したとする。次に、この問題提起が生まれることによって、どのように治療介入できるのかという仮説を立てる作業がはじまる。

外部観察・内部観察から、「舌に触れられた位置は知覚されているが、舌と口蓋の関係性から食塊の量を認識することができず、十分な食塊形成前に咽頭へ送り込んでいるのではないだろうか？」という仮説が立てられる。

そして「大きさの識別課題」（基準点を外界とした空間情報の構築）を選択し、そのための訓練教材として「模擬食塊」を用いるのである。

最後に、訓練を実施していった結果、問題解決できたこと・できなかったことを「検証」する。ここで「舌と口蓋での大きさの識別に改善がみられ、食事に意識を集中すればむせはみられなくなった」が、「水分摂取では以前と変わりなくむせがみられている」という状況が観察された場合、さらなる問題提起が必要となる。「なぜ水分ではむせが生じてしまうのか？」、「物性の認識や舌上での広がりの認識が難しいのだろうか？」。そこからまた仮説を立て、認知問題を設定し、訓練を計画していくのである。

3）訓練における3つの道具〜訓練教材、運動イメージ、セラピストの問い（言語）

リハビリテーションにおいて、訓練教材は役に立つ。訓練の目的（改善したいこと）に応じて準備することで、セラピストはいつもある一定の内容と難易度の課題を提示することができる。患者にとっても、実施すべき手続きの理解が容易となったり、課題を達成できるようになることで自分の回復に気づくきっかけとなったりする。重要なのは、患者は意識を目に見える外側（訓練教材または身体）の変化と、訓練教材と相互作用する際の目に見えない内側（認知過程）の2方向へ向けることができるという点である。

訓練場面を想像していただきたい（図2.20）。訓練教材は舌圧子で、患者はそれを舌と口蓋で保持している。これは何を目的とした訓練だろうか。

セラピストが患者に「この板（舌圧子）を落とさないように、ぎゅっと力

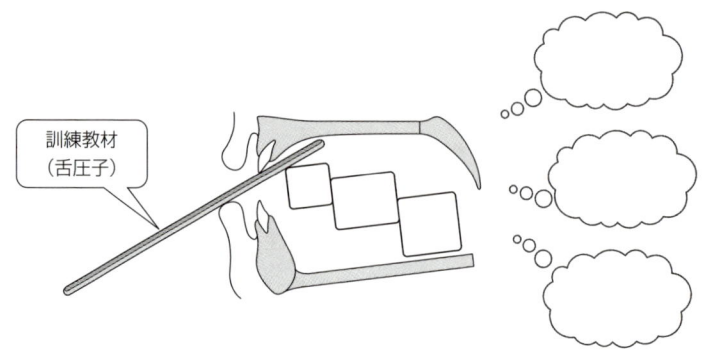

訓練教材
（舌圧子）

図2.20 舌と口蓋で舌圧子を保持する

を入れてください」と指示していたら、それは筋力増強訓練であると考えられる。セラピストが「何枚はさむか、考えてください」と指示していれば舌－口蓋間の距離認識の空間課題になるだろうし、「どの素材をはさむか、考えてください」と指示していれば舌－口蓋の表面性状認識の接触課題になるだろう。

　セラピストの問いによって、そのとき生まれる患者の予測（運動イメージ）が変化する。同じ訓練教材を使用しても、患者の意図によってその訓練の意味が異なるのである。言い換えれば、訓練教材ひとつで幾通りもの身体との相互作用を生み出すことができる。その人の意図によって行為の学習性は強く影響を受けることからも、セラピストは使用する訓練教材そのものと、患者にどのような思考を求めるかの両方を検討していく必要がある。ここではその患者に求める思考を訓練のための心理的な道具として捉え、考えてみたい。

　第1章の「経験を広げる学びの原則」でも触れたが、Vygotskyは、人間の発達は主体が対象に直接働きかけることで起こるのではなく、心理的道具の媒介が必要となることを強調した。心理的道具とは言語あるいは記号であり、「その特質はそれが常に何かの反映であること、何かを意味するということにある。それにより人間は環境に変化を与えるとともに、自分自身の行動をも変化させる」のである[16]。

　図2.21は、Vygotskyの三角形である。ここでは治療場面に置き換えて、Aをセラピスト、Bを患者、Xを道具とする。前述の通り道具には「技術的道

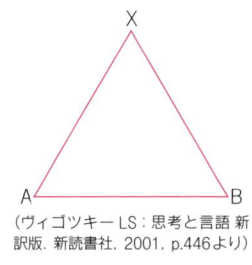

(ヴィゴツキー LS：思考と言語 新訳版. 新読書社. 2001, p.446より)

図2.21 Vygotskyの三角形

AとBとの結合にXが媒介することにより、AとBとの関係性は何かを意味するようになる

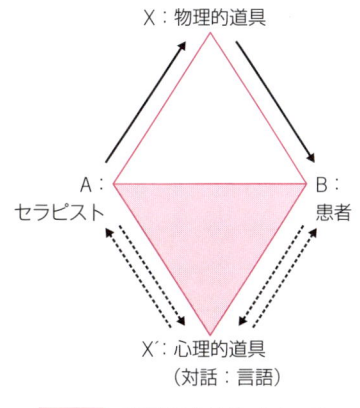

図2.22 訓練におけるイメージ

具」と「心理的道具」がある。前者を舌圧子や綿棒、模擬食塊といった訓練教材として、後者を「言語」「運動イメージ」として、考えていく。

「言語」は、患者の思考を促すことにつながる、治療的に意味のあるセラピストの言語であり、それを可能にする対話の中の患者の言語でもある（p.89「対話における言語」参照）。例えば、模擬食塊を口腔内に入れ、「どこに」とセラピストが問うことで、患者において口腔内の位置（空間概念）が想起される。「どのような」と問えば、硬さ（接触概念）や形や大きさ（空間概念）へ発展していくだろう。物理的道具は心理的道具である言語によって、初めて治療的な意味をもつ「訓練教材」となる。逆にいえば、セラピストが言語を治療的に用いるためには、物理的な道具も必要であるといえる（図2.22）。訓練ではこのように、セラピストの治療を意図した問いにより、患者の思考を導くことが重要となる。

そして、この患者の思考過程に、もうひとつの心理的道具である「運動イメージ」がある。

「食べる」という行為に対する訓練では、セラピストの問い（言語）により様々な接触的概念、空間的概念を患者に想起させていく。患者は提示された認知問題に解答するために必要な情報を、身体（口腔器官）を介してどうすれば得ることができるのか、知覚仮説（運動プログラム）を立てなければならない。ここで、行為の脳内シミュレーションとして「運動イメージ」の想

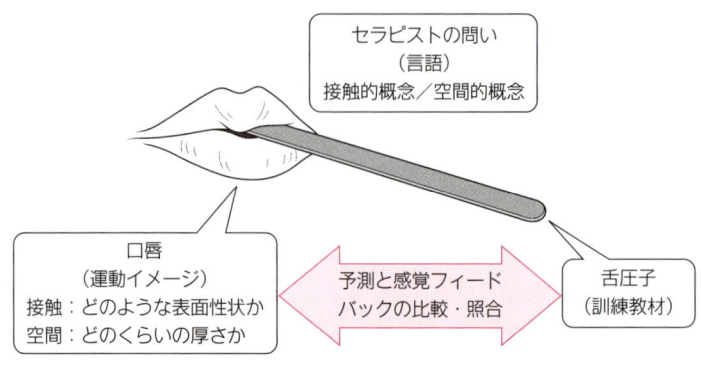

図2.23 訓練教材・運動イメージ・言語

起が求められる。そして実際に運動を遂行すると、身体と物との相互作用により感覚フィードバックが得られ、予測との比較照合が生じる。そこに誤差があれば、その修正が学習となる。運動イメージは、その際の誤った感覚を修正していくための心理的道具でもあると考えることができる。

　先の舌圧子を用いた訓練例でいえば、厚さという概念をセラピストが問うことにより、患者は口唇の触圧覚情報に関する運動イメージを想起し、実際に舌圧子を介して得られる感覚フィードバックとを比較照合する。運動イメージと舌圧子の厚さ（舌圧子の枚数）が一致しなければそれが誤差となり、修正（学習）に向かって患者の思考が展開されるのである（図2.23）。

　以上のように、訓練は、訓練教材、運動イメージ、それらを関連づけるセラピストの問い（言語）の3つの道具の関連によって、進めていくことができる。

3　学習計画の立案（訓練の組織化）

　患者の病態を分析して問題点が明らかになったら、具体的な計画を立てていく。その際には、以下の点を明確にしておくことで組織だった訓練にすることができ、うまくいかなかったときも何が不適切だったのかを検討しやすくなる。

1）どのような問題を解決したいのか

　解決すべき問題とは、単に運動の量的側面ではない。患者の「食べる」という行為において、口腔器官と食べ物の相互作用による情報構築に関する問題が何かを検討する。訓練では、行為の機能システムにおける問題の解決（情報構築能力の回復）を目指す。

　外部観察で口腔外流出が認められ、内部観察で口唇の触覚情報を知覚できていない場合、口唇での適切な接触情報構築を図る。また、外部観察で早期咽頭流入が認められ、内部観察で奥舌の位置を適切に認識できない場合は、舌の体性感覚表象再構築を図る。情報性の視点から、問題と解決可能性を整理していく。

【解決したい問題の例】
- 口腔器官の身体表象
- 各口腔器官の知覚情報構築
- 知覚情報構築のための運動（移動や調節）
- 視覚情報−体性感覚情報間の情報変換
- 立体認知　　　　　　　　　　　　　　　　　　など

2）どの身体部位を訓練の対象とするのか

　訓練対象の設定は、どのような問題を解決したいのかによって検討される。具体的には、意識可能な最小の知覚情報である機能単位（ユニット）のレベルを対象とした訓練を展開していく。表2.1（p.46）に、各構成要素の機能を担う口腔器官を示した。

　「食べる」という行為を考えた場合、訓練の対象となる身体部位（口腔器官）が他の部位と関係性をもって機能していることに注意しなければならない。例えば咀嚼という機能では、整合性をもった顎関節の空間情報と口唇の接触情報によって、口を開いてしまうことなく繰り返し噛むことができると考えられる。したがって訓練では、1つの部位を対象として設定する場合と、舌と口蓋といった複数の部位を対象として設定する場合がある（図2.24）。

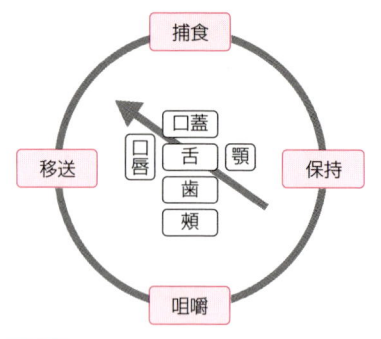

図2.24 口腔の機能システムと身体部位

3）どの感覚モダリティを使うのか

　訓練では、認知問題に対する知覚仮説を患者に要求する。患者がその結果を確認（比較照合）するために、どの感覚モダリティを使用するのかを決定しておく。具体的には、視覚、体性感覚（触覚・圧覚・運動覚・重量覚）のいずれかとなるが、どの情報に注意を向けることが学習に重要であるのかを検討する。

4）どのような認知問題を提示するのか

　認知問題は、「空間問題」と「接触問題」のいずれか（あるいはその組み合わせ）を設定する（図2.25、図2.26）。それぞれ、空間情報（方向・距離・形態）、接触情報（表面性状・硬さ・摩擦・重量）に関する問題である。空間問題・接触問題どちらにおいても、自分の身体を基準とするのか、外界を基準とするのかによって知覚仮説における情報構築が異なるため、患者ごとの特徴を捉えておく必要がある。

　また、実際の食事場面での「食べる」という行為では、口腔内の「どこ」にあるのか、口腔内に「何」があるのか、一方のみでは適切な咀嚼や嚥下運動を組織化することはできない。患者が「どこ」・「何」の空間をどのように解釈しているのかを観察したうえで、認知問題を設定していく。

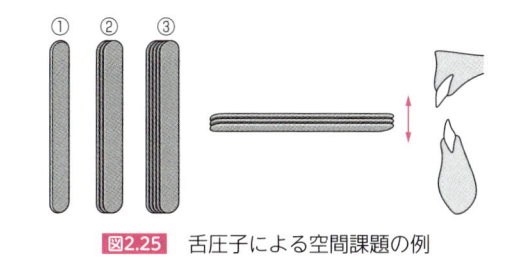

図2.25　舌圧子による空間課題の例

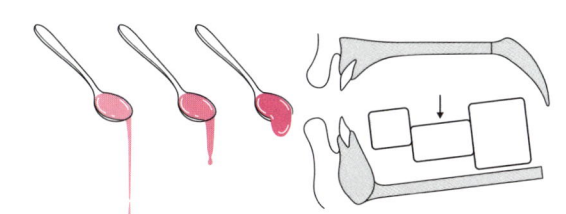

図2.26　とろみ水による接触課題の例

5）訓練によって何を教えたいのか（内容）

　舌圧子の枚数を上－下唇により識別する認知問題を設定した場合、口唇ではさむ舌圧子の枚数をわかるようになることが訓練の目的とはならない。この場合のセラピストの意図は、口唇での適切な接触情報構築を図ることによって「口から食べ物をこぼさずに食べるには口を閉じていることが大切で、そのためには上下の唇が接触している"この感じ"が必要である」と教えることである（図2.27）。

　そのため「訓練によって何を教えるか」は、訓練と日常生活（実際の「食べる」という行為）の関係性を明確にするために、機能単位として細分化された詳細な視点と、日常生活における「食べる」という行為のどのような側面の回復を目指しているのかという全体的な視点から整理していく。

　また、「学習と意図、情報性」で述べたように、学習には主体の意図が大きく影響することから、訓練に対する患者の意図を多層的に把握することも重要になる。課題に対してどのような知覚情報を得ようとしているかという機能単位レベルでの意図があり、患者自身の目標や動機レベルの意図もある。訓練において、目の前の問題を正答することに意図がある場合と、「ご飯を食べるときのあの○○を何とかしたいからこの練習から何かヒントを得た

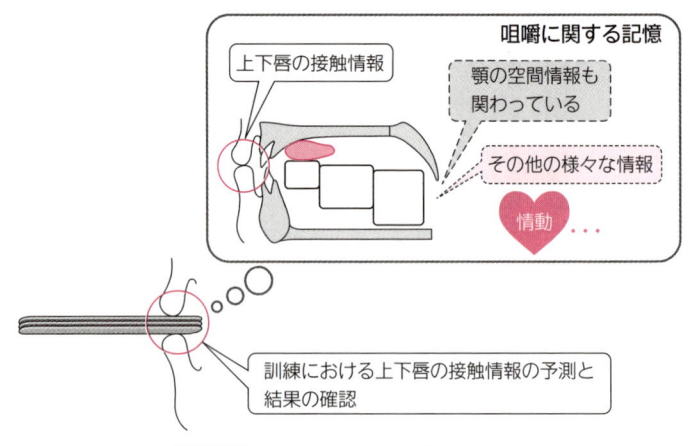

図2.27 訓練によって何を教えたいか

咀嚼中口唇閉鎖を維持するためには、顎の運動覚によってどの程度下顎を下制しているのかという知覚情報と、口唇の触圧覚により上下唇が接触しているという知覚情報の関係が重要である。図の訓練では、その患者にとって口唇の接触情報構築が有効であるという仮説を立て、現実の食事場面との関係性を確認している。

い」という場合では、情報構築の意味が異なってくると考えられる。

　セラピストの役割は、訓練と日常生活における行為との間にある関係の中から回復にとって最も有効なものを構築していけるように訓練を組み立て、患者を行為の回復へと導くことである。

6）どのように教えるか（方法）

　具体的な訓練の手続きを設定する。「どのように教えるか」は、外部観察と内部観察で確認されたPositive因子を考慮して検討することが重要である。以下に、設定すべき項目を挙げる。

- 訓練教材
- 身体部位
- 感覚モダリティ
- 認知問題（接触課題か、空間課題か）
- 内容（何を、どのように判断してもらうか）

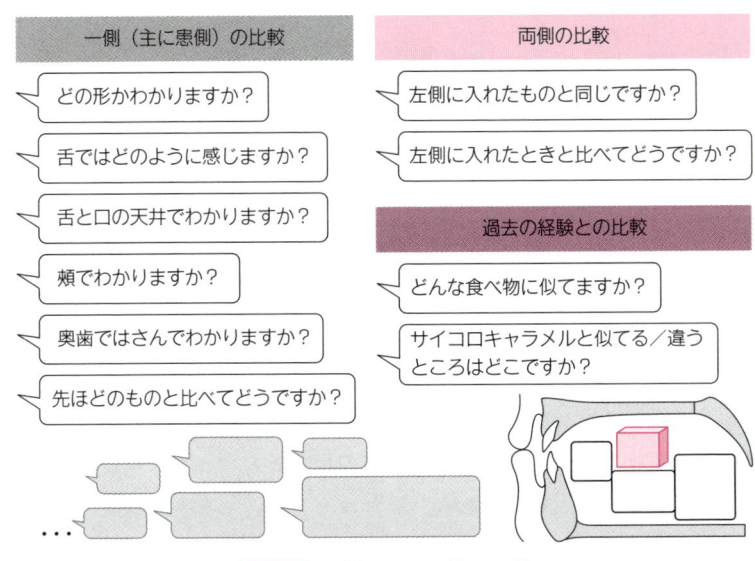

図2.28　訓練における問いの例

視覚的に模擬食塊の選択肢を提示する。その後閉眼下で口腔内に模擬食塊を入れ、識別を求める。模擬食塊を口腔から取り出し、どの模擬食塊であったか解答を求める。正答／誤りの確認をし、どのように認識しているかを問う。

● 方法（どのような手順で実施するか、どのように問いを立てるか）（図2.28）

7）回復をどのように確認するか（検証）

　認知問題に対する患者の解答が正しかった場合であっても、どのような情報構築の結果その答えにたどりついたのかはわからない（図2.29）。舌と口蓋の関係性を教えることを目的として模擬食塊の大きさを識別する課題を設定しても、正答が「大→小→大→小→…」と続けば課題の順序によって答えを選択する可能性がある。そのような推測ができないように提示して正答できていても、なぜ選択できたのかを言語化（意識化）することが難しい場合もある。そのため問いに対する患者の言語記述、選択するまでの時間や表情などを手掛かりに、確認をしていく。

　また、実際の「食べる」という行為の回復を視点に置くと、患者がその訓練を終え「答えが当たってよかった」と思考を止めるのか、「これはご飯を食

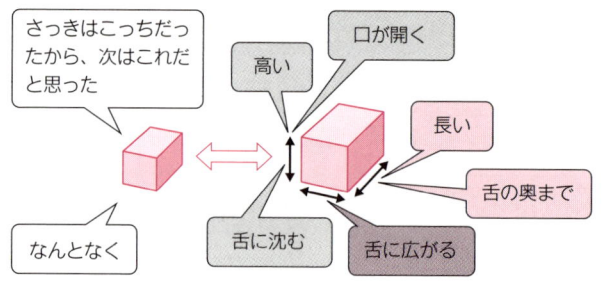

図2.29 患者はどのような情報構築によって答えを出している？

（吹き出し内）
- さっきはこっちだったから、次はこれだと思った
- なんとなく
- 高い
- 口が開く
- 長い
- 舌の奥まで
- 舌に沈む
- 舌に広がる

べるときの○○に役立つかもしれない」と思考を続けるのかによっても意味は異なる。検証では、患者が訓練を現実の行為とどのように結びつけられるのかを確認することも重要である。それはセラピスト自身の課題設定や問いかけ方を検証することでもある。

4　訓練課題の例

　以下に、各構成要素（コンポーネント）における訓練課題の例を示す。実際には患者の病態、残存能力、個人特異性などにより細かな手続きは調節する必要があるが、実践していくためのきっかけや手掛かりとなるよう紹介したい（患者に応じた詳細な治療展開は第3章を参照）。「模擬食塊」などの訓練教材の特性・作製方法については、第4章を参照されたい。

1）「捕食」の課題例

「捕食」の課題例a（図2.30）

- ●目　　　的：捕食する食べ物に応じて、上下顎間の距離を調節する機能の改善
- ●使用するもの：舌圧子
- ●訓練教材の準備：舌圧子を複数本用意し、1・3・5枚の3段階、1・2・3枚の3段階などとする
- ●身体部位：顎関節－歯
- ●感覚モダリティ：運動覚・触圧覚

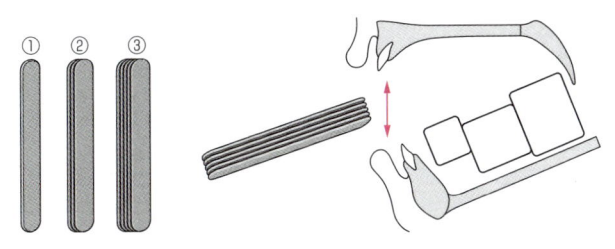

図2.30 捕食の課題例a

- 認知問題： 空間
- 内　　容： 顎関節の運動覚を認識し、下顎の下制の距離（開口範囲）を調節する。

  前歯の歯根膜によって対象の触圧覚を参照することで、下顎を"どこまで挙上させてよいか"を判断する。

  視覚情報と体性感覚情報の照合により、見た目の厚さと実際の厚さの認識の整合性を判断する。
- 方　　法： 厚さの異なる舌圧子①〜③を視覚的に提示する。

  閉眼下で上下歯間に①〜③のいずれかをはさみ、厚さの識別を求める。

  その後、何枚の舌圧子をはさんでいたか、解答を求める。

  正答／誤りの確認をし、どのように認識しているかを問う。

「捕食」の課題例b（図2.31）

- 目　　的： 口唇の接触により、食べ物を取りこぼしなく捕える機能の改善
- 使用するもの： 舌圧子
- 訓練教材の準備： 舌圧子を複数本用意し、1・3・5枚の3段階、1・2・3枚の3段階などとする
- 身体部位： 口唇
- 感覚モダリティ： 触圧覚
- 認知問題： 空間
- 内　　容： 口唇の触圧覚情報を認識し、対象がどこに存在するかを判

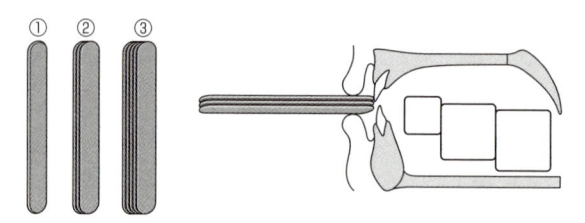

図2.31 捕食の課題例b

　　　　　断する。

　　　　　口唇の触圧覚情報を認識し、対象の厚さを判断する（舌圧子のない部分は上下唇が接触する）。

- ●方　　法：厚さの異なる舌圧子①〜③を視覚的に提示する。
　　　　　閉眼下で、上下唇で舌圧子をはさみ、位置の識別を求める。
　　　　　その後、どこに舌圧子があったのか、解答を求める。
　　　　　閉眼下で、上下唇で舌圧子をはさみ、厚さの識別を求める。
　　　　　その後、何枚の舌圧子をはさんでいたか、解答を求める。
　　　　　正答／誤りの確認をし、どのように認識しているかを問う。
　　　　　左右（麻痺側・非麻痺側）の比較をする。

2）「保持」の課題例

「保持」の課題例a（図2.32）

- ●目　　的：対象の位置を認識する機能の改善
- ●使用するもの：綿棒、舌の図
- ●訓練教材の準備：舌の図に番号を書く
- ●身体部位：舌
- ●感覚モダリティ：触圧覚
- ●認知問題：空間
- ●内　　容：舌の触圧覚情報を認識することにより、対象がどこに存在するかを判断する。
　　　　　舌の触圧覚情報を認識することにより、対象の動きを判断する。
- ●方　　法：番号で舌表面の空間を細分化した図を視覚的に提示する。

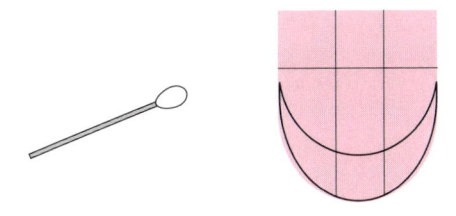

図2.32 保持の課題例a

閉眼下で、綿棒にて舌に触れ、位置の識別を求める。何番に綿棒が触れたのか、解答を求める。

閉眼下で、綿棒にてある位置から別の位置へなぞり、動きの識別を求める。

綿棒が何番から何番に動いたか、解答を求める。

正答／誤りの確認をし、どのように認識しているかを問う。

左右（麻痺側・非麻痺側）の比較をする。

「保持」の課題例b（図2.33）

- 目　　　的：対象の大きさを認識する機能の改善
- 使用するもの：綿棒
- 訓練教材の準備：大きさの異なる綿棒（2mm、4mm、8mm、12mmなど）
- 身体部位：舌－口蓋
- 感覚モダリティ：触圧覚
- 認知問題：空間
- 内　　　容：舌の筋感覚・触圧覚情報、口蓋の触圧覚情報を認識するこ

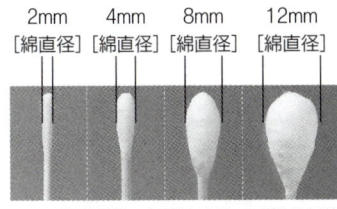
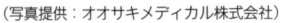
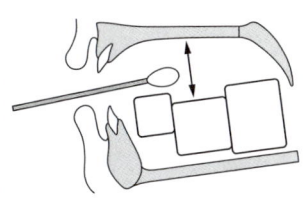

（写真提供：オオサキメディカル株式会社）

図2.33 保持の課題例b

とにより、対象の大きさを判断する。

- ●方　　法： 直径の異なる綿棒の選択肢を、視覚的に提示する。
　　　　　閉眼下で、舌一口蓋にていずれかの綿棒をはさみ、大きさの識
　　　　　別を求める。その後、どれをはさんでいたのか解答を求める。
　　　　　正答／誤りの確認をし、どのように認識しているかを問う。
　　　　　「保持」の課題例aと組み合わせ、位置と大きさを同時に問
　　　　　うこともできる。

3) 「咀嚼」の課題例

「咀嚼」の課題例a（図2.34）

- ●目　　的： 対象の硬さと広がりを認識する機能の改善
- ●使用するもの： 模擬食塊（作り方は第4章を参照）
- ●訓練教材の準備： 硬さの異なる4種類の模擬食塊
- ●身体部位： 舌一口蓋
- ●感覚モダリティ： 触圧覚、運動覚
- ●認知問題： 接触
- ●内　　容： 舌の筋感覚・触圧覚情報、口蓋の触圧覚情報により、硬さを
　　　　　判断する。
- ●方　　法： 模擬食塊は視覚的に硬さを確認することは困難であるた
　　　　　め、4種類ひとつひとつを舌一口蓋間ではさみ、予備的に判
　　　　　断してもらう。
　　　　　閉眼下で、舌一口蓋間にていずれかをはさみ、識別を求め
　　　　　る。その後、4種類のうちどれをはさんでいたのか解答を求
　　　　　める。

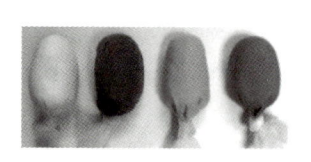 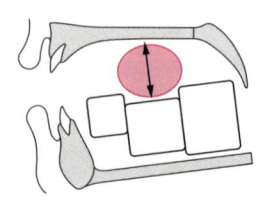

図2.34　咀嚼の課題例a

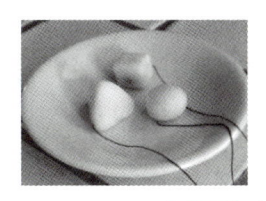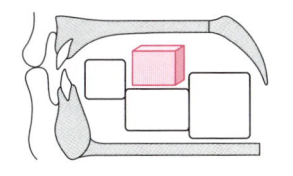

図2.35　咀嚼の課題例b

正答／誤りの確認をし、どのように認識しているかを問う。

「咀嚼」の課題例b（図2.35）

- 目　　的： 対象の形を認識する機能の改善
- 使用するもの： 模擬食塊（作り方は第4章を参照）
- 訓練教材の準備： 形の異なる3種類の模擬食塊
- 身体部位： 舌－口蓋
- 感覚モダリティ： 触圧覚
- 認知問題： 空間
- 内　　容： 舌の触圧覚情報、口蓋の触圧覚情報により、形を判断する。
- 方　　法： 形の異なる模擬食塊の選択肢を視覚的に提示する。
　　　　　　閉眼下で、舌－口蓋間にていずれかをはさみ、識別を求める。その後、どの模擬食塊をはさんでいたのかを問う。
　　　　　　正答／誤りの確認をし、どのように認識しているかを問う。

4）「移送」の課題例

「移送」の課題例a（図2.36）

- 目　　的： 対象の粘度を認識する機能の改善
- 使用するもの： とろみ水
- 訓練教材の準備： 強さの異なる3種類のとろみ水
- 身体部位： 舌－口蓋
- 感覚モダリティ： 触圧覚
- 認知問題： 接触
- 内　　容： 舌の筋感覚・触圧覚情報、口蓋の触圧覚情報により、対象の粘着性（硬さ・広がり・速度）を判断する。

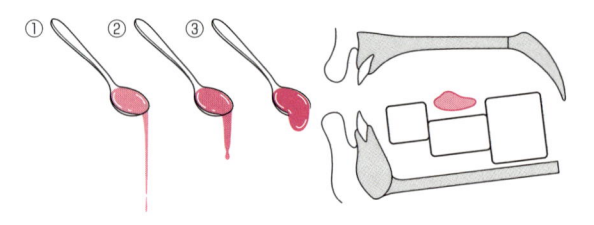

図2.36 移送の課題例a

- 方　　法：とろみの異なる①〜③を視覚的に提示する。

　　　　　　閉眼下でスプーン介助にて口腔内に①〜③のいずれかを取り込み、識別を求める。そのまま嚥下する。その後、とろみ水①〜③のどれであったか解答を求める。

　　　　　　正答／誤りの確認をし、どのように認識しているかを問う。

「移送」の課題例b（図2.37）

- 目　　的：対象の量を認識する機能の改善
- 使用するもの：スプーン、とろみ水
- 訓練教材の準備：大きさの異なるスプーン3種類（K−スプーン〔㈱青芳〕、ティースプーン、中スプーンなど）、とろみ水（1種類）
- 身体部位：舌−口蓋
- 感覚モダリティ：触圧覚
- 認知問題：接触
- 内　　容：舌の触圧覚情報、口蓋の触圧覚情報により、とろみ水の量（接触部位・広がり）を判断する。

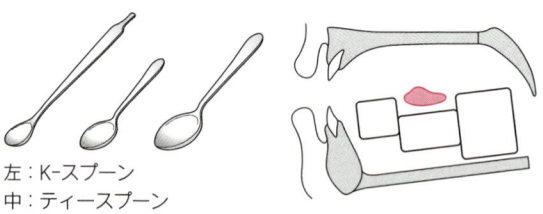

左：K-スプーン
中：ティースプーン
右：中スプーン

図2.37　移送の課題例b

- 方　　法：大きさの異なる3種類のスプーン上に掬うことのできるとろみ水の量を視覚的に提示する。

　　　　　　閉眼下で、スプーン介助にていずれかを口腔内に取り込み、とろみ水の量の識別を求める。そのまま嚥下する。

　　　　　　どの大きさのスプーンですくったとろみ水であったのか、解答を求める。

　　　　　　正答／誤りの確認をし、どのように認識しているかを問う。

臨床のヒント⑩
教材の工夫

　患者が舌を捉える視点として、自分から見た舌の向きだけでなく、鏡像の向きで提示することができる。また、位置について、数字や「前・中・奥」など空間概念としての言語で表現することができる。舌の正中線上での前後方向だけでなく、左右方向、また麻痺側（あるいは非麻痺側）における前後方向の選択肢とすることもできる（図2.38上段）。さらに、口蓋や矢状面を用いることで、舌と口蓋との関係性まで展開することができる（図2.38下段）。患者のPositive因子や「学習の最近接領域」に応じて、教材自体を工夫していく。

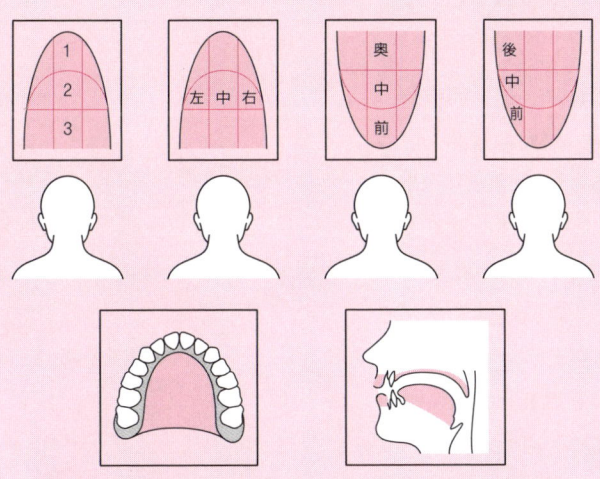

図2.38　患者の状態と訓練の目的に応じて教材を使用する

　言語という記号（象徴的表象）は「何かを知る」うえて動作的表象（行為）、映像的表象（視覚）と等価性をもっており、ある集約された行為の経験を解放する鍵のようなものであると考えられる。言語は、患者にとっては思考の手段となり、セラピストにとっては観察・病態解釈・治療の道具となる。改めて、言語の可能性を考えてみたい。

1）意識経験と言語

　当たり前のことだが、頭で考えていることを話さないということはてきても、考えてもいない（わからない）ことを話すということはできない。例えば高次視覚野の損傷によって視覚的な経験が意識にのぼらなくなれば、目の前の何かを言語的に説明することは難しい。反対に、意識にのぼり言語化できている内容は、患者が何かを感じ、部分的にでもわかっている（脳の情報処理が存在している）ことなのかもしれない。

　Jackendoff（言語学）は、「言語は思考の意識的な部分てある」と述べている[17]。患者の意図や認知過程が行為の回復に影響を与えるのてあれば、患者の言語記述からその主観的な意識経験を分析・解釈し、観察や訓練に活用していくことは重要てあると考えられる。

　意識経験には、感覚的経験、認知的経験、情動的経験の3つの側面がある[18]（図2.39）。患者の自発的な言語記述を聞くだけではなく、セラピストは問いによって3つの意識経験をそれぞれ確認することができる。

　食事場面を観察した際、患者が「これはやわらかい」、「パリパリする」などと表現すれば、それは感覚的な意識経験につい

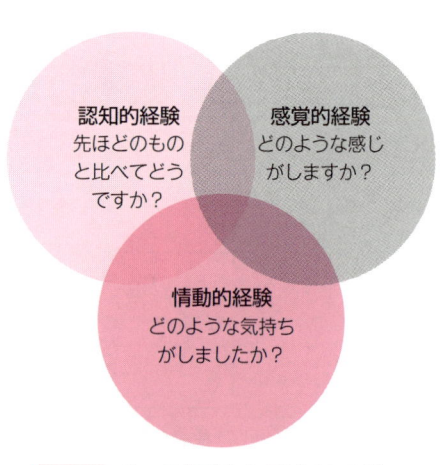

図2.39　3つの経験とセラピストの問い

ての情報であると考えられる。「これはいつも硬いんだよね」など視覚情報から予測的に体性感覚情報を分析していると考えられる表現や、「こっちよりもコリコリするね」など２つの物性を比較した結果としての言語記述は、より認知的な意識経験についての情報であると推測できる。さらに、患者は「これは美味しい」、「こんなの嫌だ」といったように、情動的な意識経験について訴えることも少なくない。患者の言語記述は、この３つの意識経験が相互に関連しあった結果としての表現であるといえる。

例えば、食事介助者に対して「まずい！食べたくない！」と強く訴える患者は、その「食べる」という行為に伴う不快や嫌悪といったネガティブな情動的経験が強調されていると推測できる。ことば通りに捉えれば、味覚情報を構築できていないのかもしれない。また、口腔内の体性感覚情報が構築できないことから違和感（不快・嫌悪感）が生じている場合もあれば、慣れない病院での慣れない職員による食事介助という文脈が原因である場合もある。いずれにしても、情動的経験に注意が焦点化されれば口腔内の感覚的経験に注意が向きにくくなり、結果として行為に必要な体性感覚を基礎とした情報構築に影響が生じると考えられる。

したがって、主観的な意識経験を３つの側面から観察する際、それぞれの関係性を分析していくことも重要である。「まずい！食べたくない！」原因が口腔内の体性感覚情報が構築できないことであれば、感覚的経験として口腔器官の知覚情報構築機能を改善することにより「美味しい」という情動的経験を立ち上げられるかもしれないし、「試しにもう少し口に入れてみよう」という認知的経験につなげられるかもしれない。

実際の言語記述の観察における注意点として、意識と神経活動の相関[19]を考慮すると、すべての感覚情報が完全に意識されるわけではないことをセラピストは理解しておく必要がある。患者の意識経験を分析するために、外部観察・内部観察とあわせて言語記述を解釈していくのである。

2）「食べる」という行為と言語

伝統的に言語訓練では、「舌を"ホットケーキ"にして」といった比喩を用いた言語教示をすることがある。力の入った舌を楽に構えてもらうことを意図した言語であるが、どうしてこのような言語教示が有効なのだろうか。

患者の意識経験を考える

　患者は自分自身の「食べる」という行為について、様々なことばで表現する。そしてそのことばの表現に対して、例えば以下のような病態解釈を立てることができる。

　「飲もうって意識すれば、むせないです」：この記述は、適切な口腔内部位に注意が向くことによって、咀嚼・嚥下機能が作動することを示唆する意識経験であるかもしれない。

　「ちゃんと下を向けば、むせないよ」：頭頸部の姿勢に注意を向ければむせが軽減できると学習されており、訓練をポジティブに認識しているとも考えることができる。

　「まずいから食べられないんだ！」：情動系の影響により、咀嚼・嚥下機能へ抑制的な働きが生じている可能性がある。もし「美味しい」と感じることができさえすれば、食べられる機能が潜在的にはあると捉えることもできる。

　「ぱさぱさするものはちょっと飲みにくいから水で流しています」：口腔器官を介して、食塊をよく知覚できているというPositive因子と見なすことができ、対象の性状に基づいた代償的方法を見出していると考えられる。

　「よくわからないけど、前よりむせるようになった気がする」：なぜかというところまでの追求（象徴的表象）はできていないが、自分の咀嚼・嚥下機能について、過去の状態と比較ができている。記憶と現状の比較をすることができる能力があるというPositive因子とみることができる。

　「どうだろう、前からむせてたんじゃないかな」：過去との比較により差異がないことを認識している可能性があるが、現在むせていることに対する自覚がない（病前の自己の状態との比較ができていない）可能性も考えられる。

　「むせるから、水はあまり飲まないようにしてしまいます」：病態（ここではむせるという現象）の自覚があることで、「無理をしない」という行動を選択していると推察される。「むせなかった」という結果の自覚が生まれる場面を提供できれば、水分摂取量を増やすことができる可能性がある。

　「前は好きじゃなかったけど、甘いものを食べるようになった」、「前は好きだったけど、甘いものを食べなくなった」：嗜好の変化を認識している、つまり過去と現在の比較ができることを意味している。情報探索器官としての口腔機能の変質（認知過程の変質）の結果を嗜好の変化として捉えている可能性があり、味覚だけではなく口腔内の体性感覚の認識も確認していく必

要がある。

　このように患者の記述は、患者の生きている世界を反映していて、自分自身をどう捉えているかということがわかる。セラピストは個々の患者の言語に、その時点の個々の病態および残存する能力が表現されていると捉え、仮説を立て、訓練を検討していく。

　メタファーとは、「2つの事物における類似性に基づく比喩」と定義される[20]。類似性という視点から捉えれば、ホットケーキの曲線（視覚情報）と実際に食べたときのやわらかさ（体性感覚情報）を、舌の形（視覚情報）と筋緊張（体性感覚情報）へと類推させることで、患者の運動イメージを変化させていると考えることができる。さらに、患者が言語記述に使用するメタファーを解釈することは、意識経験の解読に役立つ。

　LakoffとJohnson（認知言語学）は、メタファーは経験基盤の上に形成されると説明している[21]。個人的な経験を通して外界の事物や出来事をどのように捉えているのか、主体的な解釈が基盤になるという見方である。ホットケーキを「かたくてパサパサしていて、おいしくない」と認識している子どもに、訓練で同じ言語教示を用いることは難しいかもしれない。

　本田は、自らの舌を「生レバー」と表現した患者について、舌の重量覚、触圧覚を知覚できない状態から食物の性状を認識できないこと、それによって生じた身体意識の喪失が背景にあった可能性を考察している[22]。この場合も、患者本人の「生レバー」に関する経験がなければ、主体的に舌との類似性を見出すことはできない。患者がどのように事象間のつながりを見出しているのか、外部観察・内部観察、その他の言語記述とあわせて推測していくことが必要である。

　次に、身体行為と言語の品詞の関係について、坂本らの研究を紹介したい[23]。実験では、被験者にいくつかの物体を触れさせ、その触覚情報の言語化を求めた。その結果、言語化を形容詞で求めた場合は「硬さ」についての記述が多く、言語化をオノマトペで求めた場合は「粗さ」についての記述が多くなることがわかった。形容詞は対象に関する知覚情報（対象の認知）と、オノマトペは身体感覚としての知覚情報と関連する可能性が考えられ

る[24]。形容詞は名詞を、副詞は動詞を修飾することからも、形容詞は主に対象に、副詞は主に身体の知覚や動きに関わるということが推測できる。患者の視点が対象にあるのか、身体にあるのかを分析するうえで、患者が使用する品詞を観察することも有用かもしれない[25]（図2.40）。

また、「食べる」という行為に関わる言語記述として、テクスチャーを表現する日本語のオノマトペは種類が多い[26]（表2.2）。

例えば「さっくり」という表現は、歯根膜と顎関節に生じる体性感覚情報、聴覚情報の統合による感覚的経験の言語化であると考えられる。「ほく

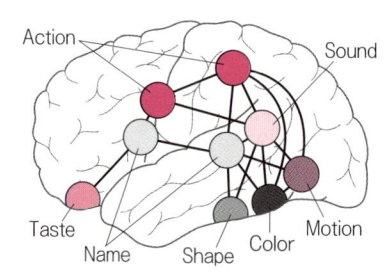

(Nastase SA, et al.：Structural basis of semantic memory. In: Learning and memory, 2nd ed. Academic Press, 2017, p.138より)

図2.40 「食べる」という行為の言語化

表2.2 テクスチャーを表現するオノマトペ

（矢口幸康：テクスチャーを表現するオノマトペの感覚関連性評定に表記形態が与える影響. 認知科学19(2)：191-199, 2012より）

擬態語				擬音語
しなっ	さっくり	もちもち	べとっ	シャリシャリ
つるつる	かちんかちん	ぷるん	こってり	カリカリ
ふんわり	ねっとり	ねばねば	べちゃべちゃ	パリパリ
にゅるにゅる	べちょべちょ	つるっ	ぐちゃぐちゃ	サクッ
もっちり	にゅるっ	とろり	つるり	シャリッ
ぬるぬる	とろっ	ねばっ	しこしこ	コリコリ
ふわっ	ぷりぷり	ねとねと	べたべた	シャキシャキ
ぷるぷる	しっとり	つるん	ぷるんぷるん	ジャリジャリ
どろり	つぶつぶ	ねとっ	ふわふわ	ジュワッ
もちっ	とろとろ	べちゃっ		シャキッ
ねちゃねちゃ	ぽりぽり	ねちゃっ		サクサク
ぬるっ	どろっ	べとべと		バリバリ
ばさっ	ぷりっ	ばさばさ		コリッ
からっ	どろどろ	ぷりんぷりん		パリッ
ほくほく	さらっ	ふっくら		カリッ

ほく」であれば、口腔内の体性感覚情報の統合に温覚が加わっている。「こってり」となると、体性感覚による性状の情報と、味の濃さという味覚情報が統合されていると考えられる。「べちゃべちゃ」では感覚的経験に加えてネガティブな情動的経験が含まれていることが推測される。患者が使用するオノマトペを確認するだけでなく、患者にどのようなオノマトペを用いれば理解しやすいのかを観察し、戦略的に使用することによって、主観的な知覚情報（生きている情報構築能力）を細分化できる可能性がある。

3）対話における言語

どのような場面のリハビリテーションであっても、セラピストは患者と必ず対話する。患者は様々なことばを用いて、その思いを伝えてくれる。人は他者に何かを伝えようとするとき、同じひとつの現象に対して多様な表現をすることができる（図2.41）。

Tomaselloは、言語の特性のひとつに「異なる伝達目的のためには同じものでも異なる視点から扱うことができる」、「異なる実体でもある伝達目的のためには同じものとして扱うことができる」という視点依存性を挙げている[27]。伝達目的、つまり話者の意図によって、語彙・意味・統語構造・プロソディなどすべての言語構造を変化させているのである。その意図によって

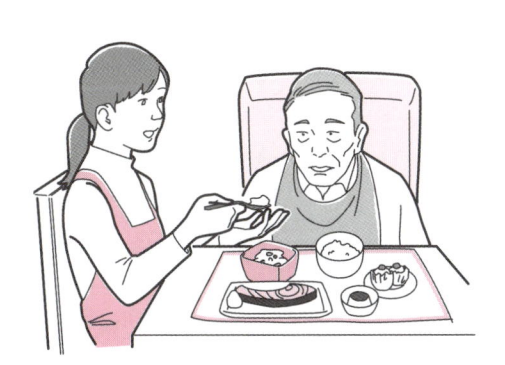

図2.41 話者の視点と前面化・背景化

「お昼を食べた」「お粥を食べた」「煮物を食べた」
「お腹がいっぱいになった」「ご飯が多かった」
「ご飯を食べさせてくれた」「ご飯を食べさせられた」
「ご飯を食べさせてくれたのは娘だった」「娘がご飯を食べさせてくれた」…

は、極端に省略されることすらある。

　したがって、観察・訓練では、脳損傷後に残存する情報構築能力、セラピストを含めたコミュニケーションパートナーとの関係性から、患者の伝達意図に基づく前面化と背景化を考慮した対話が必要である。

　嚥下食が「美味しくない」と強い口調で情動的経験を訴えているような印象を受ける場合、もしかすると、「私はもうこの食事をむせなく食べることができている。この人（食事に関わるセラピスト）に何度か言えば、食事内容をもっと普通の物に変更しようと考えるかもしれない」という他者の認識の推論を含めた高次の予測（認知的意識）によって、その言語が選択されているのかもしれない。

　セラピスト、医師、看護師、家族、他患といった、他者との対話における患者の言語を解釈することは、その行為の意図を推測するひとつの手掛かりとなると考えられる。

　訓練では、セラピストが言語を用いて「何（身体部位、対象）」を「どのように」といった明確な視点をもって問いを立て、患者の認知過程を活性化するよう促していく。言語が学習過程を促進させる強力な道具となるのは、環境のある一部分に注意を焦点化させることができるからである[28]。

　Barsalouは言語理解過程についての仮説として、言語が意味する状況を実際に経験したときと同じ知覚運動表象が活性化し、行為をシミュレーションすることによってその理解がなされると考えた[29]。現在では多くの研究が、言語理解時に知覚運動表象が活性化することを示している。

　言語を身体－認識－行為、すなわち経験そのものであると捉えれば、セラピストと患者の対話という相互作用により生まれる情報は、リハビリテーションにおいて重要な意味をもつといえるだろう。

臨床のヒント⓬
患者と話す

　セラピストが嚥下の評価を兼ねて、脳損傷後の患者の実際の食事を介助している一コマ。
　「今からハンバーグを入れますよ」。患者の口の中へハンバーグが入って

〈モグモグ、ゴックン〉。

「美味しいでしょ？」とセラピストが投げかける。すると患者が

「なんか、あんまり美味しくないな」と発言した。そこで、セラピストが

「なんか、あんまりってどういう意味ですか？」と尋ねる。その時の患者のことばが、

「前と比べて味かな？」と言ったとする。

　この答えに対して、セラピストは、「味覚」が鈍麻しているから、そう答えたと１つの仮説を立てることができる。そしてそれを確かめるために、「味覚」の検査をするだろう。でももし味覚に問題がないことが確かめられたとしたら、違う原因で味がわかりにくいと言っている可能性を再検討することになる。つまり、「美味しさ」には味覚に加えて体性感覚情報が重要であることにセラピストは目を向ける。そして〈モグモグ、ゴックン〉と患者が嚥下をしたときに、実は努力性の飲み込みであったことを思い出す。

　セラピストは、「もしかしたら、どのくらいの程度の一塊の状態であったら、スムーズに飲み込めるかがわからないのではないか」「だから努力性で無理に飲み込むことに意識が向いて、味わう心の余裕がないのでは？」と仮説を立ててみる。そうすると、大きさ、形などに関する訓練課題を実施することで検証することができる。すると、「おおよその形は認識できるが、大きさがよくわかっていないことが訓練の中で判明したとする。そうすることで、なぜ「あんまり美味しくない」と答えたのかという、患者の病態が少しずつ詳細になっていく。

　その中で、今度はセラピストから投げかけられることばを聞き、口腔器官の「どこ」と「どこ」に注意を向ければよいか、非麻痺側と比べてどうか、損傷前の状態と今はどうかなど、ある治療的な意図に伴う問いかけに合わせて、徐々に問いかけに相当する患者の脳領域が活性化しはじめる。つまり、当初は「どのように」大きさを認識すればよいかという患者の思考の向かう先がずれていたので、結果として患者の知覚仮説は異なる。異なるということは、求められている脳の再組織化が生じない。すなわち、嚥下障害を改善しうる脳の可塑的変化を図ることにつながっていないということだ。

　この問題を解決するために必要な適切な知覚仮説の変更を促すために、セラピストはさらなることばかけを行う。そして患者自身も、知覚仮説の修正を行うときには、「こことここで感じる？」「ああ、なるほど…」。

「先生が同じ丸い形でも大きさが違うと口の中で占める範囲はどう？って言っていたけど、口の中に占める範囲は、広いわ。口の中の天井と舌で広がっていくこの感じね。欲張って口の中に詰め込んだ感じがある意味大きい、上品に一口入れたような感じが小さい。そういうことでしょ？」と患者さん。「なんかわかってきた。先生の言っていること、私の口の中で感じていることが同じだわ！」

　このようなことが対話による言語の治療的な道具としての活用のされ方の一例である。

文献

1）ペルフェッティ C（小池美納・訳）：認知神経リハビリテーション入門．協同医書出版社，東京，p.3, 2016.

2）同書，p.22.

3）同書，p.20-21.

4）Duffy JR（苅安 誠・監訳）：運動性構音障害―基礎・鑑別診断・マネージメント．医歯薬出版，東京，p.114, 2004.

5）森 明彦：舌筋感覚情報の中枢投射．歯科医65(3-4)：255-265, 2002.

6）姜 英男，齋藤 充，平井敏博：咀嚼運動と脳機能．歯界展望102(2)：405-416, 2003.

7）加藤隆史，増田裕次，森本俊文：咀嚼―「味」から「おいしさ」へ．日味と匂会誌16(1)：43-51, 2009.

8）三枝英人：構音器官の運動性から考える―その評価法と新しいDysarthria治療の可能性．音声言語医48(3)：231-236, 2007.

9）後藤友信：鼻咽腔閉鎖強度とその調節に関する研究．大阪大歯誌22(1)：87-106, 1977.

10）北川純一，高辻華子，高橋功次朗，他：のどごしについての生理学的考察．日味と匂会誌20(2)：143-149, 2013.

11）ペルフェッティ C・編（小池美納・訳）：認知運動療法と道具―差異を生みだす差異をつくる．協同医書出版社，東京，pp.10-11, 2006.

12）ペルフェッティ C：前掲，認知神経リハビリテーション入門，p.77.

13）同書，p.23.

14）Perfetti C，宮本省三，沖田一彦（小池美納・訳）：認知運動療法―運動機能再教育の新しいパラダイム．協同医書出版社，東京，p.9, 1998.

15）同書，p.15.

16）ヴィゴツキー LS（柴田義松・訳）：思考と言語 新訳版．新読書社，東京，pp.446-448, 2001.

17）Jackendoff R（水光雅則・訳）：心のパターン―言語の認知科学入門．岩波書店，東

京, pp.225-227, 2004.

18) ペルフェッティ C（小池美納・訳）：身体と精神―ロマンティック・サイエンスとしての認知神経リハビリテーション. 協同医書出版社, 東京, p.57, 2012.

19) コッホ C（土谷尚嗣, 他・訳）：意識の探求―神経科学からのアプローチ 上. 岩波書店, 東京, p.218, 2006.

20) 森 雄一, 高橋英光, 他：認知言語学―基礎から最前線へ. くろしお出版, 東京, p.54, 2013.

21) 深田 智, 仲本康一郎：概念化と意味の世界―認知意味論のアプローチ. 研究社, 東京, pp.130-133, 2008.

22) 本田慎一郎：豚足に憑依された腕―高次脳機能障害の治療. 協同医書出版社, 東京, p.41, 2017.

23) 坂本真樹, 渡邊淳司：手触りの質を表すオノマトペの有効性―感性語との比較を通して. 日本認知言語学会論文集13：473-485, 2013.

24) 今井むつみ, 佐治伸郎・編：言語と身体性. 岩波書店, 東京, p.81, 2014.

25) Nastase SA, Haxby JV：Structural basis of semantic memory. In: Byrne JH, et al. eds., Learning and memory: A comprehensive reference, 2nd ed. Academic Press, London, p.138, 2017.

26) 矢口幸康：テクスチャーを表現するオノマトペの感覚関連性評定に表記形態が与える影響. 認知科学19(2)：191-199, 2012.

27) Tomasello M（大堀壽夫, 他・訳）：心とことばの起源を探る―文化と認知. 勁草書房, 東京, p.164, 2006.

28) ペルフェッティ C：前掲, 認知神経リハビリテーション入門, p.32.

29) Barsalou LW：Perceptual symbol systems. Behav Brain Sci. 22(4)：577-609, 1999.

第2部

「食べること」の治療としてのリハビリテーション

第3章

観察・病態解釈・治療の実際
〜臨床思考をたどる

　摂食嚥下障害の病態は様々で、残念ながら有効な治療介入は確立しているとはいえません。しかし、前章までで説明したような新たな考えに基づいた観察を導入することで、患者の病態は違ってみえることがあります。病態が違ってみえると、アプローチ（治療介入）は変わる可能性があります。アプローチ（治療介入）が変わると、患者の介入結果は今までとは違う、予想以上の結果、すなわち改善（回復）が得られるかもしれません。

　では具体的にはどのように進めていけばいいかイメージをもっていただくために、この章では患者3例を紹介したいと思います。どのように個々の嚥下障害を呈した患者と関わり、病態を解釈し、治療介入したのかについてよくわかっていただけるように、臨床思考をなるべく詳細に順を追って述べました。第2章までの説明も参照することで全体として理解を深めていただけると思います。

　研究のデザインという観点では、症例報告に近い紹介ですので「科学的根拠」としての情報の信頼性がどの程度あるのか、あるいは偏りや偶然という要素は少ないかなど批判的に読み進める視点はもっていただいてかまいません。むしろそうあるべきです。そのうえで、今までの自分の臨床とこれから紹介する症例の実際と比較照合して吟味してみてください。何が同じで何が違うのかと。その違いが、食べることに関する回復を切望する患者にとって今まで以上に有用そうだと思えたなら、取り入れていってください。

　では、3症例を読み進めていくうえでのポイントを先にお伝えしておきます。

　ポイントの1つ目は、患者の記述（訴え）は、どんな些細に思えることでも、「なぜ、そのようなことを記述する（語る）のか」とセラピストはまず素

朴な疑問をもち（問題提起し）、新たな考えや知見と関連づけながら、それを明らかにしようと評価を繰り返し、少しずつ病態解釈に迫っていく様子がわかるようにしてあります。

　ポイントの2つ目は、患者の「記述（語ること）」には、必ず意味があり、病態の解釈には欠かせないものであるという臨床思考もわかるようにしてあります。

　ポイントの3つ目は、セラピストの言語は治療的な道具となりうるということを示唆する内容となっています。言い換えると患者とセラピストの二人称の「対話」によって、患者は自らの気づけなかった病理に気づき、そして回復へ向かう様子がわかるようにしてあります。

　ポイントの4つ目は、事実と向き合う様子がわかるようにしてあります。患者に対する評価結果が予想と異なる場合、それは、たまたまなのかもしれません。しかし、どう吟味しても（再び評価をしても）、なお、同じ結果になるかもしれません。これは受け入れざるを得ない事実となります。レアなケースで一般化できないかもしれませんが、そのようなときに、新たな知見を手掛かりにして治療介入を続けることです（仮に新たな知見を手掛かりにできなくても、前に進むことはしていいと思います。なぜなら、自分の治療介入には後ろ盾は原則必要ですが、見つからないからといって、患者は待ってくれませんので）。

　補足としてもうひとつだけ。以下で紹介するのは「私（本田）」の患者さんの症例です。そしてそれを「私」が「（同職種としての）あなた」へ「語りかける」という二人称的なイメージで伝えたいと思ったところ、自然と「です」「ます」調になりました。この点に気づいた方のために、念のため付け加えておきます。では、始めましょう。

<table>
<tr><td>症例
1</td><td>強くむせてしまう右片麻痺患者
〜舌の身体表象の変質による嚥下障害の可能性[1]</td></tr>
</table>

はじめに

　脳卒中による病巣が左側の場合、通常右手足に麻痺が生じるので、食事場面でよく問題となるのは、利き手としての右手は箸がうまく使えず、食べ物

をロに運びにくくなることです。例えば、ある右片麻痺患者は、右手で箸を
うまく使えなくても、日常会話には問題がなく、家で家族のつくった食事を
食べていると聞いたら、深刻な嚥下障害があるとは通常思いません。

しかし、たとえ一般的に深刻な嚥下障害がなくても「もう一度妻とレスト
ランで食事を楽しみ、アルコールも飲みたい」と訴えられたら、その患者に
とっては深刻な問題です。

今から紹介するのは、その訴えを叶えるまでの症例の治療の話です。まず
一般的な評価から始めていきました。すると、確かに水分で著明なむせが生
じました。さらに評価を進めていくと、口腔内器官のとりわけ、舌に問題が
あることがわかってきました。どんな問題かというと、主に舌の身体表象の
変質が嚥下障害を引き起こしている可能性がみえてきたのです。

これは従来の嚥下障害に対する病態解釈では、わかりにくいかもしれませ
ん。順を追って説明していくことにします。

🔴🔴 症例1

70歳代、男性、右利き。約8年前にラクナ梗塞を発症していました（左半
球損傷）。しかし約1か月後、重度な運動麻痺などは認められなかったことか
ら、「後は自宅で頑張って生活するのが、リハビリ」と医師に言われ退院とな
りました。その後、我流のリハビリをしながら日常生活を送っていました。
日常生活のレベルとしては手足の麻痺も軽度であり、杖で独歩、着替えや食
事はおおむね自力で可能でした。ただ飲み物はとろみで対処し、食べ物もむ
せそうなものは避けて生活していました。しかしむせの程度と頻度が徐々に
悪化したことから、外来リハビリの門を叩くことになった、というのが、簡
単な経緯です。

🔴🔴 評価

🔴 初回の一般的な評価および結果

神経学的所見は、右上肢・手指・下肢の運動麻痺は軽度（Br. Stage Ⅳ～
Ⅴ）であり、感覚麻痺も軽度でした。口腔器官に関しては舌および口蓋部以
外に著明な運動・感覚麻痺は認められませんでした。神経心理学的所見は、
著明な異常（失語、失行症などの高次脳機能障害）は認められませんでし

た。画像所見（MRI）は、左の内包後脚から淡蒼球にかけての陳旧性の病巣が認められました。摂食・嚥下能力のグレードは、特別嚥下しにくい食品を除き三食経口摂取が普通食で可能なレベルでいわゆるグレード8に相当していました（表3.1）。

　そこでまず、反復唾液嚥下テスト（Repetitive Salva Swallowing Test：以下 RSST）を行いました。結果は、4回 /30 s で、努力性が強く、頷き嚥下が観察されました（図3.1）。

　今度は、普段飲む水の量について聴取し、水飲みテストの方法に準じ、30 ml を飲む評価をしました。結果は、2回に分けるという方法で飲むことはできました。しかし10秒後には咳払いを必要とし、飲み込みには肩甲帯全体の挙上という代償動作も観察されました（図3.2）。

　この評価は次の日にも再度実施しました。すると、「ちょっと痒いね」と

表3.1　摂食・嚥下能力のグレード

Ⅰ 重症：経口不可	Gr. 1	嚥下困難または不能　嚥下訓練適応なし
	Gr. 2	基礎的嚥下訓練のみの適応あり
	Gr. 3	条件が整えば誤嚥は減り、摂食訓練が可能
Ⅱ 中等度：経口と代替栄養	Gr. 4	楽しみとしての摂食は可能
	Gr. 5	一部（1〜2食）経口摂取が可能
	Gr. 6	3食経口摂食が可能だが、代替栄養が必要
Ⅲ 軽症：経口のみ	Gr. 7	嚥下食3食とも経口摂取可能
	Gr. 8	特別嚥下しにくい食品を除き3食経口摂取可能
	Gr. 9	常食の経口摂取可能、臨床的観察と指導を要する
Ⅳ 正常	Gr. 10	正常の摂食、嚥下能力

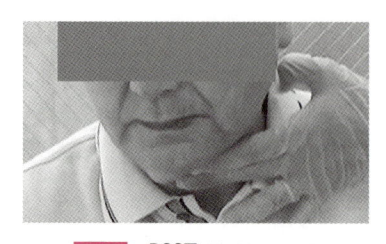

図3.1　RSST（文献1, p.208）

言った後、見ていられないほど強くむせこみました。

　そこで次は、嚥下に関与する各口腔器官の評価をしてみようと思い、標準失語症検査補助テストにもある運動要素について評価しました（表3.2）。

　結果で、特に問題があると疑われたのは舌でした。症例1は上の前歯の裏に舌先を触れ、次に舌先を下の前歯の裏に触れるという動作を交互に行う際、努力性が強く、そして舌先で上唇を左右に舐めるという際に、途中で口腔内に舌尖が入ってしまうなどの舌の動きが観察されました。つまり、うまくできなかったのです。

　その時、症例は、うまくできない理由として「だいたい私は舌が短いんですよ」と記述しました。患者の語ることばは重要視しますが、鵜呑みにする

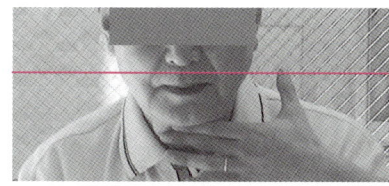 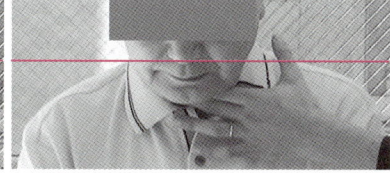

嚥下をする前　　　　　　　　　　　嚥下をする直前から嚥下する時点

図3.2　水飲みテストに準じたテスト（文献1, p.208）

表3.2　運動要素の評価（標準失語症検査補助テストから）（文献1, p.210）

		特記				特記
1. 頬部	①頬を膨らませる	右＞左		4. 舌	①挺舌時の偏移	左へ
	②頬を引っ込める	○			②挺舌	不十分
	③交互運動	○			③前後の交互運動	努力性
2. 下顎	①開く	○			④口角への接触（左右）	左過
	②閉じる	○			⑤左右の交互運動	拙劣
	③交互運動	○			⑥挙上（上の歯の裏へ）	努力性
3. 口唇	①閉鎖	○			⑦安静位（下の歯の裏へ）	○
	②まるめる	○			⑧上下運動	拙劣
	③突き出す	○			⑨反転挙上	拙劣
	④横に引く	○				
	⑤交互運動（③、④）	○				

標準失語症検査補助テストから抜粋：
口腔器官の神経学的所見

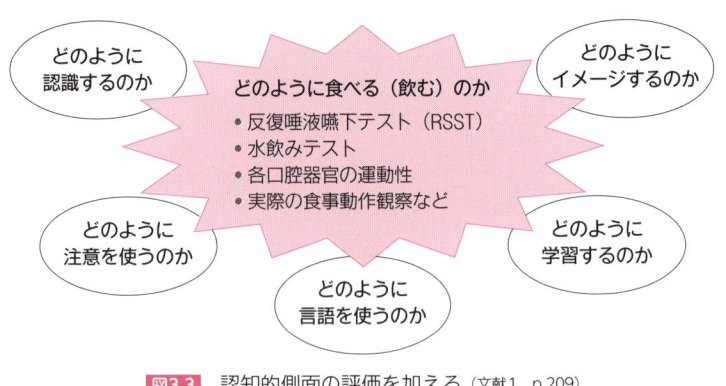

どのように認識するのか

どのように食べる（飲む）のか
- 反復唾液嚥下テスト（RSST）
- 水飲みテスト
- 各口腔器官の運動性
- 実際の食事動作観察など

どのようにイメージするのか

どのように注意を使うのか

どのように言語を使うのか

どのように学習するのか

図3.3 認知的側面の評価を加える（文献1, p.209）

ことはできません。もし生得的に舌が他者より短いとしても、他の項目の舌の観察から、「短さ」が原因とは思えませんでした。この「舌が短い」という記述の真意は他の評価を行うことで明らかになってくるだろうと思い、一旦横におくことにしました。

　ここまでの評価は、どのように食べるか（飲むか）という、いわゆる外部観察的な側面から実施してきました。次からは内部観察的な認知的側面を含めた評価をしていくことにしました（p.54「食べることの認知過程」の「①知覚」とp.58「観察のためのプロフィール」の項を参照していただけると理解の助けになります（図3.3）。

●評価1：複数の口腔器官を介した模擬食塊の形態認知

　ここからの評価は、単に「できるか、できないか」という視点ではなく、どのように対象（模擬食塊）を認識（知覚）するかという視点で行いました。方法は模擬食塊（球・三角錐・立方体、それぞれ大小）計6個を視覚的に提示した後（図3.4）、そのいずれか1つを口腔内に挿入し、どの形態であ

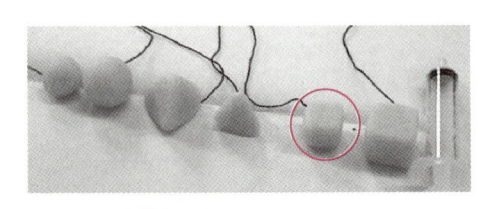

図3.4 模擬食塊（文献1, p.214）

るか認知できるか求めていきました（自動運動）。また実際に知覚した形態について記述してもらいました（模擬食塊の作製方法は第4章を参照）。

　その様子の一部を紹介します。《　》内は治療の状況と記述に対するセラピストの解釈です。

> **Th**◆ではどれか1つを口の中へ入れますので、頭の中に浮かぶ形を教えてください。
>
> 《ここでの口頭指示の時点では、症例はすでに閉眼しています》
>
> **Th**◆転がしていいですよ。好きなように。わかったらゆっくり出してください。
>
> 《形態を認識するために能動的な探索活動を求めています》
>
> **Pt**●はい。
>
> 　《実際に口腔内に立方体の模擬食塊（図3.4の丸囲み）が入ると‥‥首をひねりながらすぐに》わかりました。
>
> **Th**◆では目を開けてください。どれでしたか？
>
> 《閉眼で、意識を口腔内の模擬食塊へ向けてもらい、脳内で表象化された形態と机上に提示されているものとを照合させることを求めています》
>
> **Pt**●たぶん‥‥これだと思います。
>
> 《開眼し、机上に提示されている6個の模擬食塊の中から、小さいほうの立方体を指しました》
>
> **Th**◆自信がない？
>
> **Pt**●はい。これだと思いますが‥‥長細いですね。羊羹みたいな感じです（図3.5）

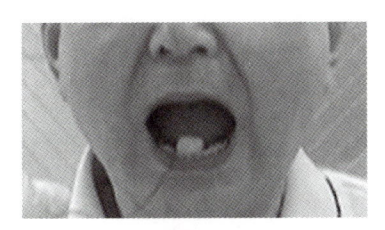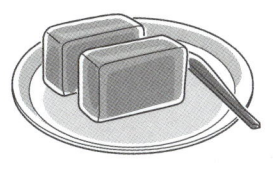

図3.5　「羊羹みたいな感じです」（文献1，p.215）

Th◆ああなるほど‥‥長ひょろい（細長いの意）ってさっきも言ってましたね。

ではもう一問いきます《球を入れる》。転がしてもいいですよ。

Pt●（頷いて）わかりました。

Th◆では口から出していいです。

Pt●球形です。

Th◆正解です。目で見なくてもわかりますね。

　結果は、模擬食塊6種の識別は可能でしたが、立方体を「一口大に切られた羊羹のような細長い直方体」と記述しました。これはどういうことだろうと思い、立方体を入れて直方体と答えるなら、もし直方体を入れたらどういう記述となるのか確かめました。

　実際に口腔内に直方体を挿入すると、今度は「小さい立方体のように感じる」と記述したのです。直方体を加え計7つの選択肢の中で確かに正答しますが、実際の形とは異なった知覚経験をしていました。そこで、もう少し違う方法で確かめられないかと考え、舌だけで模擬食塊の認知を求めた場合はどうなるのか評価しました。

●評価2：舌のみによる模擬食塊の形態認知

　模擬食塊7種のいずれか1つを舌の上にのせ、二次元的な平面認知を求め、その経験を描画で表現してもらう課題を行いました。そうすることで、口腔内の体性感覚を介した経験の言語化だけではなく、実際の模擬食塊の形と内的な表象世界が対比してみられると思ったからです。結果は、立方体（正方形）を横長の長方形に、縦長の長方形は正方形に、丸は横長の楕円に認識していました（図3.6）。やはり何か舌がおかしいのです。

　そこで、このような結果となる原因は、症例1の舌の触覚を介した体性感覚地図が変質しているからではないかという仮説をもちました。

　舌の触覚を介した体性感覚地図とは何かを簡単に説明しておきます。まず、日本列島をイメージしてください。北海道、東北地方が北（を舌の奥）、九州、沖縄地方が南（を舌尖）、太平洋側が東（左側の舌縁）、日本海側が西（右側の舌縁）、そしてそれ以外の地方を舌背の中央部として位置づけて想像

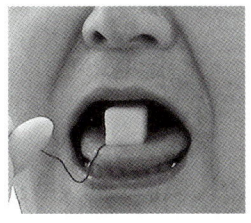

舌の上に模擬食塊をのせます。どんな形が
のったか、絵で表してみてください

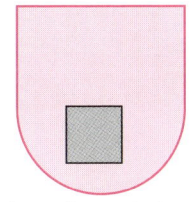

例：立方体をのせれば接触面（二次元）は正方形

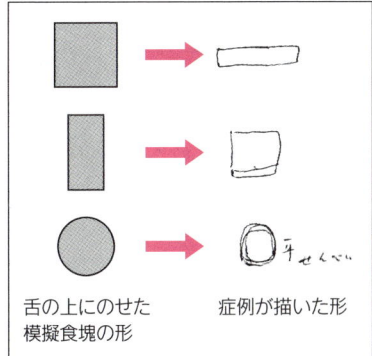

舌の上にのせた　　症例が描いた形
模擬食塊の形

図3.6　二次元（平面）の形の認知（文献1, p.216）

してみます。すると舌も日本列島の地図のように、二次元的（空間的）な地図としてみることができます。そしてセラピストは、舌の絵を患者の眼前に用意し、患者の舌に対して刺激を与え、知覚した点は舌の絵のどのあたりになるかを求めます。つまり特定の場所を示す地図のような空間的位置を示すことができるのです。地図は通常は平面化し、縮小していますが、治療的に使うこの地図は、むしろ実際の舌よりも拡大して描いています。

　通常はおおむね舌のどこか1点を刺激された場合、刺激点と知覚点が大きくかけ離れるということはありません。もし症例の体性感覚地図が変質しているとすると、刺激点と知覚点に著明な差が出るはずだと思ったということです。

●評価3：舌と口蓋の体性感覚地図の評価

　その仮説を確かめる方法として、箸の先端で舌背の1か所に接触刺激を与え、提示された絵の上に知覚した部位を示すよう求めました（15回施行）。口蓋に関しても同様に行いました（図3.7上）。

　結果は、接触刺激に対して舌と口蓋の前方部および後方部は中央部へ集約する知覚を、舌の左側および口蓋全体は、より内側へ知覚する傾向を示しました（図3.7中・下）。このような傾向は別の日に実施して確かめても同様でした。

　つまり二次的な平面認知の特徴は前後方向に歪んでいたことがわかってきました。さらに違う視点で舌について検討しました。今度はセラピストが

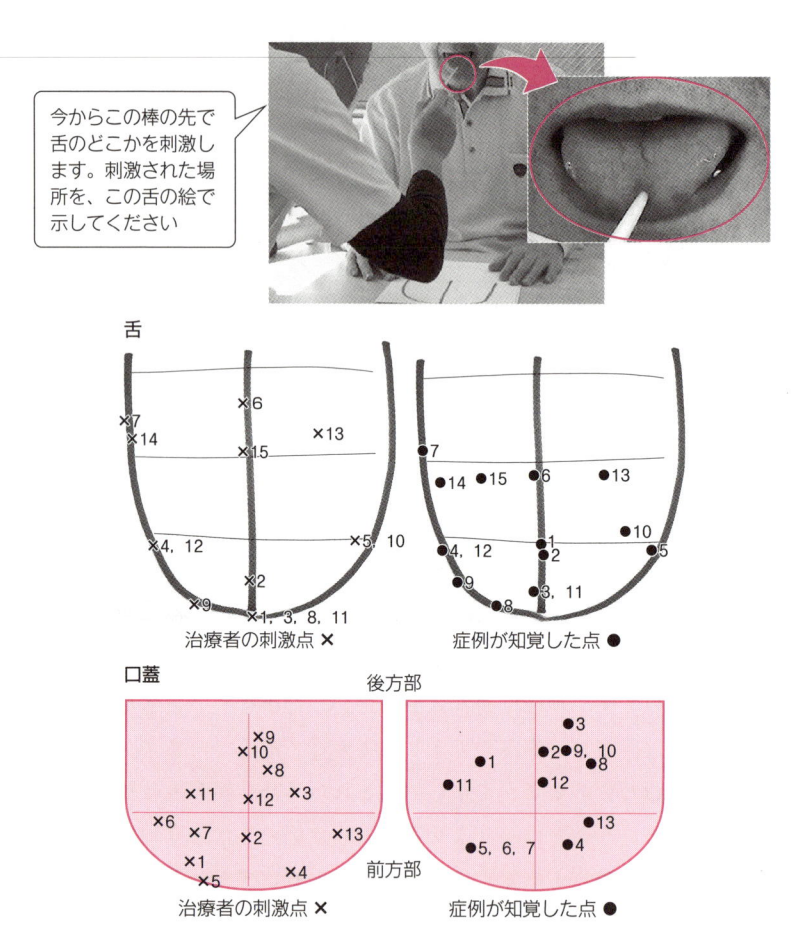

図3.7 1か所の接触刺激（「どこ」）の知覚 (文献1, p.216, 217)

　刺激を加えた2点は、「どこ」と「どこ」であったか求めてみました。すると、右側ではセラピストが刺激した2点の空間的距離と知覚した距離はおおむね等しかったのですが、特に左側の舌背は実際に刺激したよりも2点間の距離を著明に小さく知覚し、空間的にはかなり離れているにもかかわらず、「近い」と記述しました（図3.8）。やはり舌の体性感覚地図の空間性はどうもおかしい、そう思ったので、さらにもう少し違う方法で舌の体性感覚地図について評価してみました。

　その実際に行った方法を、症例とのやり取りとともに以下に示します。

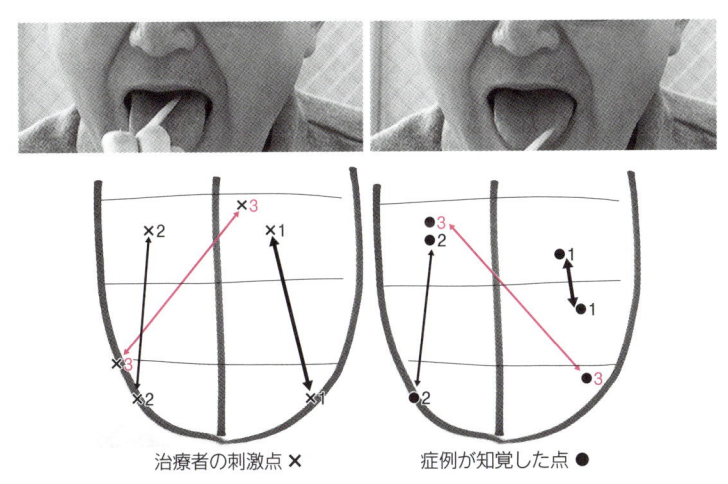

治療者の刺激点 ✕　　　症例が知覚した点 ●

図3.8　2点間の距離（「どこ」と「どこ」）の知覚（文献1, p.217）

Th◆今度はこの棒で舌の場所をなぞってみますから、どう感じたか絵に示してください。そして教えてください。

《舌の縁をなぞります。左舌の側縁から舌尖そして、右舌の側縁へと刺激しました（図3.9）》

Th◆どうですか？ 今のは唇ですか、舌ですか？

《なぜ、評価の説明で、舌の場所をなぞると言いながら、今のは口唇ですか、舌ですかという問いをあえてしたのかですが、問われることによって、口唇と舌の縁の知覚部位は違いますよね？自分でしっかり感じられるよう意識を自己身体へ向けてくださいね、という注意喚起となる意味合いがあります》

Pt●それは舌ですよ。この辺でしょ？《絵を見て指さす》

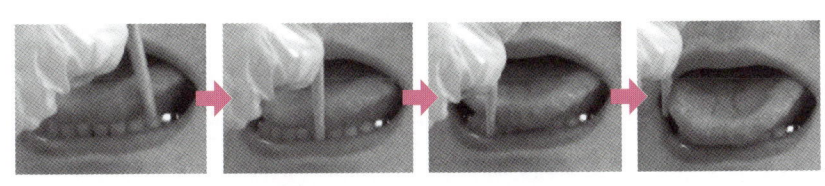

図3.9　左から右へ舌の縁をなぞる

すると、驚く記述が出てきました。

Pt ●この辺じゃないですか？

《図3.10の●印1の線で示しました。舌側縁—舌尖—舌側縁〔図の×印1
の線〕をなぞったにもかかわらず‥‥》

Th ◆ちょっと、ちょっと待ってください。舌の縁をなぞられていたとは
感じない？

Pt ●感じません。

だから、僕の言っているのは当たったでしょう？ 舌はこれだけし
かないんだから（図3.10）。

《舌の絵にペンで、自分の舌は、物理的に存在する舌の明らかに内側に
存在するのだと主張しました》

Pt ●だから僕の舌は‥‥《こちらが提示した物理的な舌の絵の側縁をな
ぞり》本当はこれだけど、僕の頭にはこれしかないんだから。いく
らここ（物理的には舌の先端）を触っているつもりでも、僕はそう

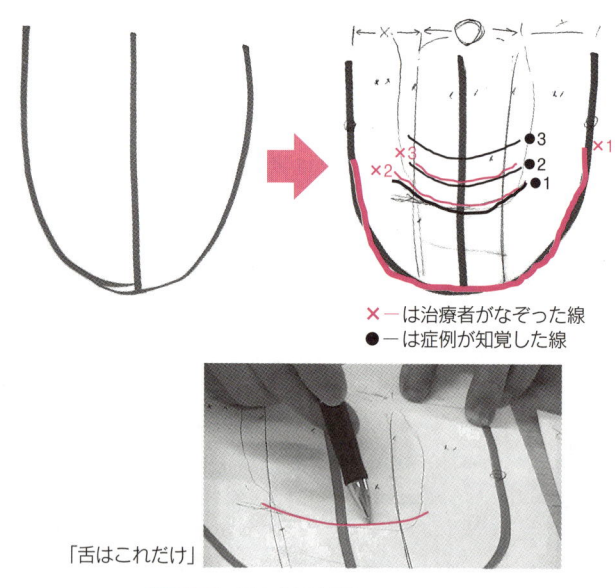

×—は治療者がなぞった線
●—は症例が知覚した線

「舌はこれだけ」

図3.10 舌の縁の知覚 （文献1, p.219）

感じない。

だから、ここのところ神経なくなるっていうのわかるわ（笑）。

嘘言ってんちゃうよ。だってそう感じるんだもん。

《かなり中に舌の先端があるように脳内では表象化がなされている、すなわち、舌尖部がなく舌全体が短くなっていることを表しています》

Th ◆ そうです。これは○○さんの生きている世界そのものですから。何人たりとも、嘘とはいえないです。

模擬食塊の形態の認識がなぜ前後方向に圧縮されているようになっていたか、そして、なぜ「私の舌は短い」と記述したのか、これでかなり理解できました。症例1の認識の歪みや「舌が短い」という記述は、特に前後方向に狭小化した身体表象の変質が疑われることが、舌の体性感覚地図の評価からわかってきました（身体表象については p.31「表象とは」、p.33「「食べる」という行為と身体の表象」の項を参照すると理解が助けられます）。

●評価4：口腔内の身体表象の描画による評価

舌の身体表象の変質といっても、こちらが提示した舌の図に基づいたものだったので、今度は症例自身に、ありのまま頭の中に浮かぶ舌（の表象）を描いてもらうことにしました。そうすることで症例自身が感じているイメージがより正確に視覚化されかつ客観化できる評価の指標となると思ったからです。方法は、セラピストの口腔内および口腔内の模型を視覚的に確認させた後に、閉眼してイメージしてもらってから、症例自身の口腔内の身体表象を描くよう求めました（図3.11）。

なぜセラピストは、セラピストの口腔内と口腔内の模型を視覚的に確認させたのか、それは2つの理由からです。1つ目はどのように描いていいかの手掛かりとしてもらうこと、2つ目は、症例1は視覚的に提示された対象に誘導されることなく、「模型の口の中や先生の口の中を見た映像と自分の口の中のイメージとは違います」など、自分の表象世界を、ありのまま語れるというプラスの面をもっていたからです。

結果は、図3.11右のようになりました。実線（太）が物理的に存在する舌を意味し、色をつけた点線が舌の身体表象です。症例は「私の頭の中の舌は

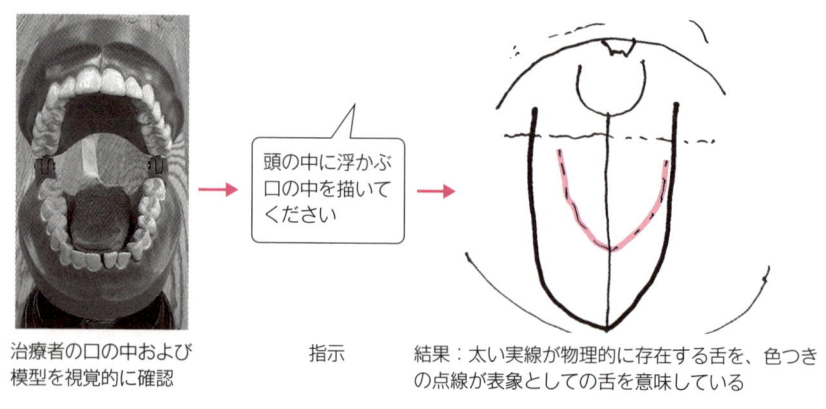

治療者の口の中および　　　　　　指示　　　　結果：太い実線が物理的に存在する舌を、色つき
模型を視覚的に確認　　　　　　　　　　　　　の点線が表象としての舌を意味している

（頭の中に浮かぶ口の中を描いてください）

図3.11　症例が思い浮かべる口腔内の描写（文献1, p.220）

短いし、舌の先はないです」とここでもそう記述したのです。

その時のやり取りは以下です。

> **Th**◆さっき短いと表現されたんですが、実際の舌より、イメージは短い
> ということですか？
>
> **Pt**●あの、舌がですね。短いですよ。あのー‥こーあるはずだと思って
> もイメージの中では短いです。そんな舌は長いものと思うかもしれ
> ませんが、そうではないです。僕はそう思わないのです。

　初回評価で実施した舌の運動性の検査において、症例1がうまくできな
かった理由がここでもつながってきました。脳内の舌の表象が全体として狭
小化し、短縮した状態が見て取れます。触覚を介した体性感覚地図では特に
左側および舌尖の短縮が、さらに左右の方向より前後方向の表象の縮小化が
著明でした（図3.12）。この点は模擬食塊を舌背にのせた二次元の形態認知
検査にて、前後につぶれた形に認知されていた点と一致しています（図3.13）。
　このような舌の表象の異常があれば、うまく食塊を保持したり、操作した
りするのは難しいのではないかと思いました。症例は、物理的に舌は存在す
るのに、脳の中に舌先はないといいます。これと真逆な例は、交通事故など
で手足を失った人の幻肢経験です。その方々の中には、切断された手足は物

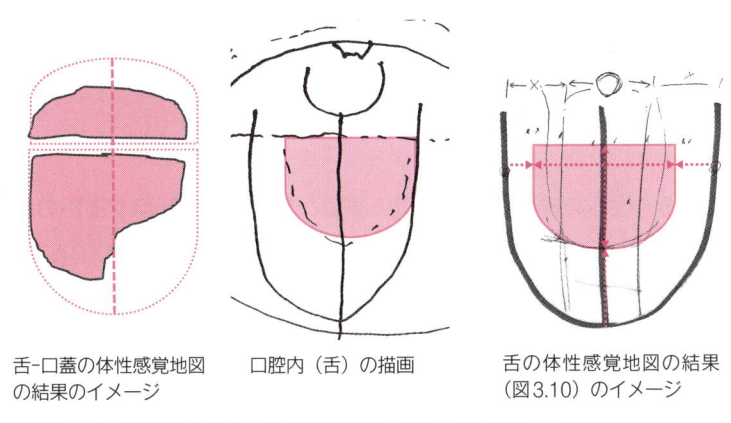

舌-口蓋の体性感覚地図　　　口腔内（舌）の描画　　　舌の体性感覚地図の結果
の結果のイメージ　　　　　　　　　　　　　　　　　（図3.10）のイメージ

図3.12　舌の体性感覚地図（身体表象）は狭小化、短縮（文献1, p.221）

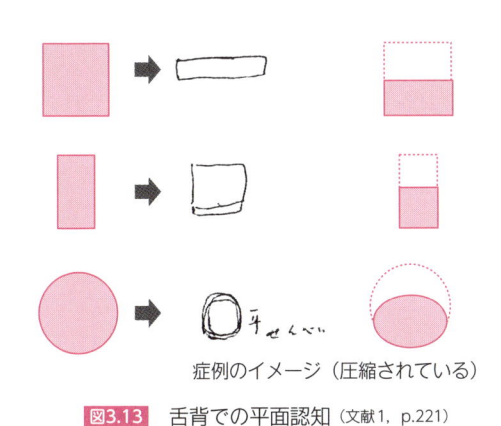

症例のイメージ（圧縮されている）

図3.13　舌背での平面認知（文献1, p.221）

理的にないにもかかわらず、手足をあると感じ、その手足が痛い、と訴える場合があります。ここで伝えたいのは、双方、物理的世界（実際の口腔器官）と表象世界（体性感覚を介して脳内で視覚映像化されたもの）との間で齟齬（食い違い）が生じていることを意味し、奇異な妄想じみた話ではないということです。

　いずれにせよ、ここまでの評価には理由があります。嚥下反射の誘発には物性認知が関係し（p.11「嚥下反射誘発の必要条件」の項を参照すると理解が助けられます）、物性認知の基盤として舌を含めた口腔という身体表象が重要だと考えているからです。だから、さらなる評価をしました。

嚥下反射誘発の必要条件の1つに「食塊の硬さの減少」が挙げられているので、次に硬さの異なる模擬食塊を作製し、どのように認識するのか評価しました（模擬食塊の作製方法は第4章を参照）。

●評価5：硬さの異なる模擬食塊の認識と模擬食塊を圧縮する際の舌運動

つまり、先にみてきた舌の表象の変質がある中で、模擬食塊の硬さは正確に認識できるか、うまくつぶせるのか、明らかにしたいと思ったのです。方法は、視覚的に何が口腔内に挿入されるかを確認したうえで、硬さの異なる模擬食塊3種のいずれかを症例1の口腔内の舌背の上に挿入し、その後は、舌と口蓋間で軽く押しつぶすような自動運動を指示し、硬さの識別を求めました（5回）（図3.14）。

結果は、硬さの識別は可能でしたが、模擬食塊を圧縮する際の舌運動は、常に舌が安定せず左斜め上方へ挙上し、垂直挙上は一度もできませんでした。この時セラピストは、症例自身は自らのこの舌の動きについて自覚はあるのだろうか、そしてどう感じているのだろうかという意識経験について確認していきました。

そのやり取りが以下です。

> **Th**◆寄っていきますね。
> **Pt**●寄っていくというより、舌が自然に……

この3つ（模擬食塊：黄、赤、青）の中の、どれが口の中にあるか感じてみてください

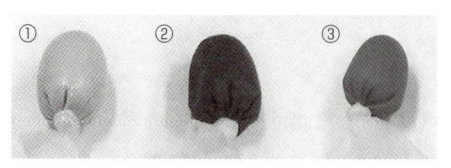

①プリン様の硬度（黄）　②完熟バナナ様の硬度（赤）
③舌‐口蓋間ではつぶせない硬度（青）

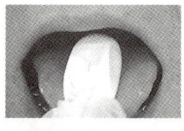
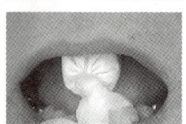

結果：3種すべて正答

図3.14　硬さの識別（文献1, p.222）

Th◆自然に‥‥。もう1回いきます。

Pt●逃げてるね。舌はずーっとこっちに逃げるね。

《模擬食塊をつぶしていく過程て、舌は左斜め上方へ向かっていくという運動に対しての知覚経験を語っています》

Th◆では舌の先端がぶれないように。

《舌の運動性として垂直方向へという意味の指示》

Pt●逃げないようにって思っても、いくね。

必ず、舌の上に（模擬食塊が）のるでしょ、そしたら、少しは天井（口蓋）にもぶつかりますね。全体ぶつかっているんだろうけど、全部こっち側（左側の口蓋）だけに感じる。たとえ、ぶつかっているとしても、流れて行っても、舌と口蓋は無関心で知らん顔という感じ。上と下で協力している感じはあるけど、つぶせていると感じたのはすべて左（図3.15）。

　この、常に舌が安定せず左斜め上方へ挙上し垂直挙上は一度もできないということは何を意味しているのか。そして「寄っていくというより、舌が自然に‥‥‥」という記述と「（模擬食塊を舌と口蓋で押しつぶす際に）逃げるね」という記述に関しては、「真ん中」という表象の観点から非常に気になったので、さらに評価してみることにしました。

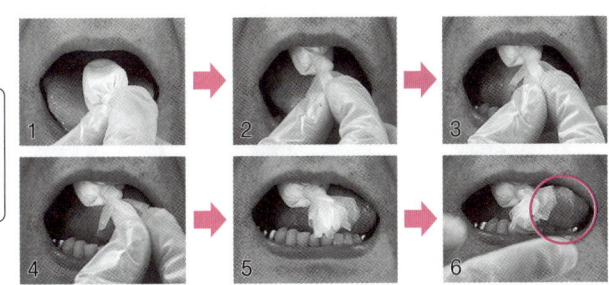

今からこれを口の中へ入れますので、ゆっくりと押しつぶしてみてください

結果：舌の挙上は安定せず、舌先は左側へ向かいながら斜めに挙上していることが確認された

図3.15　「つぶせていると感じたのはすべて左」（文献1, p.222）

●評価6：舌と口蓋の正中線の表象

　方法は箸の先端で奥舌（口蓋奥）から舌尖（口蓋手前）の解剖学的な正中線をなぞり（5回）、提示された舌と口蓋の絵に感じたまま書き示すよう求めました（図3.16）。

　つまり、舌と口蓋の体性感覚地図における正中線がどのように表象されているのかを確かめたのです。

　結果は、舌背の正中線の表象は解剖学的な正中線に相当する位置よりも右側へ偏移し、舌尖に至る際には解剖学的正中線をまたいで左側へ、そして口蓋の正中線の表象は、なんと左側へ偏移していることが明らかになったのです（図3.16右）。別の日にも実施しましたが、結果は同様でした。

　症例1で興味深いのは、奥舌では正中が右側へ偏移しているが、途中から舌先にかけて正中をまたぐように左側へ偏移するという表象化がされていたことでした。これはどのように解釈すればよいか悩みました。この時にいろいろ探し、見つけたのは、Zanderの舌の神経支配を示す模式図でした[2]。図3.17は「舌神経の分布する範囲は横線をもって示し、舌咽神経の範囲は斜めの線、迷走神経のそれは小さい点をもって示しています。単一の神経が支配している舌粘膜の部分は記号が1種であるが、重複支配の部分では記号が重なり合っている」[2]と述べられていました。

　ここで注目すべき点は、物理的な舌の正中線に相当する真ん中は、やはり

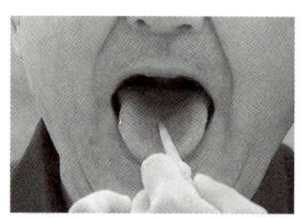

舌の正中線の表象は奥の方では右側へ、舌尖付近では左へ、口蓋は左側へそれぞれ偏移（右の太い色つきの線）

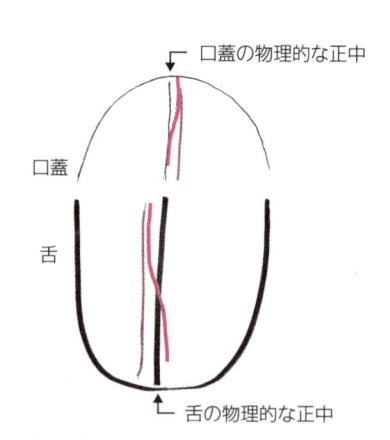

図3.16　舌と口蓋の正中線の表象は？（文献1, p.223）

重複していることです。これを神経解剖学的に検討すると、顔面神経核下半と舌下神経核は、反対側大脳皮質からの片側性支配なのですが、舌の3分の2と口腔内の口蓋と頬内側の粘膜の感覚は、ともに三叉神経支配（両側性）です。つまり一側の舌からの情報は、左右両方の半球へ投射されています（両側性投射）。

　このことを症例の評価結果にあてはめてみました。図3.17で表された左右の重複した舌の部分（解剖学的な正中位置）から、仮に左右それぞれから等しく情報が送られたとしても適切に処理されない可能性、あるいは舌からの情報そのものがすでに変質（欠損）し、歪んだ表象化となる可能性が頭に浮かびました。

　つまりどちらにしても偏った（不十分な）情報の統合によって、舌の正中線表象は偏移してもおかしくないと思ったのです。これをわかりやすくするために自分で舌の絵を描き、イメージ図を作成して、思考していきました。舌神経は三叉神経第三枝である下顎神経の枝（感覚神経）で、舌の前3分の2の知覚を司っているので、舌の右側だけ舌神経の支配分布を取り出してみると図3.18のようになると思いました。

　さらにZanderの模式図を基に、図3.19のような模式図をつくってみました。右側から正中位置までの舌の面積に占める舌受容器の分布を便宜上5つ

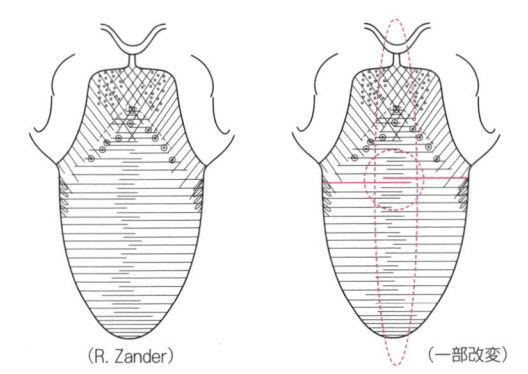

(R. Zander)　　　　　　　　　　（一部改変）

（船戸和弥のホームページ「Ruber-Kopsch（解剖学）」：Rauber-Kopsch Band2.048. http://www.anatomy.med.keio.ac.jp/funatoka/anatomy/Rauber-Kopsch/band2/048.html 図73（R. Zander）より（2016.9.19 アクセス））

図3.17　舌の神経支配

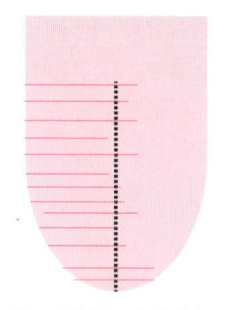

図3.18 右側の舌神経の支配分布 （文献1, p.226）

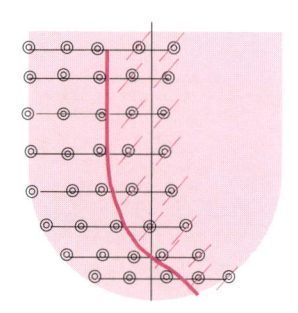

図3.19 左半球損傷の影響を仮定 （文献1, p.226）

の◎で表しました。◎に斜線のあるものは、左半球損傷の影響で本来分布していた神経の受容器が2個ずつ死滅したと仮定した場合、おおむね症例の正中線の偏移のイメージがつきやすくなりました。左側の舌の線の長さが損傷により短くなったと仮定する（分布の領域の長さで表現する）と‥‥なぜ口蓋の正中が左側へ偏移し、上歯先で正中に近づくように寄ったかについても、Zanderの図から導いた仮説を同様に適用することで一部解釈可能となると思いました。

　つまり、正中線は両側投射されているということは、右半球にも左半球にも投射しているので、病巣が一側損傷であった場合、反対側は、その影響をまぬがれるとみることができるのですが、逆に左右の側の舌両方から一側の脳へ情報が向かっていくと考えると、どちらか一方に問題があると舌全体の表象化に支障をきたすとみることもできると思いました。

　つまり、舌の正中の表象は右側へ、口蓋の正中の表象は左側に偏移してい

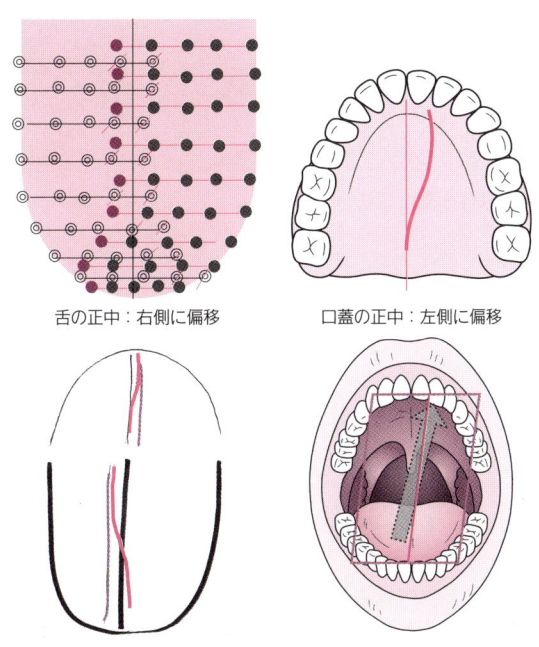

舌の正中：右側に偏移　　　　口蓋の正中：左側に偏移

嚥下運動（舌の挙上）の際に、正中の表象が右に偏移している舌は、口蓋の正中の表象が左に偏移しているため、正中より左へと向かうのではないか

図3.20　正中の偏移による舌と口蓋の空間表象の歪みの仮説 （文献1, p.227）

たことから、平行四辺形のように舌と口蓋の表象が偏移したという仮説を立てることができました（図3.20）。

　嚥下運動の際に生じる症例の舌の挙上の方向性は、解剖学的な口蓋の正中へ向かいませんでした。これは脳内の表象として左側に正中が偏移した口蓋へ向かうような動きを、舌はしているのではないか。これがむせてしまうひとつの原因ではないかと考えました。

　この点は症例の記述からも解釈してみました。症例の「（模擬食塊を舌と口蓋で押しつぶすという課題をした際に）逃げるね」の「逃げる」という意味は、ある対象から積極的に遠ざかろうとする。あるいは直面するのを回避するなどの意味にも捉えられるのですが、実は逃げているのではなく、脳内の偏移した口蓋の正中線に、舌は忠実に向かっている。しかしそのことに今まで当然気づけていないので、舌から食塊が滑ってしまうような運動を知覚し

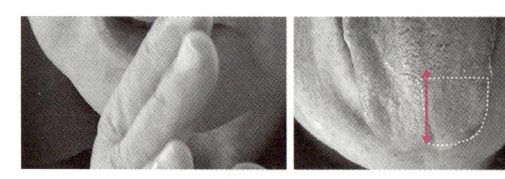

図3.21 「このへんは鈍いんです」(文献1, p.227)

た結果、「逃げる」と表現したのではないかと解釈することができたのです。

さらにビデオカメラのモニターを介して、実際の解剖学的な舌の正中線をなぞられているのを見てもらい、記述してもらいました。

そのやり取りの一部が以下です。

Th◆ビデオで見えますね。まっすぐなぞっていますね。

《ビデオモニターで視覚的に確認してもらっている様子》

Pt●まっすぐなんだけどねえ‥‥こっち（左側の舌背）側がねえ、麻痺しているような感じで鈍いんですよ。こっち（左）側がぼわーっとしていて‥‥なんか触ってても変な感じです。

このへんになるとねえ。鈍いんですよ（図3.21の点線枠のあたり）。触っているのはわかるんですよ。

こっち（右側）を触っているよりはるかに鈍いんですよ。

Th◆もう〇〇さん、今日は十分ですよ。今まで僕は、感じるか、感じないかという有無だけしか聴いてきませんでした。

Pt●真ん中より左では薄まる、ぼやけてる。右側に比べて。

初めてわかりました。

Th◆こういう検査をこまかくやらないとわからないですね。

●評価7：舌の触圧覚

症例1は「鈍い、左が薄まる、ぼやける」と記述したので、さらにモノフィラメント知覚テスター（酒井医療㈱）を用いて舌の触・圧覚について検討を進めました。使用したテスターの種類は、No 2.83（細）、No 3.61（中）、No

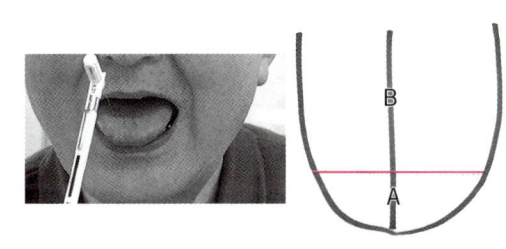

- 右側は、4.31（太）、3.61（中）、2.83（細）のいずれも正確に知覚可能
- 右側の舌尖（A）が鋭敏で、Aが10とるとBは8と2割減（正常）
- 左側は舌尖（A）より舌背（B）のほ知覚がよい
- 左側の舌背で4.31（太）の知覚を10ると、舌尖周囲は7割程度、3.61では3割程度、2.83（細）ではほと知覚できないレベル

図3.22 舌の触圧覚の評価（文献1, p.228）

4.31（太）3種で、①左右の舌の触圧覚の違い、②左右の舌尖部と舌背部の触圧覚の違いを求めました（図3.22左）。

結果は、左側の圧覚は、右側の知覚を基準にした場合、モノフィラメント知覚テスターのNo 2.83のフィラメントでは3割程度に、No 3.61のフィラメントでは5割程度に、No 4.31のフィラメントは7割程度と著明に低下を示したのです。

また右側の舌尖は舌背より閾値が低いのですが（舌尖を10とすると舌背は8）、左側の舌尖は舌背より閾値が高く、2.83（細）の圧を知覚できないほどでした（図3.22右）。口唇、口蓋、頬内側部など舌以外の部分については、いずれのフィラメントも知覚可能で、著明な左右差および異常は認められませんでした。主に舌に関する評価結果を整理すると図3.23のようになりました。

そして、この検査の後に症例は再び驚愕の記述を付け加えました。

Pt● ここ（口角）を舐めたときと、舌で歯の裏を舐めたときのような舌の先を使うようなときはね‥‥、**僕には舌の先はないんですよ。**
感覚っていうか舌として存在しないものを、ああしろ、こうしろと言われても、ものすごく難しいですね。できないんですよ。だってないんだから。だから、こう動かしていても、ああ、あるんだと仮想して、やらなきゃって感じ。
先生は、「何言ってるの、舌の先を触ってますよ。ここ舌ですよ。触ってます」って言うけど。全然違う。ちゃうやんって感じ。**絶対**

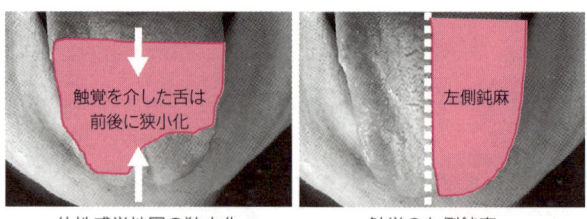

触覚を介した舌は前後に狭小化	左側鈍麻
体性感覚地図の狭小化	触覚の左側鈍麻

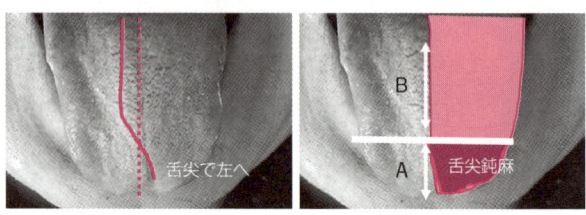

舌尖で左へ	B A 舌尖鈍麻
正中線の右側への偏移と交差	左側舌尖の圧覚鈍麻

図3.23 舌に関する評価結果の整理（文献1，p.228）

> **触れませんよ舌先は**。だってないんだもん。嘘じゃないんですよ。そう感じるんです。
>
> **Th**◆大丈夫です。今までの検査と整合性があります。
>
> **Pt**●そう信じてもらえるとありがたいです。

　ここて、「舌の先がない」というのは何かの喩え（メタファー）ではないか。そう思いました。「〜がない」ということばは、本来あるべきところにあるべきものが存在しないという他部位との比較（舌尖と舌背、奥舌との比較）、過去の記憶との比較（脳梗塞を呈する前の舌尖と脳損傷後の舌尖との比較）、予期に反した結果との比較（触れられたら感じるはずの知覚の予測と実際に今経験している差）によって生じたものではないか。

　つまり、視覚的に見ても物理的な舌尖の欠損はないのですが、脳の中の身体、つまり舌の先端の身体表象の欠如（変容）の喩えを表す記述が「僕の舌の先はない」と解釈できたのです。このように症例の内的世界が次々に明らかになってきましたが、今までの主要な評価結果とやり取りで明らかになった認知的側面（内部観察）をまとめたのが表3.3 です。回復に促進的な因子（Positive）、回復の阻害因子（Negative）に分けることが有効ですので、そ

表3.3 認知的側面（内部観察）のまとめ：回復の促進因子（Positive）と阻害因子（Negative）（文献1, p.230）

促進因子（Positive）		阻害因子（Negative）
• むせはどのような時に生じるかを自覚している	自覚	• 運動・感覚の異常についての自覚に乏しく、舌が短いからと考えている
• 著明な運動麻痺はない	どのように動くか（舌）	• 挺舌時、若干左偏移。努力性（挙上） • 巧緻的な動きが不十分（口角への接触、上下運動、上唇を舐める際に途中で口腔内に舌が入ってしまう） • 模擬食塊（形態）の左右の頬への移動回数は4回（10秒） • 舌は口蓋に対して左に寄りながら挙上
• 口唇、顔面、頬内側粘膜の触覚と空間性の著明なエラーはない。顎関節の運動覚および圧のエラーはない • 模擬食塊の形態認知は6種程度可能 • 模擬食塊の硬さ認知は3種程度可能	どのように認識するか	• 舌と口蓋の体性感覚地図では全体として狭小化している • 舌の触圧覚は右側より左側が鈍麻しており、左側先端でより著明 • 舌の正中は右偏移、口蓋は左偏移 • 舌での平面図形認知は歪み、前後方向が左右よりも歪んでいる • 舌のイメージは短く小さい • 舌尖のイメージとしては存在していない
• 何に注意を向ければよいかは、それほど援助が必要ない • 注意の持続性は高い	どのように注意を使うか	• 注意の分配は、同時に2か所以上の身体部位を意識することは難しい（舌と口蓋、あるいは押しつぶすという運動とそれに関与する舌ないしは口蓋）
• 知覚した経験と記憶を比較する能力が高い • 視覚情報を記憶に残し、課題の選択肢の中から該当しうるものを類推する能力が高い	どのように判断するか	• 視覚に依存する傾向がある
• 言語理解に大きな問題はない • 自分の経験を詳細に言語化することができる	どのように言語を使うか	
• 学習効果は高く、課題で達成した状態は次の日には保持できている	どのように記憶（学習）するか	
• 模倣には著明な異常はない（口腔顔面失行の影響はない）	どのように模倣するか（視覚を介して）	

のように分けてみました。

● 病態解釈

　「私の舌は短い」そして「舌先はない」という記述は、単なる症例自身の思い込みや先天的に短かったということではなく、脳梗塞を由来とし、特に舌の左側および舌尖の重度感覚麻痺（触・圧覚）が、舌の身体表象に反映し、前後方向に短縮、左側縁部は内側へ狭小化、舌尖は消失、そして舌の正中線は右側に、口蓋は左側にそれぞれ口腔器官の身体表象を変質させ、食塊の形態に関する表象の変質をきたしたと考えました。

　そして、これらの口腔の身体表象の異常によって、嚥下時の舌は安定せず、左へ偏移した口蓋の正中線の表象と一致するように左斜めに挙上する運動（図3.24右で示したような）が生じたと解釈しました。したがって症例の「むせ」という目に見える現象は、口腔内の舌を中心とした体性感覚情報に基づく、目には見えない舌の形態と正中線の身体表象の異常が中核となっていると解釈したのです。

　上記のような病態解釈に至る根拠、言い換えると、病態解釈をより確かなものとするためには神経生理学的視点などの後ろ盾を得ながら、その妥当性

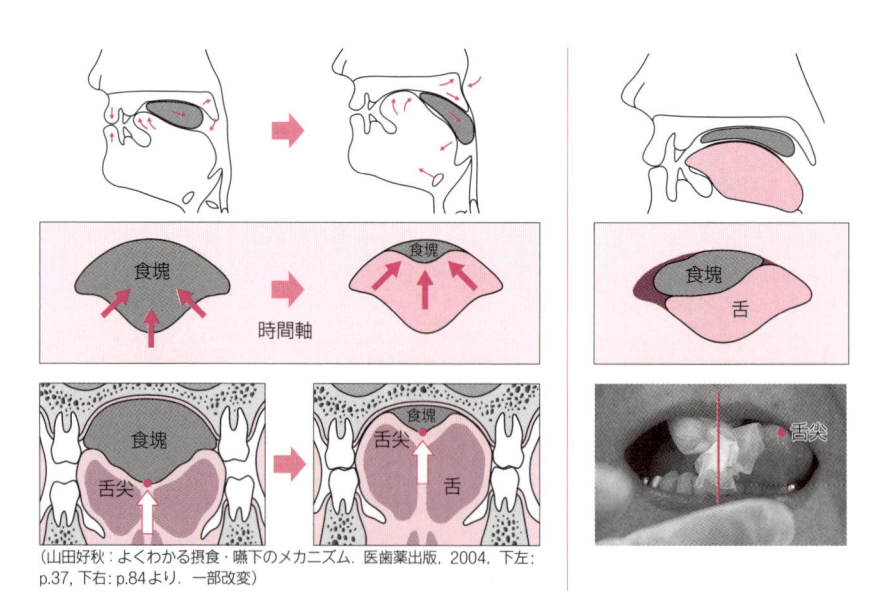

（山田好秋：よくわかる摂食・嚥下のメカニズム. 医歯薬出版, 2004. 下左：p.37, 下右：p.84より. 一部改変）

図3.24　嚥下時の舌が左斜めへ挙上する （文献1, p.232）

を検討する必要があります。その時のセラピストの臨床思考と知見との整合性を示しておきます。

●●● 病態解釈に至るまでの臨床思考の道筋

● 1. 嚥下運動誘発の入力源とMRI画像の関連について考える

反射性嚥下誘発に必要な末梢性刺激として、咽喉頭粘膜への機械刺激や化学刺激があります。一方、中枢性入力に伴う嚥下の上位中枢としては、いずれも両側に存在する大脳皮質顎顔面領域の体性感覚野や一次運動野、咀嚼野、島皮質、弁蓋部、帯状回などが挙げられています[3]。

介入当初はラクナ梗塞のことしか想定しませんでしたが、症例のMRI画像を再検討していくと、図3.25に示すスライスの高さからは口腔顔面領域の体性感覚野に著明な萎縮が認められました。つまりこの画像所見（萎縮の領域）から、反射性嚥下誘発の中枢性入力の主要な1つが強く障害されていると見なすことができ、同時に顎顔面領域の身体表象の変質をさせた直接的な原因と見なすことができたのです。

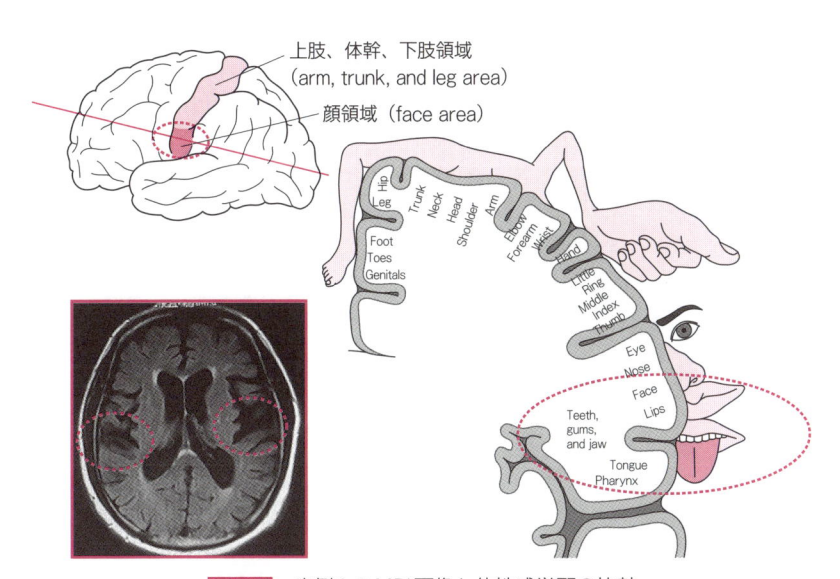

図3.25 症例1のMRI画像と体性感覚野の比較

●2. 舌の立体認知能から考える

　河岸ら[4]は、健常な大学生89名に対して、20種類のテストピース（長径1mm、厚さ2mm）を用いた形状認知能の検査と5種のボールのサイズ（4.0mmから9.5mm）の認知検査を実施しました（図3.26）。方法は無作為抽出したテストピースを1つ舌背上にのせ、歯や歯肉に触れないよう動かして形状を判断するように指示し写真から選択させました。形状認知検査の結果は、89名の被験者の正答数は平均16.6種類でした。またサイズ認知の結果は平均3.1種類でした。形状認知能に着目すると、舌は非常に繊細で鋭敏な形状認知の能力があり、結論として舌は口腔内の立体認知に主要な情報主体であるという見解が示されていました。この結果は、症例1が立体認知の異常（表象の変質）を呈した主要な原因は舌であるという考えに矛盾しないものと考えられました。

　また、河岸ら[5]は、この口腔内の立体認知能に関しては、6種類のテストピースの形状を用いて判別するという方法で、測定できることを明らかにしています。その6種とは長方形、正方形、正三角形、十字様の形、真円、楕円（図3.26右の番号では1、3、6、10、13、15）でした。

　そして、脳卒中患者の口腔感覚機能（舌の表在覚、立体認知）と嚥下機能の関係性を明らかにするために、嚥下造影検査を行い、その相関を調べて

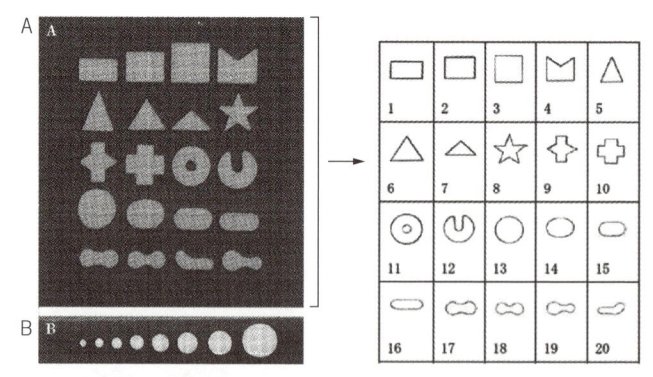

（左：河岸重則、他：若年者における舌の立体認知能. 九州歯会誌61（1）:16-22, 2007〔Copyright 2007 The Journal of The Kyushu Dental Society〕、右：河岸重則、他：舌の高次感覚・運動障害に対する新しい評価・治療法の開発：科学研究費助成事業（科学研究費補助金）研究成果報告書, 2011より）

図3.26　A：形状認知用テストピース、B：サイズ認知用ボール

います。その結果、舌の立体認知能は脳卒中の摂食嚥下障害者では、咀嚼によって形成された食塊を喉に送り込む時期の機能に反映する可能性があることを示しています。

　この研究結果は、症例１が脳卒中という疾患である点、そして６種のテストピースと症例に用いた模擬食塊の形状も類似している点、そして症例１の口腔期の、適切に対象の立体認知ができないという問題が嚥下反射の異常（むせ）を引き起こしているという仮説と矛盾しないものと考えられました。

●3. 立体認知（対象の表象化）を体性感覚情報処理から考える

　田岡らは、大脳皮質の体性感覚野における情報処理機構についての研究の中で、異なる組織間の情報の統合が食物の立体認知と関係があるのではないかと考察していました[6]。症例１は立方体の模擬食塊を、長細く切った羊羹のような形として脳内では表象化されていました。この知見と症例１の舌と口蓋の表象の変質という評価結果を擦り合わせると、立体認知が歪むのは頷けました。口腔の表象が変質していると、食塊がどこにあるのかという空間性と食塊がどんな特徴を有しているのかについて適切に認識できない原因となりえます。だから嚥下障害を呈しているのではないかと思ったのです。そこでさらに嚥下の神経機構についても検討してみました。

●4. 対象の表象化障害を嚥下の神経機構から考える

　食塊の硬さ・形・大きさなどの表象化が適切になされない結果、むせが生じるという可能性について嚥下の神経機構の流れを目に見える現象から遡って考えてみたのです。

　まず適切にゴックンと嚥下できた結果、外から観察できることとして、喉頭挙上が観察されます［1］（以下図3.27中の番号を示す）。ということは嚥下運動に関与する筋の活動［2］が生じています。ではその筋活動が生じるほんのちょっと前に時計の針を戻すと、嚥下運動に関与する筋活動を生じさせるための三叉神経、顔面神経、舌下神経などの脳神経核の運動ニューロンの興奮［3］があったはずです。それよりまたちょっと時計の針を戻してみると、嚥下運動に関する時間的・空間的パターンの指令を各脳神経系に出す延髄腹側部の切り替え神経群の活動［4］があったはずです。ということは、

その切り替え神経群の活動を促す嚥下運動の神経活動を起動させる延髄背側部の神経群の活動 [5] があったはずです。ということはそのちょっと前に時計の針を戻すと、大脳皮質からの入力 [6] があったはずです。つまり嚥下反射を誘発させるには、末梢神経からの入力という反射性と大脳皮質からの随意性という2つの系があるので、随意性嚥下時には主に口腔内の食塊がどこにあって、どのような物性か（大きさ・形・硬さなど）を認知する [7] ことによって嚥下できるかどうか判断していると考えることができます。

　このようにみていくと症例1の病態は、食塊の物性を認知するために必要な口腔器官という身体の体性感覚表象の変質が認められていたので、先に述べた嚥下運動誘発の入力源とあわせて検討してみても、その可能性が大きいと考えられたのです。

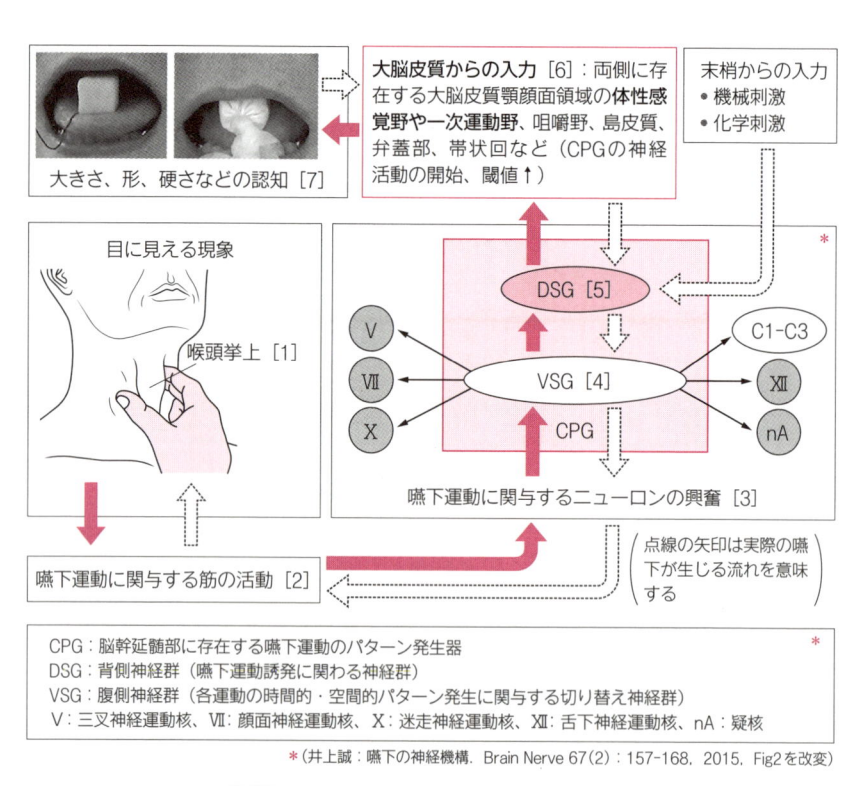

大きさ、形、硬さなどの認知 [7]

大脳皮質からの入力 [6]：両側に存在する大脳皮質顎顔面領域の**体性感覚野や一次運動野**、咀嚼野、島皮質、弁蓋部、帯状回など（CPGの神経活動の開始、閾値↑）

末梢からの入力
• 機械刺激
• 化学刺激

目に見える現象

喉頭挙上 [1]

DSG [5]

Ⅴ　Ⅶ　Ⅹ

VSG [4]

CPG

C1-C3　Ⅻ　nA

嚥下運動に関与するニューロンの興奮 [3]

嚥下運動に関与する筋の活動 [2]

点線の矢印は実際の嚥下が生じる流れを意味する

CPG：脳幹延髄部に存在する嚥下運動のパターン発生器
DSG：背側神経群（嚥下運動誘発に関わる神経群）
VSG：腹側神経群（各運動の時間的・空間的パターン発生に関与する切り替え神経群）
Ⅴ：三叉神経運動核、Ⅶ：顔面神経運動核、Ⅹ：迷走神経運動核、Ⅻ：舌下神経運動核、nA：疑核

＊（井上誠：嚥下の神経機構. Brain Nerve 67(2)：157-168, 2015, Fig2を改変）

図3.27　嚥下の神経機構の流れ（文献1, p.233）

●5. 舌尖と口蓋の接触情報と嚥下の関連

　今、嚥下の神経機構との関連をみてきましたが、さらに舌尖と嚥下について検討してみました。嚥下が誘発される直前、口腔内で食塊は集められますが、その際、舌尖は上顎切歯の口蓋側または硬口蓋前方に押し付けが生じます[7]。そして嚥下口腔期では、舌運動を伴った食塊移送が開始されますが、口蓋前方部に接している舌前方部の運動から始まり、舌と口蓋との接触が前方から後方に向かって連続した波動のように広がり、食塊が舌の形態に沿って後方へと押し込まれます[3]。これらの知見がある一方、症例の舌―口蓋間の咀嚼・嚥下運動はそれとは異なっていた可能性がありました。

　また、大前ら[8]の研究を知ることによってさらに病態解釈から治療につなげられる自信に至りました。彼によると舌背部は口腔内に食塊を保持し、口腔から咽頭腔へ食塊を移送する運動に関与し、舌根部が食塊を駆出する原動力であるとともに、喉頭蓋を圧して、喉頭閉鎖を補強する役割があると考えられています（図3.28）。しかし舌尖のアンカー（基点）機能を抑制した場合には舌根後方運動が不十分となるが、アンカー機能を補強した場合には嚥下時の舌根後方運動も補強され、舌根部の最大嚥下圧値は抑制時より有意に上昇したというのです[8]。

　つまり症例1のように舌尖が上顎切歯の口蓋側または硬口蓋前方に押し付けを生じさせることができないと、舌根部の嚥下圧は高まらないことを意味するではないかということです。

　さらに、喉頭蓋の自律的な運動によって喉頭口が塞がれるように理解されることがありますが、喉頭蓋の実態は軟骨を主体とする組織であり筋ではあ

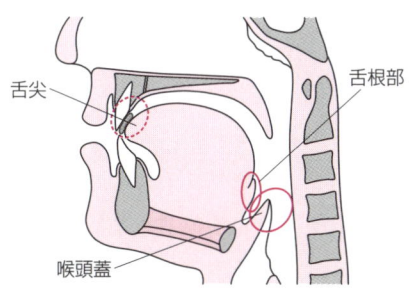

図3.28　舌根部は喉頭蓋を圧して喉頭閉鎖を補強する

りません。つまり自律的に動くことはないのです。その運動は他の器官と連動することにより機能を果たしているのです[9]。ということは、喉頭蓋の役割は気管を閉鎖し、食塊を食道へスムーズに通過させることですが、喉頭蓋は舌根に起始部を持つので、舌根部の運動性が舌尖の機能不全により低下すれば、結果として喉頭蓋の機能も二次的に低下することはありえると考えることもできたのです。

　最終的な病態解釈に至るには、このような臨床思考は欠かせないことです（ここまでがp.41「患者が抱える問題の把握」からp.62「治療の流れ」に該当しますので、その項を参照することで理解は助けられます）。

　そして、次にセラピストがしなければならないことは、何に基づき、どのような治療を行うかについてです。

● 治療の組み立て～行為の機能システムという観点

　食べるという行為は、1つの身体システムとみた場合、舌を中心としながら、口蓋、歯、下顎、頬など複数の口腔器官という身体の部位が相互に関与しあって生まれているとみることができます（p.42「行為の機能システムの変質」の項を参照していただくと理解の助けになります）。

　この食べるという行為（機能システム）は、食物を口腔内へ取り込む機能（以下　捕食：p.45 図2.2中のA）、食物の把持と物性認知の機能（以下　保持：同B）、咀嚼が必要と判断した場合は臼歯へ移送して咀嚼する機能（以下　咀嚼：同C）、飲み込み可能と判断して咽頭へ送り込み嚥下する機能（移送：同D）の主に4つの構成要素（コンポーネント）に分けることができます。

　そして4つの構成要素のそれぞれには、サブ構成要素があります。このサブ構成要素は、情報器官としての下顎・口唇・舌・口蓋・歯・頬内側粘膜部などの複数の口腔組織が担っており、これらにはさらに複数の感覚モダリティが内在しています。言い換えると、これらの感覚モダリティからの情報によって、食べるという行為の機能システムは作動しています。

　またこれらの感覚モダリティは、治療の対象となる1つのまとまりとしての機能単位（ユニット）でもあります。この機能単位（ユニット）は、口腔器官という（複数の）身体部位と環境との相互作用による意識可能な最小単

位の知覚情報のことでもあります。

　したがって、機能回復を積極的に図ろうとする治療は、基本的に意識しうる最小単位としての機能単位（ユニット）に焦点化して展開されることになります。なぜ、「意識しうる」という着眼点を強調したかというと、脳という生物学的構造の改変には、自分の病理に気づき、そして自覚する（言語を介して意識化させる）経験が重要であるからです。つまり経験によって脳は改変するのですが、意識の介在は人間の学習モデル（比較照合モデル、誤差学習モデル）という観点からも矛盾しません。人間の運動行動は「どこ」を「どのように」という言語化がなされていたほうが、コマンド（運動指令）の修正内容は、より明確化しますし、言語化した事柄は、記憶に定着しやすく、必要なときに後で想起可能となりえるからです。

　では、主にどの口腔器官のどんな感覚モダリティをターゲットとするかについては、各症例を観察した固有の結果（プロフィール）から拾っていきます（p.58「観察のためのプロフィール」の項を参照すると理解の助けとなります）。

　そして各治療の前後ではパフォーマンスを確認しながら、治療という経験で何が変わったか、複数の器官の協調的な関係性の成立によって食べるという行為が本当に実現できているかについて、患者と共に確認していきます。

●●● 治療仮説

　症例1は、特に舌の大きさ・形という形態と舌尖の欠損、舌および口蓋の正中線に関する脳内表象の変質が明らかで、この口腔内器官の表象の変質が物性認知に異常を生じさせ、その結果、むせるという現象につながっていると解釈するに至りました。つまり、嚥下反射誘発に影響を与える入力源の1つは、口腔器官からの体性感覚情報を介した物性認知なので、その主要な部位となる舌の体性感覚地図の再構築がまず必要ではないか、その再構築によって、少なからずむせは減少し楽な食事（飲み物の摂取）ができるようになるのではないか、と仮説を立てました。

　ですから、機能システムという観点からは保持（図2.2中のB）における食物の把持と物性認知というサブ構成要素に着目した治療介入が必要となります（図3.29）。そして具体的な治療は、どのように組織化されているかを項

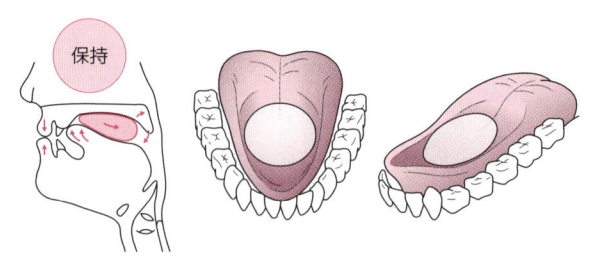

嚥下する際には、食塊を適切に保持することが重要

図3.29 食物の保持と嚥下 （文献1, p.236）

目別にすると以下のようになります。（p.45「"口腔"機能システムの情報構築」とp.70「学習計画の立案」の項を参照すると理解の助けとなります）。

⬤⬤⬤ 学習計画の立案（治療の組織化）

1）どの口腔器官の部位に焦点化するのか、2）どのような情報の変質、異常性があるのか、3）どのような感覚の種類に焦点をあてるのか、4）どのような問題を提示するのか、5）どのような治療道具を主に使用するのか、6）どのような姿勢で行うのかです。では症例にあてはめて、実際の介入を治療1として以下に示します。

⬤治療1：触覚を介した舌と口蓋の体性感覚地図の課題
構成要素「保持」：食物の把持と物性認知の機能

1）身体部位：舌（口蓋）

2）異常要素：口腔内器官の体性感覚表象の変質

3）感覚モダリティ：触覚

4）認知問題：接触を介した空間的な問題

5）治療道具：棒状のもの

6）肢位：座位

次は、具体的にどのように治療を展開していくかという内容や方法そして目標について述べていきます。

【具体的な治療介入1】

1）内容：食物の硬さを知覚し、舌背上で食塊をおおむね把持し口蓋に対して垂直に挙上することが、適切に嚥下する際には基本的に重要であり、症例に対して、その基礎として舌と口蓋の「どこ」に触れたか知覚できるようにします（図3.30）。

2）方法：舌背と口蓋に対して、棒状の道具を用いて、1か所ポインティングし、「どこ」に接触があったかを求めていきます（知覚された点を図へ記す）。
段階づけとして、①左右のみ、②前後のみ、③右・左・真ん中、④前後の右・左・真ん中（6〜9マスに区切った部位）、⑤2点の空間的位置の識別 としました（図3.30）。

3）目標：むせずに飲めるための素地をつくることです。素地とは舌・口蓋の知覚の細分化と、脳内の舌と口蓋の正中線を一致させるようにしていくことです

実際に治療で使用した用紙を図3.31に示します。

ここで、機能システムに関して重要な点を補足しておきます。各構成要素（コンポーネント）には、サブ構成要素があり、それらの機能は複数の機能単位（ユニット）が生み出す知覚情報が基盤となっていると先に説明しました。だとすると機能回復を目指す治療とは、基本的に複数の機能単位のレベルで展開されるべきではないかと考えることもできました。

当然、患者の多くは複数の機能単位（ユニット）に問題があることも事実

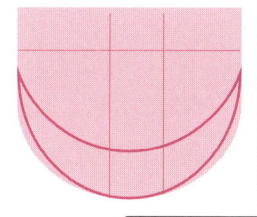
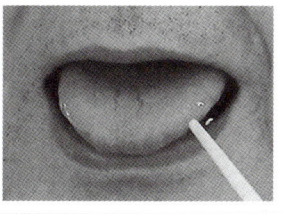
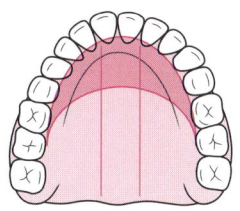

どこを触れられましたか？
どちらかといえばどっち？　　どちらのほうが前（後ろ）？

図3.30　舌と口蓋の、接触を介した空間課題（体性感覚地図の再構築）（文献1, p.236）

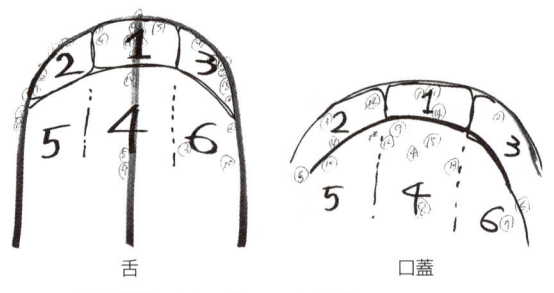

舌　　　　　　　口蓋

図3.31　治療で使用した用紙 (文献1, p.236)

です。ただし現実的な治療介入としては、単数の機能単位（ユニット）に焦点化せざるを得ないことが多いです。

　なぜなら、機能単位とは意識可能な部位とその感覚モダリティを指しますが、病理が深い場合は特に、時間的にも空間的にも、患者が同時に複数の感覚モダリティに意識を向けるということは、治療の難易度としては高すぎて患者自身が自らの病理に意識を焦点化できません。つまり、本人の気づきにつながる学習の最近接領域にはならないということです。ですので、複数の機能単位（ユニット）のことは射程に入れつつ、まずは確実に意識しうる最小単位に焦点化しながら、機能的な改善を図るということになるのです。

　したがって症例1に対して優先的にとりかかった治療は、段階づけとして初めは舌の体性感覚地図の再構築、そして次に口蓋へと治療対象部位を移行していきました。さらにこの複数の機能単位（ユニット）としての舌と口蓋の関係性を生み出す知覚情報の適切化がなされた場合に、次のステップとして、食塊の形態という立体認知や食塊の硬さの認知へつながっていくのです。

【治療介入１の結果】

　物理的な舌の地図と脳内における触覚を介した舌の表象（舌尖、舌背中央、舌背の奥、舌の側縁など舌の空間的表象）が一致してきました。同様に口蓋の空間表象も一致してきました。つまり舌と口蓋の体性感覚地図が整ってきたのです。そこで次の治療へ移行することにしました。

●治療2：舌の触覚を介した表面性状の認知課題

1）身体部位：舌

2）異常要素：舌尖の体性感覚情報の変質

3）感覚モダリティ：触覚

4）認知問題：接触問題（図3.32右）

5）治療道具：表面性状の異なる模擬食塊（図3.32左）

6）肢位：座位

【具体的な治療介入2】

内容としては、舌と口蓋間で食塊を圧縮していく際に、舌尖は上顎切歯の口蓋部へ接触しているという知覚経験となること、そしてそれに加えて、力学的な支点となり、嚥下反射の際には奥舌の圧力が高められるような機能的役割があることを教えるというのが治療内容です（図3.33）。

では、それをどのように教えるのかというのが方法ということになるのですが、具体的には、表面性状の異なる模擬食塊を舌尖（背）に接触させ、どれであったか答えてもらいます。そして「どのような表面性状であるか」を記述してもらいました。そして可能であれば、他のものと比べてどのように異なるかも思考してもらい、その違いを鮮明化させていきました。治療2の目標は、むせずに飲めるための舌尖の機能の改善です。先に述べたように、舌尖は、嚥下運動の基点となり、舌根部の嚥下圧を高めるには必要不可欠な

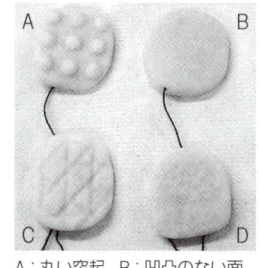
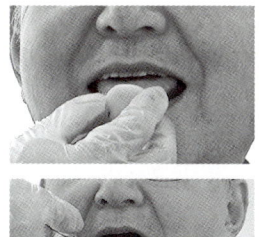
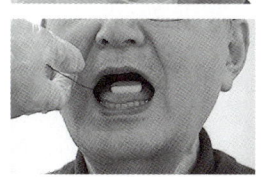

A：丸い突起、B：凹凸のない面、
C：粗い網目、D：細かい網目

図3.32 舌の触覚を介した表面性状課題 （文献1, p.237）

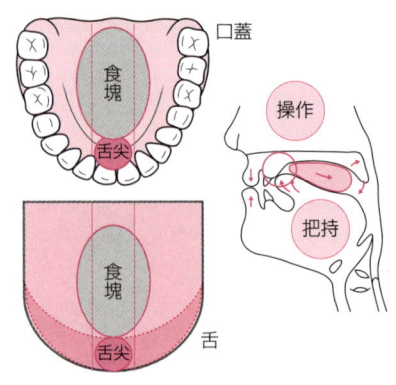

図3.33 舌尖の役割 (文献1, p.237)

部位であるからです。

【治療介入2の結果】

　この治療によって症例は舌尖の触覚を介して、対象の表面性状を適切に知覚し、そして舌尖を舌尖と感じられ、物理的な舌と、知覚された部位として表象化された部位が一致していったことに加え、嚥下に強く関与する機能としての回復が得られてきました。

　そこで、さらに実際の嚥下運動へつながるように以下の治療を追加しました。

●**治療3：舌と口蓋間で模擬食塊を表象化する課題（運動イメージの活用）**
（p.51「移送」の箇所を参照すると理解の助けとなります）。

1）身体部位：舌－口蓋

2）異常要素：舌－口蓋の体性感覚情報を介した食塊の表象化不全

3）感覚モダリティ：触覚・圧覚

4）認知問題：接触問題（図3.34）

5）治療道具：（硬さの）模擬食塊

6）肢位：座位

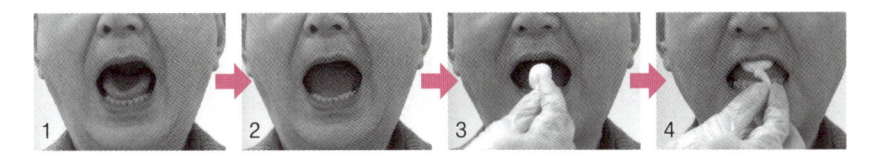

模擬食塊を介さずに直接舌と口蓋間で、食べ物（飲み物）を圧縮し、嚥下するイメージを想起する（1〜4の過程の体性感覚的なイメージを想起）

図3.34 運動イメージの活用

【具体的な治療介入3】

　内容としては、舌と口蓋間で食塊を圧縮していくという運動（筋出力は一定に求めながら）と同時に、体性感覚を介して、食塊に注意を向け続けていく（モニタリング）ことで食塊の表象が変化していくこと（頭に浮かぶこと）を教えるというのが、治療内容の第一段階です。続いて第二段階としては、うまく食べ物

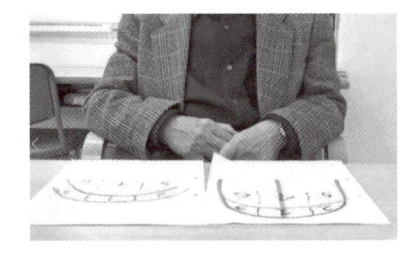

図3.35 正中線上に食塊があるという知覚経験の確認

（飲み物）を飲み込めたときの舌と口蓋間の運動感覚経験の表象と治療経験の類似性に気づかせていくこととしました。

　では、それをどのように教えるのかというのが、方法ということになるのですが、具体的には、治療1で行った舌の体性感覚を介した正中線上に食塊があるという知覚経験（正中という空間性の表象）を確認し（図3.35）、次に舌が口蓋へ挙上していく運動の最中に「まっすぐ」あり続けていることの知覚経験を確認し、最後に食塊は横方向と縦方向へ広がっていくという知覚経験の連続性を順にモニタリングしていくように導いていきました。

　つまり、食べるという行為の機能システムの再構築にはまず構成要素として保持（p.45 図2.2中のB）に着目した治療1、2があり、その経験に基づき、構成要素としては移送（同D）につながる経験をつくっていこうとした

ということになります。したがって治療3の目標は、むせずに飲めるための舌ー口蓋間で生じる食べ物の表象の変化を想起できるようになることと、実際の食べ物（飲み物）の嚥下を行うときに、意識しなくてもできるようになることとしました。

このような治療者の意図が、どの程度治療で達成されていたかについては、症例の治療経験の変化をみていただくとわかっていただけると思います。

Pt●まっすぐにつぶそうと思って‥‥。

うまくいきましたね。前はできませんでしたが‥‥。全然ぶれませんね。

《舌と口蓋間に挿入された模擬食塊を押しつぶそうとした場合、以前は何度おこなっても、舌尖は上顎切歯の口蓋側へ支点を作るような安定性はなく、かつ垂直方向へ挙上できず、左斜め方向へ挙上していた過去の自分を想起している記述です。そして「全然ぶれない」という表現は、以前は舌と口蓋の間で模擬食塊が逃げるような知覚経験をしていましたが、改善し、しっかりと捉えられていることを意味しています。行為の機能システムでいうと、保持機能から移送機能へつながる一連の運動が確実になっていることを予感させる記述です》

Pt●真ん中に‥‥つぶれていくのがわかりますね。（口蓋の接触面として）広がっていくさまが‥‥

《「真ん中に‥‥つぶれていくのがわかりますね」という意味は、舌と口蓋の物理的な正中線と脳内の正中線が一致したことで、舌の挙上に伴い、模擬食塊が口蓋の正中位置に押し付けられ、圧縮されていく知覚経験の様子を記述しています。そして、「広がっていくさまが‥‥」というのは、模擬食塊が単に舌と口蓋間で押しつぶされていく知覚経験に終わらず、さらに口蓋の体性感覚地図を介して、模擬食塊の形の変化まで表象化できていることを意味しています》

Pt●だから、過去の映像を見て‥‥イメージして、それに沿うように、同じように映像を追っかけていくように。手とか、足とかいろいろなことやったでしょう。それを頭の中で応用するんですよ。過去に教えてもらったように。全部。手足のときもイメージしてやったで

しょ。
手や足のときと同じように、頭で想像するんです。それをイメージしたらできたんですよ。

　症例1は、嚥下の治療を行う前に、上肢・下肢の治療も行っていました。その時に運動イメージを治療的に応用して実践していたのですが、上記はその時の手順について、克明に語っている様子なのです。まずは取り戻したい動きをセラピストの手足、あるいは非麻痺側の手足を用いて、視覚的にどのように動くかを観察することを求めました。次にその観察した映像をもとにしながらも、今度は閉眼で自分の関節の空間的な動きや、関節の曲げ伸ばしのときに感じるものを想起してもらいます。それがしっかりしてきたら、今度は麻痺側の手足にも同様に進めていきました。同様のことを、嚥下の舌と口蓋の関係性を再構築するときにも活用したということを語っているのです。このことを「頭で想像するんです」と述べています。

【治療介入3の結果】

　上記の運動のイメージの後、150mlの水を飲んでもらったときに症例1は、「全然引っかからないね。（意識しなくても）スーッときれいに流れます。行くね（一度内省し再度発言）」。と記述していました（図3.36）。

　「全然引っかからないね」という記述は誤って気管へ流入しそうな違和感がもはやないこと、「スーッと」というのは、口腔から咽頭部へ水が円滑に移送されている知覚経験を如実に表していると思います。

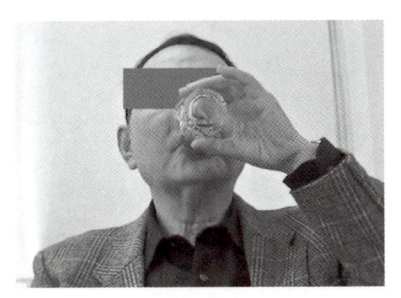

図3.36 「全然引っかからないね」

通常の随意的な咀嚼・嚥下運動は（正常な発達を遂げてきた場合）、どんな食べ物か、飲み物かという認知過程（知覚－注意－記憶－判断－言語－イメージ）によって適宜必要な運動プログラムが中枢神経系て形成され、複数の口腔器官の協調的な筋収縮（運動シークエンス）が出力されるような運動指令が出されます。そして運動指令に基づいて実際の咀嚼・嚥下運動が生じますが、同時に結果として口腔器官を介した知覚情報を獲得しながら（感覚フィードバック情報が脳へ上行し）、より適正な運動プログラムの改変を図っていくプロセスがあります。このことは学習のプロセスと見なすことができます（p.22 図1.12の「a. 学習過程」）。

　すなわち運動指令（予測）と結果が一致していなければ、その知覚情報に基づき、修正された運動プログラムが再度形成され、咀嚼・嚥下運動に必要な口腔器官の筋収縮を起こす運動指令が出されます。運動指令（予測）と結果としての感覚フィードバック情報（知覚情報）が一致していれば咀嚼・嚥下に関係した筋収縮の組織化は一旦完了し、咀嚼・嚥下運動は自動化していくと考えられるのです（図1.12の「b. 自動化」）。言い換えるとこの円環性（知覚と運動の循環）の中で咀嚼・嚥下運動の多くは意識化されずに半ば無意識的な運動へ移行していくと考えられます。

　この考えに基づくと症例1のように脳損傷などによってむせが生じる（図1.12の「c. 代償」）と、この咀嚼・嚥下運動の円環性は破綻していると解釈できました。したがってこの円環性の適切化を再度図るには治療が必要となりますが、もし半ば無意識的な咀嚼・嚥下運動の多くが、学習のプロセスを介しているのであれば、治療の方法（図1.12の「d. 訓練方法」）は、学習過程（a）を踏まえたものを考案することが望ましいと考え、上記のような治療1〜3の手順を踏んで介入したことになります。

●●● 治療経過

　介入から2か月ほどで模擬食塊の形態認知、舌と口蓋の体性感覚地図、舌の描画、舌と口蓋の正中線の表象、舌の左側縁部と舌尖の触・圧覚は、すべて正常な範囲に改善し、「私の舌はもう短くないです。舌先もあります」と記述も改善しました。RSSTは9回/30s、冷水を飲むことも一気に150mlをむせずに飲むことが可能となりました。

そして症例1から「クリスマスパーティに行ってきました（8年ぶりに）。大丈夫でした。思い切って焼酎のお湯割り、シャンパンも、ウイスキーの水割りも大丈夫でした。現象的には昔の脳梗塞になる前に戻った感じです。意識しなくてもできるようになり、夜中の水も大丈夫です。むせると家内起きますからね。ハイボールうまかったです。ほんと」という記述も得られ、当初、症例が強く望んでいた目標も達成することができました。

●● 再評価結果

とはいえ、セラピストとしては食べる（飲む）という行為の改善が継続しているだけではなく、今まで評価してきた結果も改善しているか、確認することは大事なことです。約5か月後に行った再評価の結果を以下に示します。

舌の体性感覚地図もおおむね刺激点と知覚点が初期介入時と比較して一致しているのがわかります。口蓋においても同様でした（図3.37）。

模擬食塊の平面認知でも、おおむね歪みがなくなっていました（図3.38）。

舌、および口蓋の正中線認知、口腔内の描画に関しても偏移、変質してい

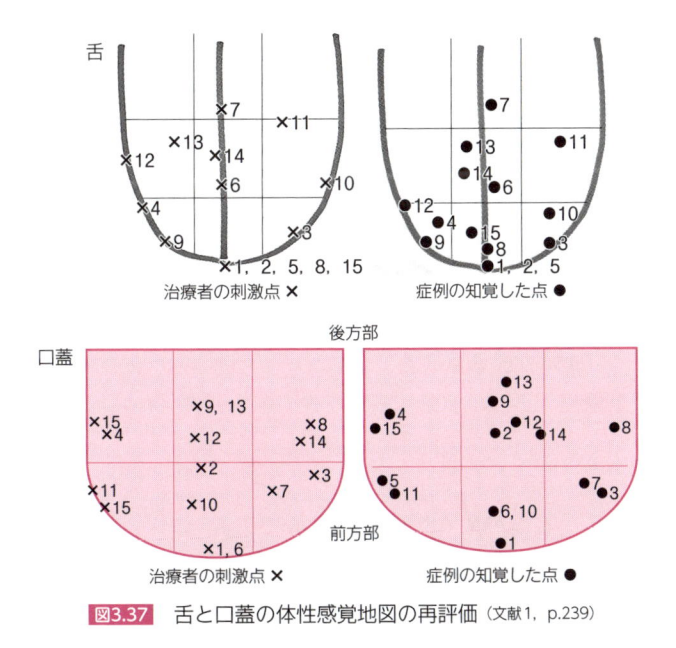

図3.37 舌と口蓋の体性感覚地図の再評価（文献1, p.239）

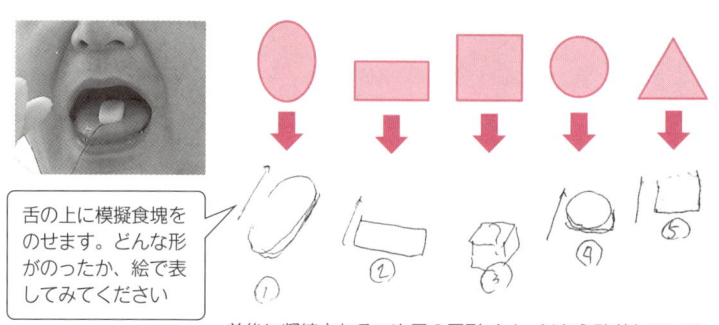

舌の上に模擬食塊をのせます。どんな形がのったか、絵で表してみてください

前後に凝縮される二次元の図形イメージから改善している

図3.38 模擬食塊の平面認知の再評価（文献1, p.240）

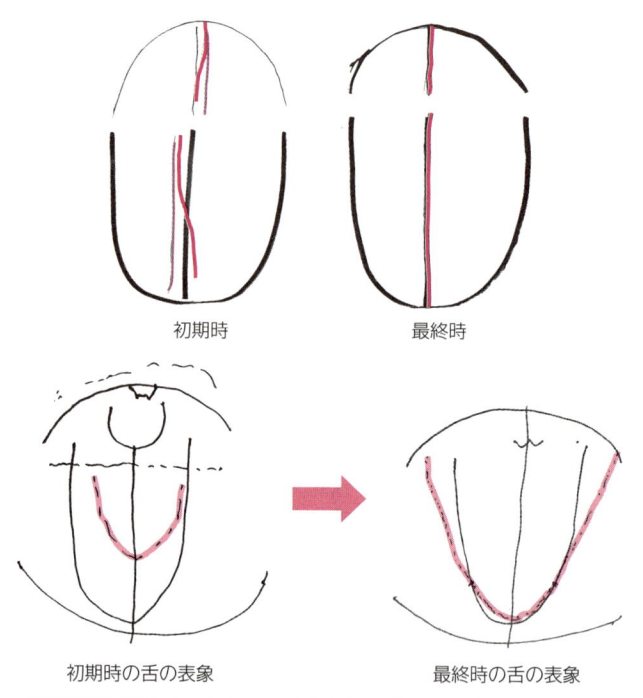

初期時　　　　最終時

初期時の舌の表象　　　　最終時の舌の表象

図3.39 正中線の表象と口腔内表象の描画の比較（文献1, p.240）

たのが改善しているのが見て取れます（図3.39）。

模擬食塊（硬さの異なる）をつぶすときの舌の動きも左斜めに挙上していくことはなくなりました（図3.40）。

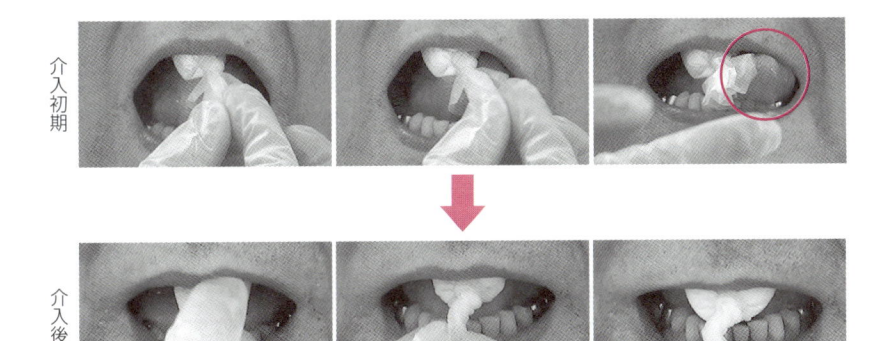

介入初期

介入後

初期介入時（上段）と比較し、最終介入時（下段）は、舌尖が左斜め上方にずれることなく、舌全体が垂直に挙上

図3.40 模擬食塊をつぶすときの舌の動きの変化 （文献1, p.241）

●● 治療介入の順番の妥当性についての再考〜知見と記述の振り返り

　症例1に対する治療介入の順番として、介入1（舌と口蓋の体性感覚地図の再構築）、次に介入2（嚥下に必要な舌尖の機能再構築）、最後に介入3（舌と口蓋の関係性の再構築）と進めたことの妥当性を最後に検討しました。

　口腔内の立体（形態）認知は、大脳皮質体性感覚野の情報処理機構の知見から、複数の口腔組織からの情報が2野で統合されることが示唆されていました[6]。そして2野で統合される情報とは、主に2野の前に位置する1野、3野からの口腔組織を介した情報ということになります（p.9 **図1.3** とその前後の説明を参照すると運動の出現に至る脳内の情報処理過程とその関係性がわかり、理解が助けられます）。

　この点を症例1にあてはめた場合、舌の体性感覚地図と口蓋の体性感覚地図という二次元的な2つの情報が、2野で統合されるために欠かせない情報といえます。

　この2つの情報に加えて、2野の統合過程では下顎関節の開閉度合い、ないしは、舌の挙上度合い（口蓋との空間的な距離）によって食塊の高さ（厚み）という情報も加わる必要があります。

　仮に口腔内で立体認知が適切に可能となったとしても、実際の嚥下運動の際には、舌尖が上顎切歯の口蓋側または硬口蓋前方への押し付けを確実にし

なければ舌根部の嚥下圧は高まらないので[8]、その点からも、症例1にとっての舌の体性感覚地図での最先端に位置する「舌尖」の空間性が、物理的な舌の空間性と一致する必要がありました。この意味に加えて、アンカー機能として、口腔組織の他部位との接触感の維持の回復も欠かせない要素であったと思います。

さらに、立体認知能の研究において、立体認知の情報主体は舌で、口蓋は立体認知能にそれほど影響を与えないことが示されています[4,5]。嚥下誘発の必要条件[10]の1つに、「食塊をひとまとまりとして知覚した時点」が挙げられているので、この点に限っていえば、口蓋の重要性はやはり低いと見なすことはできます。

しかしながら、「食塊の硬さの減少」も条件の1つにあります。硬さの知覚は舌のみではできません。舌と口蓋間など複数の組織の圧覚を介して得られる情報ですので、この点は無視できません。さらに実際の嚥下時には、食塊の形態の変化が舌と口蓋間で生じています。治療介入3のときに「（介入前ではわからなかった食塊の）つぶれていく様が（口蓋で）わかるようになった。（口蓋で）広がっていく感じがわかるようになった」と症例1は記述しています。食塊が舌と口蓋の触覚・圧覚を介して変化していく意識経験によって、嚥下運動が円滑に進んでいったことが推察されます（同様の記述は、次に紹介する症例2からも得られています。さらに、拙著『豚足に憑依された腕』の症例Ａも、口蓋で食塊がつぶれて広がっていくイメージができるようになったことで、嚥下時のむせが減少し、スムーズに飲めるようになったことを記述しています）。

以上のことから、症例1に実施した治療介入1、2、3へと進んだ順序に関しては、妥当性があったと再考することができました。

●● 最後に症例の印象的なことば

症例1は最後に「今は物理的なもの（視覚的に確認できる舌）と頭の中のもの（舌の表象）が一致しているのですよ」と記述しました。これはいくら目に見える物理的な存在として舌があっても、脳の中の身体という表象がしっかりしていないと、病理のある行為（むせること）しかできないのだということを意味していると解釈できます。

脳内の身体の表象の想起が適切にできないと、望む行為につながる運動のプログラムの形成は難しい（修正は困難）ということがいえます。ということは物理的な対象として単に口腔器官にアプローチするという視点ではなく、脳の中の身体（表象）との整合性はとれているかを射程に入れながら、いかに治療するかというセラピストの志向性が重要となると思わされることばでした。つまりこのことは摂食嚥下障害に対する脳のリハビリテーションと言い換えることができるのです。

●●● はじめに

脳卒中による片麻痺患者の中には、食事場面において出された食事の左側に気づかない、あるいは右側の食器であっても、その器の中の左半分を食べ残すなどの問題が観察されることがあります。この問題は半側空間無視との関連が強いと考えられますが、嚥下機能に問題があるとは考えにくいです。

今から紹介する症例は、左側からの流涎、食べこぼし、飲み込んだときの喉の違和感、そして特にむせがひどいと訴えていたので嚥下機能の問題が強く疑われました。そこで評価を進めていくと、これらの嚥下機能の問題は口腔内の左半側空間無視との関連が強い可能性がみえてきました。これは一体どういうことなのか想像ができるでしょうか。順を追って説明していくことにします。

●●● 症例2

60歳代、女性、右利き。既往歴は特になし。現病歴としては脳梗塞を発症し緊急搬送されました。そしてリハビリテーション（以下リハビリ）目的の入院が約1か月経過した頃、生活レベル全般として自立レベルには至っていませんでしたが、本人の強い希望で退院となりました。退院後は外来リハビリに通いながら上肢の機能回復を図っていくということになりました。

病巣は右半球の中心前回、中心後回、中前頭回、下前頭回の一部、島葉の皮質及び皮質下にわたっていました（図3.41）。上肢の回復の状態は、麻痺

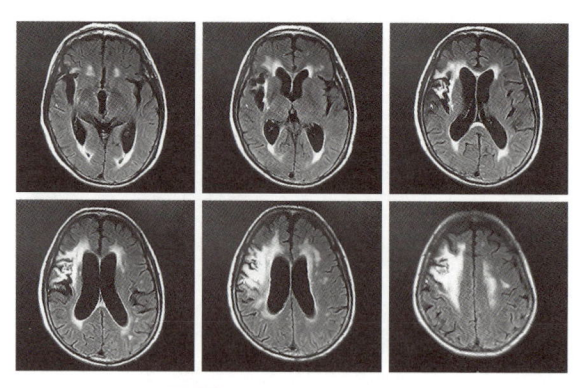

図3.41 症例2のMRI画像

が軽度であったということもあり、機能回復の治療を4回（1回40分〜1時間程度）実施する中で、自宅生活において自然に左手を使えるようになっていきました（娘、夫からの報告で確認）。

そこで、「生活上で他に困っていることはないですか？」と尋ねました。すると、「飲み込むのが怖いし、飲み込むときの喉がすごく嫌な感じなの！ヨダレが出るし、食べこぼすし、むせてご飯粒やおかずを吹き出してしまうねん！汚いから家族と向かい合って食べられないの！」という嚥下に関する訴えが出てきました。

●●●嚥下機能に関する主要な口腔器官の評価

その訴えに応えるために口腔器官の評価から始めました。まずは舌圧子の先端を口唇に接触し、「どこに触れられたか」部位の特定化を求めたり、口唇間（左、右、中央部）に複数枚重ねた舌圧子を挿入し、「唇のどこにはさまっているか」、「唇の間に何枚はさまっているか」という部位および厚さの特定化を求める評価をしました（図3.42）。

なぜそのような評価をしたのか。それは口唇に運動麻痺があれば、閉じているつもりでも実際には口唇が閉じていないことがありうるし、感覚麻痺があれば上下の口唇の接触感の有無が不確かとなり、開いていても気づけず流涎や口腔内から食塊がこぼれ出すことはあると思ったからです。しかし著明な異常は認められませんでした。

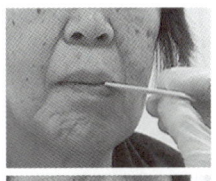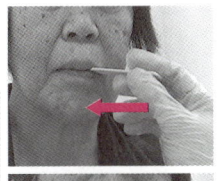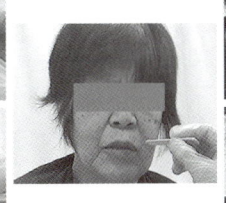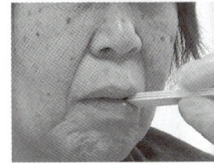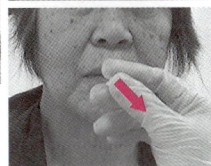

口唇間で厚さの認識　　　　　　　　口唇間で舌圧子の動く方向の認識

図3.42　口唇の体性感覚評価（文献1，p.147）

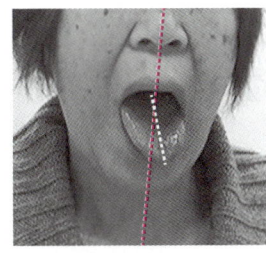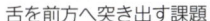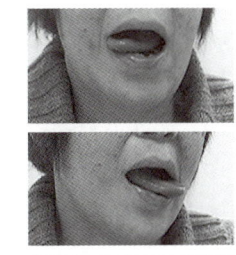

舌を前方へ突き出す課題　　　　　舌尖を口角につける課題

図3.43　舌の運動性の評価（文献1，p.148）

　そこで、次に舌の前方突出および口角に舌尖を到達させるなど、舌の運動性を確認しました。なぜなら、舌の運動麻痺があると、臼歯で嚙むために食塊を適切に移送させたり、飲み込むための（舌の）蠕動様運動も難しいのではと思ったからです。しかし結果は軽度左顔面下部の表情筋下垂が観察される中、舌の前方突出の運動性においては軽度の左偏移、および舌尖が左口角へ適切に到達していない状態が若干観察される程度の異常が認められるのみでした（図3.43）。

　そこで、今度は舌圧子の先端を舌背に接触し、「どこを触れられたか」部位の特定化を求めるという舌の体性感覚地図の評価をしました。なぜなら刺激した点と症例が知覚した点の間に大きな差があると、舌背上で「どこ」に食塊があるのかが不正確となり、その結果、臼歯への適切な食塊の移送、

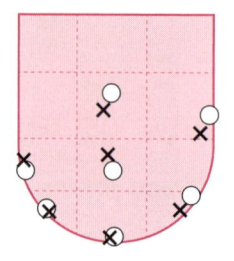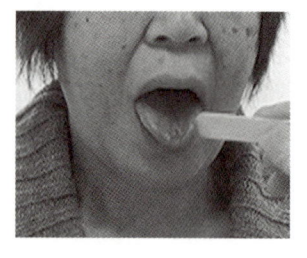

治療者は舌の表面を図左の点線に示すような縦4列横3列の計12ブロックに分割し舌圧子を症例2の舌背へ接触した。症例には舌の絵を机上に提示し、12分割されたブロックから接触部位のポインティングで特定化を求めた。治療者が接触した部位（×印）に対して、症例が知覚した部位（○印）がブロック内に収まると正答とした。

図3.44 舌の体性感覚地図の評価 (文献1, p.148)

舌－口蓋間での食塊のまとめ上げ、送り込みなどの運動は難しくなると思ったからです（p.33「「食べる」という行為と身体の表象」を参照すると理解が助けられます）。しかし結果は著明な異常は認められませんでした（図3.44）。

このように上記3つの評価結果からは、嚥下障害につながる著明な異常は認められませんでした。そこで症例2は、どのような訴えをしていたかに立ち戻ることにしました。

●●●症例2の訴えに立ち戻る

症例2は、飲み込むのが怖いこと、飲み込むときの喉のすごく嫌な感じ、流涎、食べこぼし、むせを訴えていました。

まず「飲み込むのが怖い」、これは嚥下後にむせてしまった苦しさの経験と不安な思いが表れた予期であると考えました。「飲み込むとき喉が痛い」、これは喉を通過するときの不快、例えば本来咀嚼してから飲み込まなければいけない大きさの食物を丸呑みしたり、魚などの尖った小骨や硬いものに気づけず飲み込んでしまった結果生じていることの表れではないかと考えました。

この「飲み込むと喉が痛い、怖い」という問題と「むせ」は、一見別々の問題に思えます。しかし、実は嚥下反射が生じる前の、いわゆる口腔期に共通の問題があるのではないかと思いました。なぜそう思ったか。それは嚥下反射誘発の必要条件という知見を他の症例を介して知っていたからです

(p.11「嚥下反射誘発の必要条件」にあるShiozawaの研究[10])を参照すると理解が助けられます）。

模擬食塊による評価

　嚥下反射誘発の必要条件の1つに「食塊の硬さの減少」がありました。そこで硬さの異なる模擬食塊を作製し評価することにしました（模擬食塊の作製方法は第4章を参照）。

　この評価の目的は、模擬食塊の硬さの認識に問題があれば、そのことと症例の訴えとに関係性を見出せると思ったからです。評価の方法は、視覚的に何が口腔内に挿入されるかを確認したうえで、他動で症例の口腔内の舌背に挿入し、その後、舌と口蓋間で軽く押しつぶすような運動を指示し硬さの識別を求めました（図3.45）。

　しかし結果は、舌背に挿入された模擬食塊を口蓋へ圧縮していく際に、舌尖は正中位置に定まらず左側から右側上方へ向かうという傾向はありましたが、硬・軟・中間の硬さの認識は可能でした（この舌の運動は症例1とは真逆の方向性となりました。まだこの時点では、なぜそのような違いがあるのかわかりませんでした）。

　そこで次は、破砕性食品咀嚼時は「食塊が最も1つにまとまりやすい状態

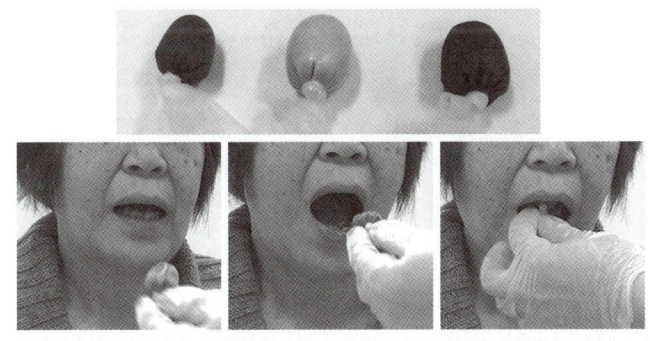

3つの模擬食塊のおおむねの硬度のイメージとしては、硬いものは熟していないバナナ、中間のはちょっと硬いバナナ、軟らかいものは軽く圧するとつぶれる程度まで熟したバナナ程度である（上段）。
硬さの異なる模擬食塊を視覚的に確認し、舌と口蓋間で硬度を識別する（下段）。

図3.45　模擬食塊の硬さの識別（文献1, p.150）

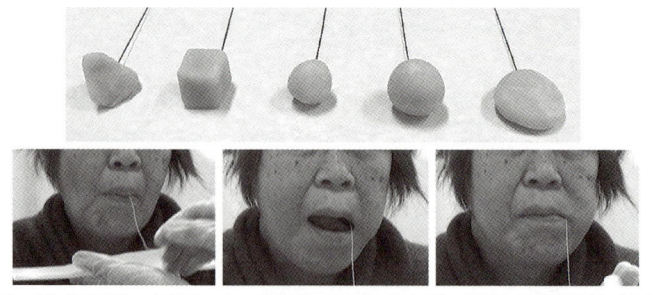

大きさ・形（三角錐、立方体、大・小の球、扁平な丸など）の異なる模擬食塊（上段）。
口腔内に挿入された模擬食塊は、自動運動において右側頬部から正中位置へ移動するまでは存在するが、正中位を越えて左側へ移動すると消えると陳述した（下段）。

図3.46 模擬食塊の形態の識別（文献1, p.151）

になった時点」、という嚥下誘発の必要条件の2つ目に着目し、形態の異なる模擬食塊を作製しました。もし、大きさ・形の認識に問題があれば、症例2の記述と関連づけられると思ったからです。

　評価の方法としては、開眼にて視覚的に何が口腔内に挿入されるかを確認したうえで、右側の頬部内側に模擬食塊を挿入しました。そして、模擬食塊の形態は、視覚的に確認できない口腔内でも同一に認識できることを確認しました。その後、症例2を閉眼させ、異なる形態の模擬食塊のいずれかを症例の左右口腔内の頬部内側、大臼歯間（または舌背）に挿入し、①存在の有無、②形、③大きさの程度に関して、それぞれ左右別に認識できるかみていきました（図3.46）。結果は、他動にて舌背および右側の口腔内へ模擬食塊を挿入すると、何度実施しても存在が明確で視覚的に確認した通りの形・大きさとして認識しました。自動においても同様でした。今度は、左側頬内側に他動で模擬食塊を挿入しました。

　その時のセラピストとのやり取りを以下に紹介します。《　》内は治療の状況と記述に対するセラピストの解釈です。

【模擬食塊を用いた実際の評価の対話（やり取り）】

Th◆あーん。《模擬食塊の1つを口腔内に挿入するため口をあけてもらう》。今、口の中に何か入ったのはどんな形でしょうか？

Pt●三角。

Th◆どうしてそう思ったか教えて。

Pt●角がとがっているように思います。

Th◆では奥歯で噛み、噛みして。それから頬（ベロ）でほばったとき
　　の形はどう？

Pt●はい。丸やわ。

Th◆本当は……

《先に答えた解答でよいのですか？とあえて間をとって、再度思考を促
　　し、答えを出した過程を確認させます》

Pt●先がとがっているわ。

《明らかに左側口腔内では大きさと形の誤りが観察されました。そして
　このあと何度も、形や大きさを求めていくと次第に存在感の不明瞭さ
　を訴え始めたのです》

Th◆では、今度は右側に入れたものを自分で左へ移動させて左の頬でほ
　　おばってみて。

　自動運動で、模擬食塊の1つを右側頬内側から左側頬内側へ移動させよう
とした際に、症例2から次のような驚愕の記述が出てきました。

Pt●先生！ ここから、こっちへもっていくと（右の頬部内側から舌背
　　に模擬食塊をのせ正中位置から左の頬部内側へ移送する過程で）、
　　ほんとに品物がすっかり変わりよんねん。

Th◆左側に行く瞬間に？

Pt●別物になんねん。丸とか四角とか感じへんねん。全然わからへんよ
　　うになる。

　　この真ん中で変わりよる。

《顔面正中位てある鼻─口─顎のラインに重なるように右手を立てて。
　以前の治療で半側空間無視の世界を表現したときのジェスチャーと同
　様の手の動き（図3.47）》

　　ここからあらへんようになる、消えよんねん。

　　言えるのは、ここで（右側で感じた形を）頭に置いとけばいいの

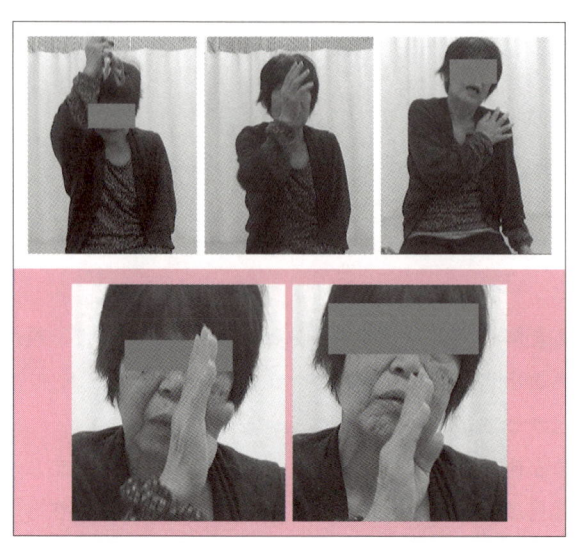

上段は左側の上半身がないと語ったとき、下段は左へ行くと模擬
食塊がなくなると語ったときのもの

図3.47 「ここからあらへんようになる」(文献1, p.167)

に、いつしか何回も（右から左へ舌を使って模擬食塊を移動させよ
うと）すると左では消えよる。

ここでは丸やん！（球形の模擬食塊が右側頬内側にあるとき）、でも
（正中から左側へ移動させると）、ここ（左側）で（模擬食塊が）消
えんねん。

先生、半分あらへんねん。ここでもう消えんねん。丸はもうあらへ
ん。こっちに行った途端に消えよんねん！！

それから、右側では見てなくても、頬に入った瞬間に、それがどん
な形か、大きさかすぐ頭に浮かぶんやわ。でも、でも**左では浮かば
へんねん**《泣きだしてしまう‥‥‥》。

Th◆口の中でもそういうことが起きてるんですね。

　セラピストの「‥そういうことが‥」ということばの背景には、実は症例
2は発症後から介入4回目終了まで、視空間の半側無視、左半側身体の無視
傾向が残存していたということがあります。しかし、それらは上肢に対する

訓練を介して、運動麻痺の改善とともに改善した経緯があったのです。以下は、その症状を表した特徴的な記述です。

> **Pt●**携帯で電話をかけるとするやろ。でも、その時こっちの側（3列に番号が配列されている左側）は（脳卒中になってからここでの上肢のリハビリをするまでは）全部消えとったんやわ。こっち側（左側）の番号があらへんねん。それから（前は）目を閉じると自分のこっちが（左側が）消えよんねん。あらへんねん。鏡で見たら（左側の上半身が）あるとわかるけど、（目を閉じると）こっちから（左側）半分あらへんねん。こわーて。不安で、不安で。でも、人には言えんかった。でも今は左側も見えるし、目を閉じても体も消えないから寝るのも怖くないわ。

これらの記述は視空間における対象の左側欠損と自己身体の左側の無視を意味しています。このような症状と同様のことが口腔内でも起きているんですねと言ったわけです。

【模擬食塊の治療介入直後の口蓋についての記述】

> **Pt●**先生がこっちからこっち（右から左）へもっていきなさいってゆうたろ。その時、初めてここ（左側の口蓋）がないことに気づいたんよ。天井がないことに。ここが**半分あらへん**。《左口蓋を指さしながら》あ……。
> ホンマに**スコーン**となっている。**消えてしもてる**。
>
> **Th◆**ちょっと待ってください。聞き逃しました。天井がない？？？　もう一度教えてください。
>
> **Pt●**前回、これ（模擬食塊）をこっちからこっちへ（右から左へ）もっていって（移動させて）って言いましたね。
> 丸いのは転がって行ったと思うけど、三角のやつは引っかかって行かへんのよ。**実（身）がないのよ**《左側の口蓋には肉が削げて、ない》。それで動かへんのよ。

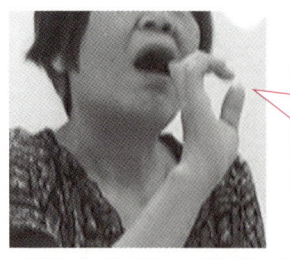

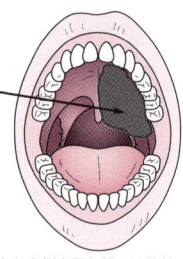

> 実がない、ここ（左口蓋）があらへん、ごそーっとない。骨だらけで洞穴になってる

（本田慎一郎，鈴木則夫：左半側口腔内に特異的な症状を呈した脳梗塞の1症例—口腔内左半側空間無視の可能性．高次脳機能研究34（2）：252-259，2014より）

図3.48 「ここ（左の口蓋）だけ実がない」

Th◆消えてなくなるって言ったのは口に入れた物だけかと‥‥。

　天井（口蓋）もないの？　削げて実がないの？

Pt●そう。ギーって（食塊を）そっち（左側）へもっていこうとして、うまくいかんかったんだけど（移動させることができなかったけど）、実感としてはここがなかったんよ《左側の口蓋を指さし》（図3.48）。すこすこなんよ（すかすかして空洞という意味）。

　泳ぎよるって言ったやろ。そういう意味やねん（しっかり舌と口蓋で模擬食塊を押しつぶすような動きができないという意）。

　頭の中で、ここ（左側の口蓋）だけ実がないんやんか。

Th◆物が消えただけではなくって、口の中の天井の左半分がないってことなのですね？

Pt●そうやねん。

　このように自らの経験世界を症例2が語ってくれたことで、口腔内がどのように表象されているか詳細に知ることができました。

　そこでこの口腔内の身体表象について、視覚的に確認できれば、さらに主観的世界が客観視できるのではないかと思い描画検査を行うことにしました。検査道具としては、紙とペンを用意し、セラピストが対座して口腔内を視覚的に確認させ、閉眼してもらってから「頭の中で自分の口の中を想像してみてください。頭の中で浮かぶベロ（舌）と天井（口蓋）を、頭の中で浮かんだまま描いてください」と指示しました。その結果を図3.49に示しました。

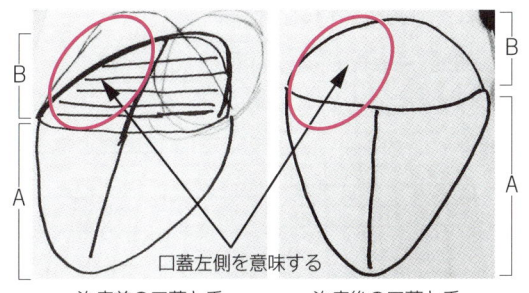

口蓋左側を意味する

治療前の口蓋と舌 治療後の口蓋と舌

(本田慎一郎，鈴木則夫：左半側口腔内に特異的な症状を呈した脳梗塞の1症例—
口腔内左半側空間無視の可能性．高次脳機能研究34(2)：252-259，2014より)

図3.49 症例による舌と口蓋の描写の比較

図3.49に示した描画は、模擬食塊の検査時（発症から約1か月半後の時点）の口腔内を想起したものと治療介入後（発症から約4か月後）の口腔内の表象を意味しています。図中のAが舌を表し、Bは口蓋を表しています。治療前（左）の描画にある横線が左口蓋の身がなく空洞となったイメージを表していますが、どちら側が自分の左口蓋に相当するか混乱し、右口蓋部に相当する場所まで誤って線を引いてしまいました。治療後（右）の描画では、左口蓋の部分の横線は描かれておらず、「（前は）ここがゴボーッと深かったです。ここの半分がひどかった」と記述し、介入前後で明確な描画の変化も確認できました。

ここまででたくさんの記述が出てきましたが、病態の中核と思われた記述を抜き出すと以下の3つになります。

記述1：「こっち（口腔内正中位置）から左へもっていくと（模擬食塊）が消える」

記述2：「何回もやると右では丸と浮かぶが、左では（模擬食塊が）浮かばない」

記述3：「（左口蓋の）実がない、骨だらけで洞穴になってる」

この3つの記述を中核としながら、セラピストとして、どのように病態に迫り、そして治療に至ったのかという臨床思考のプロセスを示しておこうと思います。

●●●病態解釈に至るまでの臨床思考の道筋
●1. 神経解剖学的観点と記述について

　まず、口腔内の左側に重度な麻痺があれば、「感じない」、「わからない」などと訴えても不思議ではありません。でも各口腔器官の要素的な運動・知覚検査の結果から運動障害および感覚障害は軽度に認められたのみでした。とはいえ模擬食塊を用いた評価で得られた「左側口蓋の実（身）がない」という記述、そして口腔内正中位置から左頬内側間において「模擬食塊が消える」という記述が症例2から出たことは、まぎれもない事実です。そこでまずは神経解剖学的視点から考えてみました。

　顔面神経核下半と舌下神経核は、反対側大脳皮質からの片側性支配なので、病巣が右半球で片側性支配であれば、左顔面下部の表情筋下垂と舌の前方突出の軽度左偏移という症例の症状は神経解剖学的に頷けました。しかし、舌の3分の2と口腔内の口蓋と頬内側の粘膜の感覚は、ともに三叉神経支配（両側性）です。つまり病巣が右半球であったとしても、両側性支配の観点に立つと、口蓋の存在や模擬食塊の存在そのものが口腔内正中位から左口腔内へ移動させたときのみ消えるという記述は、神経解剖学的視点のみでは解釈が難しいと思いました。

●2. 半側空間無視の定義と記述について

　そこで、半側空間無視の定義との関連で考えてみることにしました。半側空間無視の定義は、損傷脳の反対側の空間に現れる新奇または有意味な情報について、それを報告したり、それに向かったりすることの失敗であり、しかもその失敗を感覚や運動性欠損のいずれにも帰することのできない場合であるとされています[11]。

　症例2は、口腔内に挿入された模擬食塊が「ここから（正中の左側から）消える」や「ここの（左側口蓋部の）実がない）」と記述しました。これらは、対象物と口腔内の自己身体部位を発見できないことを記述していると思いました。

　重度な半側空間無視であれば、対象の存在そのものに気づけないので、語ることはまずありませんが、症例はそこまで重度ではなく、発見できないことを言語化できる非常に稀なケースなのではないかとみることもできまし

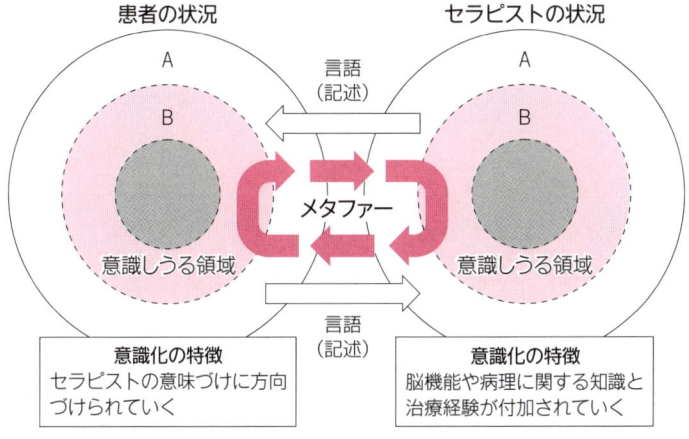

A：他者の介在なく意識できる領域　　B：他者の介在によって初めて意識できる領域

(佐藤公治, 本田慎一郎, 菊谷浩至：臨床のなかの対話力. 協同医書出版社, 2019, p.153より. 一部改変)

図3.50 「気づき」を生み出す二人称の状況

た。なぜなら損傷側の反対側の空間に関する報告ができたのですから。ただし単に軽度で稀なケースだったと済ませてしまうことは、今後の臨床展開や病態の解釈を深めていくには賢明とはいえないと思ったのです。

　そこで、よくよく治療場面を検討してみました。症例2は、症例自身の口から自然に記述が出てきたのではありません（他者の介在なく自発的に出てきたことばであれば図3.50のAの領域）、つまり病態に気づきを促す訓練状況とセラピストの投げかける問い（対話）、言い換えるなら、気づきを生み出す二人称の訓練状況によって表出されたものと見なすことができたのです（図のBの領域）。でもこれだけでは不十分だと思いました。

● 3. 空間そのものの定義と記述について

　なぜなら「空間」の無視というからには、口腔は「空間」と見なせるかを検討する必要があると思ったからです。そこで調べてみました。一般的に空間とは上下、四方の広がりと定義され、三次元の空間を意味し、三次元とは上下・左右・前後の3つの独立した方向の広がりをもっていることと定義されていました。

　この定義を口腔内器官に当てはめてみました。舌に対して口蓋は上方に位

155

置し、舌に対して硬口蓋と軟口蓋とが前後方向に並走し、口蓋は口蓋縫線を境に左右へと広がり、そして頰は舌に対して左右に位置しています。舌は前歯－奥歯と並行に存在し、舌の先端を前とすると食道につながる舌の部分は後ろということになります。このように舌を中心に考えた場合、口腔内は上下・前後・左右という3つの方向に広がっているといえました。これは三次元の定義を満たしているといえ、口腔内は、「空間」と見なすことはできるという考えに至ったのです。

●4. 空間に関する臨床的分類と記述について

次にこの「空間」という概念に関して臨床的に使える分類はあるのかを考えてみました。例えばロバートソンら[12]は、身体（個体）空間、手の届く（個体周辺）空間、遠位（外個体）空間の3つに分類していました。身体（個体）空間の具体例として、「左足がいつも車椅子の足板の下に引っかかったり、眼鏡が左側の耳の後ろにはまらなかったり、顔の左側には化粧をしなかったり、左側の髪は整えたことがなかった」という症例Rachelを紹介し、「彼女の無視のタイプは通例の身体（個体）無視といわれるものである」と述べていました。彼らの考えによると半側身体無視は、個体空間の無視であり半側空間無視と別の概念ではなく、自己身体も空間の概念に内包されると考えられました。

だから症例2の「模擬食塊が左側の口腔内で消える」、「左側の口蓋の実がない」という記述は、個体空間無視という観点から説明可能であると思いました。

●5. 脳内の表象化と記述について

半側空間無視の別の定義、例えばManlyの定義も参考になりました。鎌倉によると彼は、空間の一側からくる情報について、それを発見したり、働きかけたり、ときにはイメージ（心像image）をつくったりすることの困難をいい、それも基本的な知覚損失をもっては完全に説明できない場合を指すといっています[13]。

そして、このイメージ（心像image）をつくることは、脳内の表象化に関してのBisiachら[14]の研究とつながりました。彼らは半側空間無視患者2例に

対して、ミラノの大聖堂広場を想起させる際に、大聖堂を背にした場合と向かい合った場合を、それぞれ想定させて広場について詳しく述べさせました。結果は、いずれの場合も患者から見た右側については詳しく述べることができましたが、左側についてはそれができなかったというものでした。つまり視覚を介した無視のみならず、心的な表象（記憶からの視覚表象化）においても半側無視が生じうるということなのです。

この2つの知見を症例2の記述と結びつけてみました。症例2は「（口腔内に挿入された模擬食塊を）右では見てなくても、それがどんな形か大きさか口に入った瞬間にすぐ頭に浮かびます。でも左側ではそれが浮かびません」と記述していました。

Manlyのことばを借りると、症例2の記述は、左側口腔内の体性感覚情報から視覚のイメージをつくる困難さを、Bisiachらのことばを借りるなら「表象化」することの困難さを表現していると解釈できました。

また「ここの（左側の口蓋の）実がない」という記述も口腔内空間を構成する1つである口蓋という身体の表象化の変質（障害）であると考えることができましたし、描画結果で認められた左右非対称の歪みもそれを表していると考えられました。

つまり症例2のこれらの記述は、心的（内的）な表象化障害、いわゆる脳の表象化という観点から解釈が可能であると思いました。

●6. 触覚性無視と記述について

今度は感覚モダリティという観点からも考えてみました。なぜなら先の検討では視空間、心的な空間表象のいずれにおいても無視が生じることがわかりました。でも、視覚以外の感覚モダリティではどうなのかは検討する必要があるだろうと思ったからです。

Penelope[15]は、「触覚無視に着目した場合、左側の触覚的な気づきの低下は食事までおよび、嚥下困難の要因とみなされる。無視のある患者は口内の左側に溜まった食べ物に気づかないかもしれず、例えば食事の時など、なかなか思うように呑み込めないかもしれない」と口腔内の左半側無視が生じた場合の臨床像について述べていました。そしてAndréら[16]の報告でも、右中大脳動脈領域における梗塞性の頭頂葉損傷の12例で口腔器官を含めた半側

空間無視と嚥下障害の関連を検討し、その中で身体像の描画検査では口周囲の表象の変質、消去現象の有無に関する検査では左側の頬、唇、口蓋に触覚と味覚の消去現象が認められたと述べていました。そして臨床症状としては症例2と同様に流涎、むせや飲み込みの困難さおよび味覚に関する異常が報告されていたのです。

　これらのことから症例2の記述は、触覚性の無視によって対象の立体認知（表象化）ができなかったことを意味すると解釈することができました。なぜなら視空間と口腔内空間に存在する対象の表象化で決定的に異なる点は、口腔内において対象の立体認知（表象化）は、必ず触覚を介して、なされるからです。

●7. 注意機能の関与による身体図式の表象化と記述について

　この対象の立体認知（表象化）については、舌や口蓋など複数の口腔の組織の体性感覚（主に触覚）を介して成立するのですが、それは大脳皮質体性感覚野の2野以降の情報処理でなされています。この2野では視覚情報と体性感覚情報の統合、そして身体からの両側の情報の統合もなされています。これらの情報の統合の目的は身体図式の形成にあると思います。

　また身体両側の統合は、身体のどのような部位にも生じるのではなく、左右の身体部位が同時に協調的に働く部位で生じることが示唆されています（p.8「体性感覚情報処理過程」を参照すると理解の助けになります）。つまり食物の大きさや形（という立体認知）に合わせて主に顎関節と舌が同時に、かつ協調的に働き、適切な咀嚼・嚥下運動が実現できているということです。

　ここで最も重要な点は、身体図式の形成の基盤となる情報の統合、そして対象の立体認知は2野以降の情報処理でなされ、いずれも注意機能の関与が示唆されていることです。

　そこで症例2の病態の中核に迫っていくには、もっと注意に関する機能と記述を結びつけて考える必要があると思いました。つまり「左側の口蓋の実がない」という記述は口蓋という身体を介した視覚表象化の欠如を、「左側では（模擬食塊が）浮かばない」という記述は口腔内器官の体性感覚表象に基づいた対象の表象化の困難さを表していると考えられるのですが、これら

の表象化には注意機能が決定的に関与しているのではないかと考えるように
なりました。

●8. 脳の側性化（ラテラリティ）と記述について

でもなぜそもそも、右側の口腔内では、食塊の存在が明確で、かつ瞬時に
どんな形態かわかるのに、左側でのみ、消えたり、わからないと記述したか
の説明には至っていません。そこで脳機能のラテラリティについての検討を
進めていきました。

基本的に利き手が右手であれば、言語は左半球優位で、空間における注意
機能は右半球優位といえます。右半球は左右の空間に注意が向けられるが、
左半球は主に右の空間への注意機能しかもたないという方向性注意障害説[17]
を病態の中核にまずおいてみることにしました。そして過去の自験例で認め
られた「この手はお母さんの手」と言って譲らない症例、いわゆる左半身に
関する身体意識の異常と解釈できるソマトフレニア（身体失認）も右半球損
傷で出現すること、そして症例2も右半球損傷例です。だから、もう少し検
討を深めることにしました。

右半球は左右の空間における注意の優位性があるというとき、自己身体と
いうより外（視）空間を意味するのが一般的です。でも空間は視空間のみな
らず、口腔という身体も個体空間と見なすことができることが先のロバート
ソンら[12]の研究でわかりましたし、心的な表象化の障害においても半側空間
無視が生じることがBisiachら[14]の研究でわかりました。だから症例2の口腔
に関する記述内容は右半球損傷に伴う注意機能の問題が強く関与し、意識化
されたものだと考えるに至ったのです。

どういうことかというと、右半球は身体表象に関する意識も左右両側に向
けられ、言語を介して意識化されると捉えてみます。一方、左半球は身体表
象に関する意識は右側のみと捉えてみることにしたということです。このよ
うに考えると、なぜ症例の特徴的な記述が口腔内の左側空間に集中していた
か、おおよそ説明がついたのです。つまり損傷をまぬがれた右側の身体表象
と右半球損傷により変質（欠損）した左側の身体表象が統合され、言語を介
して意識化された結果、特徴的な3つの記述となったと考えるに至ったので
す。

とはいえ、私たちの身体（個体）空間は、どのようにつくりあげられているかについては、もう少し明確にする必要がありました。なぜならこの点が明確にできなければ、具体的な治療方法が導き出されないと思ったからです。私たちセラピストとして最も重要な仕事は、症状の鑑別をすることではなく、治療することです。

●9. 治療介入の原則となる身体（個体）空間の成り立ちについて

実は先ほどの私の仮説は、Iwamura[18] の研究にヒントを得ています。彼は、頭頂葉体性感覚野で身体左右の情報は統合されることを明らかにしました。つまり左右両側に受容野をもつニューロンは、体幹・頭部・肩甲帯・骨盤帯・手に受容野があり、3・1野には認められないが、2野以降の高次連合野に行くほど豊かになり、ヒトは頭頂葉にある両側に受容野をもつニューロンとその両側の合流を果たす脳梁によって、身体正中とその左右を形成していることになるというものでした。

つまり当たり前に思っている真ん中という概念は、左右の身体を介した情報が脳内で統合され、身体の正中という表象がつくられるということなのです。

このことを症例2の病巣と結びつけていくと、右半球の頭頂葉を含む損傷によって、左側の（個体）空間からの情報が変質（一部欠損）してしまい、当たり前であった視覚、触覚、味覚などの表象世界は右側へ偏移（逆にいうと左側は欠損、変質）し、もはや私たちと同じ左右対称の軸となる正中線は表象されていない、歪んでしまったと思いました。

したがって治療的な介入の原則は、可能な限り右側の口腔という身体からの情報（体性感覚情報）に注意が向くよう仕掛け、左側の口腔という身体からの情報（体性感覚情報）と統合させ、言語化させることで、脳内の口腔という空間表象の真ん中（正中線）を再びつくることができるのではないかと考えたのです。

●10. 治療介入に重要な言語と身体表象の象徴的要素について

口腔という身体からの情報を言語化することがなぜ重要なのかについては、私たちが何かを知るという手段は3つあるというBruner[19] の考えと

Siriguら[20]の考えから確認することができました（p.31「表象とは」の項を参照すると理解の助けになります）。それは視覚的表象として世界を知る、体性感覚的表象として世界を知る、象徴的表象として世界を知るという3つです。これらは脳内で表象化されているのですが、視覚情報と体性感覚情報は頭頂葉の2野から5野で統合され身体図式の形成がなされます。さらに39野、40野（頭頂連合野）で言語情報と統合（異種感覚情報の統合）されます。つまり視覚－体性感覚－言語それぞれの情報は互換性のあるもの（異種感覚情報の変換）として表象化され、体系化されています。言い換えるとそれぞれの情報は等しい意味として結ばれていることを意味するのです。

このように捉えると身体図式は、（体性感覚を介して）意識上に引き上げた際に、身体像として視覚表象化されますが、単に視覚化されているだけでは実はないのです。Siriguら[20]の身体表象に関する考えに従いますと、身体表象の1つに、空間概念である上下左右前後や身体の名称、部位やその機能など身体に関する意味性表象があるとされています。つまり象徴的要素が身体表象には含まれているのです。だからSirigu[20]のことばを借りると、症例2に口腔という身体の言語化を求めることは、身体の意味性表象化を明確にすることです。そして口腔という身体の表象を介して、口腔内の対象の表象化がなされる事実を考えると、言語を抜きにして治療は語れないという考えに至ったのです。

以上のことから、私たちセラピストにとって言語は最も重要な「治療」の根幹をなすものであり、治療的道具として欠かせないものだという結論に達しました。これまでが病態解釈に至るまでの臨床思考のプロセスです。

● 病態解釈

症例2の生活上困っていた左側からの流涎、食べこぼし、むせや飲み込み時の喉の不快な違和感、味のわかりにくさ等の嚥下障害に関する記述は、右半球の前頭－頭頂葉領域の損傷によって、左右からの、そして複数の口腔器官からの情報が適切に統合できず、左側口腔内の身体（空間）表象が変質した結果と考えました。模擬食塊を介して得られた特徴的な記述は、症例の体験世界を如実に表したもので、左側口腔という身体空間の表象化障害を意味

し% と解釈しました。

●●● 治療仮説

治療は口腔という身体空間の適切な表象化を前提としながら、まず食塊の存在感そのもの、次に食塊の「大きさ・形」および「どこ」という空間性を再びつくりあげていくことをすれば、むせ、喉の違和感はなくなるのではないかという治療仮説を立てました。この治療仮説は、嚥下反射誘発の必要条件の1つ「食塊が最も1つにまとまりやすい状態になった時点」というShiozawaら[10]の知見をひとつの根拠としました。

つまり食塊の適切な表象化（形態認知）がなされていく学習経験の反復（治療）は、適切な嚥下反射を誘発し、むせないで嚥下できるということ、飲み込むのが怖くないということを学んでもらうという教育学的な視点が組み込まれています。そしてこの学習経験を促進する道具が言語であるということです。

●言語の重要性と個々の症例に合わせた治療

これはどういう意味なのかというと、セラピストの問いかけ、つまり言語というものは、学習には欠かせない道具（ヴィゴツキーの三角形）という意味があるからです（p.26「経験を広げる学びの原則」、p.67「訓練における3つの道具」の項を参照すると理解の助けになります）。

症例2の回復を学習と捉えた場合の治療は、個々の認知過程の特徴を捉えることによって課題の難易度を設定する、言い換えるならば個々の最近接領域に合わせて治療は調節されていくということです。この調整は何によってなされるかというと、症例2はどのように知覚するか、注意を向けているか、記憶するのか、判断するのか、言語化するのかという、物事の認識に至るプロセスの各要素の観察に基づいて得られた症例の特徴に合わせ、治療の難易度は調整されていくということです（p.53「認知過程の変質」の項を参照すると理解の助けになります）。

症例2の場合は、特にセラピストの問いかけ（言語）を介して、とりわけ「注意」の要素にスポットをあてた治療をつくっていく必要がありました。その点を中心に今から述べていきます。

●認知プロセスの「注意」に着目した介入方法の実際

　症例2は模擬食塊を用いた訓練中、途中で何に注意すべきかを焦点化できなかったり（選択的な注意）、仮に選択的注意が模擬食塊に向けられても、他の患者が目の前を横切ったりしゃべっていると、容易に（視覚、聴覚情報に）注意がそれやすかったので、セラピストの言語によって注意の喚起が適宜必要でした（注意の持続性）。そして模擬食塊の形態を認知する過程には、口腔内の複数部位の情報を結びつける（注意を分散させ、まとめる）必要がありましたが、症例自身では困難でした。そこで「どこ」と「どこ」に注意すべきかなどの言語的援助をしていきました。また、模擬食塊の形態の違いをどのように見出していたのか、あるいは何に注意をすべきであったかという記憶の面に関しても援助しました。あるいは非麻痺側の口腔内で模擬食塊を知覚した経験を参照させ（知覚経験の記憶に基づき）、左側口腔内の模擬食塊は、それと比べてどうであるか（知覚経験の比較）判断させたり、イメージの想起を求めたりしていくことも言語を介して援助する必要がありました。

　このように治療では非空間性の注意を含めた認知機能に対して、治療的道具としての言語を活用することで、症例は学習（回復）することができるという特徴があったのです。言い換えるとセラピストからの問いかけ（言語）によって、症例2は自身の内的世界の意識化が初めて可能となり、回復に必要なことは何かを明らかにし、自分自身のすべきことに気づいていきました。つまり相互の言語を介したやり取り（対話）によって、症例2は口腔という自己身体からの左右の情報を統合し、適切な口腔内の身体表象を再びつくりあげていくことができていったのです。

　そして次第に症例2は、セラピストの介助がなくても、治療道具などの助けがなくても、自らの経験について言語を介して思考していくようになり、結果として、むせずに食べたいものを食べるという行為が意識せずにできるようになりました（「訓練における3つの道具」とp.84「意識経験と言語」の項と照らし合わせてみると、ヴィゴツキーの発達・学習理論とつながっているのがよくわかります）。

　それが本当かどうかは以下の治療経過をみていただけると納得していただけるのではないかと思います。

治療開始から約1か月半の時点で以下のような記述が出てきました。

Th◆ では今から入れますよ。どんな形かな。

あーん《三角錐を口腔内に挿入（図3.51）》。

《治療は、問題－仮説－検証のスタイルをとっています。つまり患者の回復に関係のある身体部位に対する問いを出して、患者の認知過程（知覚－注意－記憶－判断－言語－イメージ）を活性化させながら、思考させ自ら解答を出していくように仕向けていきます》

Th◆ よーく考えて。さっき言ってくれましたね。

《思考の促し》

Pt● 目で見た形‥‥同じように瞼に浮かびます。形が‥‥。

おそらく、三角。

《口腔内の体性感覚を介した視覚表象化》

Th◆ そうですか。浮かぶんですね。それ以外で他に感じたことはありましたか？

Pt● 四角やと、動かへん。三角は倒れる感じが違う。

《形態の違う知覚経験の記憶と今の経験の比較》

Th◆ なるほど。念のために、じゃ右にもっていって確認しましょう。

《左右の経験の比較による吟味の促し》

Pt● べったりついてくるし、この感じは三角。

《舌背での面積と接地感によって形態を類推している様子》

Th◆ では出して。すばらしい、正解《三角錐が入っていた》。

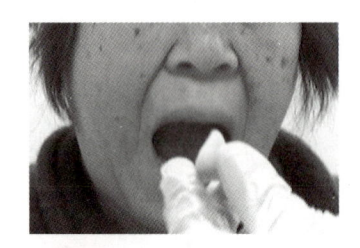

図3.51 形の識別 （文献1, p.170）

Pt●間違いないわ。

《自分の判断への自信が出始める》

Th◆では反対側でこれもどうぞ。

《左側の経験を右側の経験と比較する確認作業》

Pt●おそらく三角。

Th◆おそらく三角？　どうして四角じゃないと？

《対象の形態の違いを細分化するための経験の言語化》

Pt●四角だと、歯茎のところで落ちない。動かない。歯の後ろに戻って
　　きた。

《口腔内の複数の器官による違いを検討している様子》

Th◆奥歯ではどう？　四角と比べてみて。

《口腔器官の異なる場所でも形態は同じ特徴に感じなければならないこ
　　とへの促しと確認作業》

Pt●四角だったら、こんな感じ（上下の奥歯では、四角との角が平らだ
　　からぐらぐらしない）になっているのに、三角はそうならないか
　　ら。三角だと、倒れる。

Th◆では右で確認しましょう。

《再度非麻痺側てある右側の経験を介した比較照合作業》

Pt●‥‥‥‥

Th◆どうですか？

Pt●下だけがべったり、ついてるし。三角。

Th◆今度は左側から（模擬食塊を）出して。

《苦手な口腔内左側の口角から模擬食塊を出すには、舌で模擬食塊がど
　　こにあるか、そして出口としての口角へどのように舌を操作すればよ
　　いかという思考と表象化を可能とする注意機能の活性化を求めている
　　状況》

Th◆はい、休憩。

《左口角から何とかできたので》

Pt●ああ、よかった。前は不安で不安で。
　　（でも今は）浮かんでくるんやね。ぺちゃこい（つぶれて平たい形）
　　とかいうのが。前まで浮かんでこなかった。消えてた。

　また発症から約2か月半から3か月の時点では、模擬食塊の存在が揺らぎ消えることはなくなり、模擬食塊の立体認知が確実になっていきました。

　対話のやり取りは、先にも述べましたが、問題－仮説－検証という作業を意味し、かつ認知過程の活性化を図っています。なぜなら、このようなやり取りを行うことが脳の可塑的変化を図れると考えているからです（p.17「身体と環境の動的な関係」の項を参照すると理解が助けられます）。

　さらに発症から約4か月後の時点では、セラピストが自動運動にて右側から左側へ模擬食塊（大きさ・形）を舌で移送する指示をした介入初期時のことを想起し、以下の興味深い記述をしています。

それから喉も手と似てる感じ、リハビリしてもらう前は痺れている
ような‥‥。お口のリハビリをしてから、味がわかってきた。前は
辛いも、美味しいもなにもなかったわ。
それから、今は食事するやろ。そしたら飲み込んでいいかどうか、
判断つくようになってきた。ここで（口腔内を指さし）、大きさが
判ってきたんよ。まだ嚙まんといけないか、もういけるかっていう
判断が‥‥。

《Shiozawaの研究を基に立てた治療仮説が正しかったことを意味する
記述と考えられます。つまり先ほど問題－仮説－検証作業は、患者の
脳の可塑的変化、すなわち回復に重要な過程であるという点で述べま
したが、実はセラピストにとっても、患者の病態解釈に伴う治療仮説
が正しかったかどうかは治療を介して検証するという意味があったの
です》

　とはいえ、飲み物に関しては、若干の不安が残っていました。そこで
‥‥‥次の治療として、硬さの異なる模擬食塊の道具を用いた治療を実施し
ました。なぜ、介入初期で3種の硬さの認識ができたのに、改めて模擬食塊
を用いた治療を実施する必要があったのか。それは、介入当初に舌背に挿入
された模擬食塊を口蓋へ圧縮していく課題において硬・軟・中間の硬さの認
知は可能でしたが、何度行っても、舌尖は正中位置に定まらず左側から右側
上方へ向かうという傾向がありました。しかしなぜそれが生じていたか曖昧
なままにしていましたが、治療を進めていくうちに気づいたのです。何に気
づいたか。

　むせがひどかった介入当初は症例2にとって左口蓋の実（身）がなく、削
げて骨だらけで洞穴という表象になっていて、非常に怖かったと記述してい
ました。逆にいうと確かな表象として存在する右側口蓋は怖くないので、舌
はおのずと左側口蓋との接触を避けるような舌運動になっていったのではな
いかと（図3.52）。

　症例2は治療介入により、おおよその食べ物はむせることはなくなりまし
たが、飲み物の問題を克服するには、より確実な舌－口蓋間の関係性をつく

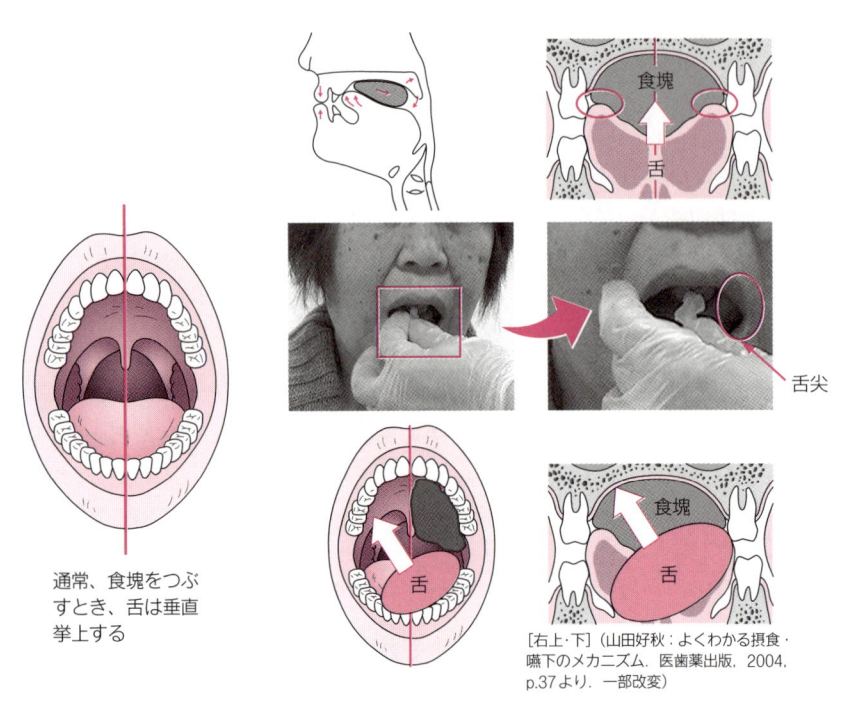

通常、食塊をつぶ
すとき、舌は垂直
挙上する

食塊

舌

舌尖

食塊

舌

食塊

舌

[右上・下]（山田好秋：よくわかる摂食・
嚥下のメカニズム. 医歯薬出版, 2004,
p.37より. 一部改変）

安全に食塊を奥舌へ送り込むには、上段のイラストのように舌尖が上歯
裏に接触し、舌が垂直に挙上する中で蠕動運動が必要だが、症例2が模
擬食塊（硬さ）を押しつぶす様子をみると、舌背が右側へ向かいながら
左側へ偏移し、舌尖が正中より左側に流れている（挙上に従い右側へ）。

図3.52 食塊を圧縮する際に症例の舌尖は左側から右側上方へ （文献1, p.150）

りあげていく治療をしなければと思いました。それは単に食塊の硬さを認識
させるのではなく、飲み込む際には舌が口蓋の解剖学的正中線に向かって挙
上するという空間的な運動性がある中で、対象の表象の変化を意識化させる
治療経験の必要があるのではと思ったのです。具体的には口腔内に模擬食塊
を挿入し、舌と口蓋間でつぶれていく知覚経験の意識化を図ってもらえるよ
うな介入を試みたのですが、経験の意識化として記述することが困難でした。

　そこで、治療者の手を舌と口蓋の関係性に喩え、まずは視覚的な嚥下イ
メージからつくろうと思いました。次に、症例自らの舌と口蓋の触圧覚情報
を介して食塊を知覚し、口蓋で押しつぶしていく嚥下に必要な運動イメージ
の想起へ移行していったのです。

具体的な対話のやり取りの一部を以下に示します。

Th◆《舌上に模擬食塊を挿入し、口蓋とはさみこむような動きを求めて》
　　ベロの上でつぶれた感じはありますか？

Pt●わからへん。

Th◆ギュッとつぶして。

Pt●‥‥こうかな‥‥？

Th◆上の天井でつぶす感じで。どう？

Pt●‥‥んーよくわからない‥‥

Th◆ではもう一度。口の中に注意して‥‥

Pt●‥‥‥‥《沈黙》。

Th◆では、ちょっとこれ見てください。私の手が舌と天井（口蓋）で
　　す。真ん中にあるのが、食べ物‥‥こんな感じではさんでブチュ
　　ウって感じなんですよ。天井に向かって、舌が食べ物を押し上げる
　　ような‥‥よーく見て！！（図3.53）。

《本来の舌が口蓋の解剖学的な正中線に向かって挙上していく、咀嚼の
　運動のイメージにつながるような言語的援助の様子》

Pt●あー。はい。やってみます《いま見た視覚的イメージを基に実際に
　　試みる》。
　　うわっ！　ベチャーっといったわ（舌が口蓋へ挙上することでつぶ
　　れていく様）。

Th◆感じましたか、頭に浮かんできたの？　そのベチャーっという感じが。

Pt●はい。

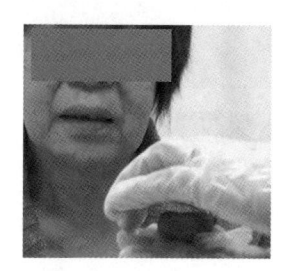

図3.53　咀嚼の運動のイメージにつなげる（文献1, p.173）

Th ◆ じゃあ、いけるかもしれませんね。

少し飲んでみましょう。

【治療介入直後】

なんと約100mlの水を一気に飲むことができるようになりました。その直後の症例2の記述が以下です。

Pt ● どこで飲んでいいか、どこで切ったらいいかわかったわ。飲めたわ。

前はどこで、切ったらいいかわからんかった。

Th ◆ 切るって？　どういう意味？

Pt ● 先生が教えてくれたやろ。

あの赤いやつ（模擬食塊）を舌と天井でつぶすときの感じの訓練で。

あれが水を飲み込む瞬間の切るって感じよ（図3.54）。

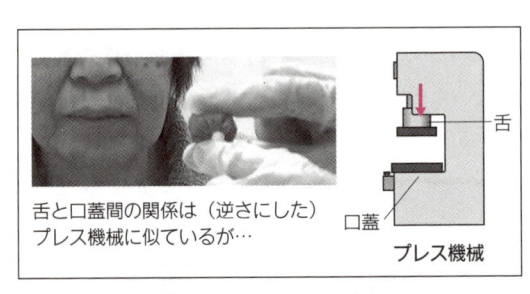

舌と口蓋間の関係は（逆さにした）
プレス機械に似ているが…

舌

口蓋

プレス機械

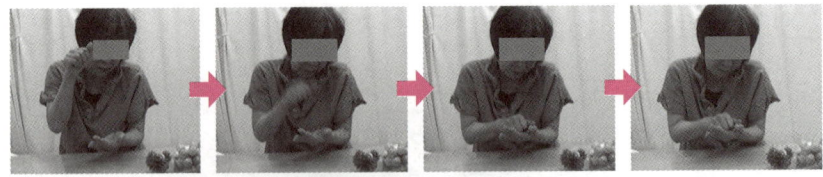

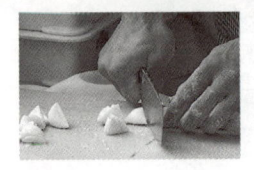

食塊を飲み込む瞬間を「切る」
と。包丁で「切り分ける」よう
な動きを喩えたものと著者は解
釈している（舌が包丁、口蓋が
まな板の関係）

図3.54 「水を飲み込む瞬間の切るって感じ」（文献1，p.174）

《舌が口蓋に対して挙上していき、食塊が圧縮され、咽頭へ送り込む様の喩え》
Th◆切る瞬間はベロと天井との間で‥‥

●●● 模擬食塊を用いた最終評価の様子

Th◆あの、以前は口の中でこれ（球形）を口の中で左右に転がすことをやったら、消えたって驚いたの覚えてます？
Pt●はい。あれはびっくりした。
Th◆今日は、もう大丈夫ですから、右左に10回転がして動かしてみましょう。
Pt●はい《実際に10回行ってもらう》。
Th◆消えましたか？
Pt●いいえ。全然大丈夫です。

　自動運動で模擬食塊の識別を求めた際に当初「消える」という記述がありました。この背景には全般性注意機能の低下に伴うオーバーフロー（情報が容量を超過）があったと思っていました。つまり立体認知に至る情報の統合過程では、全般性の注意機能が働きながら運動探索という行為（運動計画と実行）の中で、形態に関する視覚的記憶と体性感覚的記憶の照合が起きていると考えたのです。このような情報の一時的保持と並列的な情報処理は、受傷後の症例2には困難でしたが、回復とともにそれが可能となったことが示唆されるわけです。

Th◆今度は…いろいろな形を当てるやつやってきましたね。今日もやってみますよ。
　　これはなーんだ？《模擬食塊の球形を挿入》。
Pt●丸。
Th◆正解。
《しばらく行うもすべて時間を要さず正答》

過去の模擬食塊を用いた治療で経験していない形態を入れたにもかかわらず、自分の食べてきた様々なものの中から、つまり記憶の想起によって、いま口の中にあるものを言えました。このことは、単純に治療で行ったいくつかの形を記憶したのではないことを表しているといえます。つまり、「かっぱえびせんを2つ合わせたようなもの」という記述は、口腔内の複数の器官の体性感覚情報が、過去の経験と類似した対象はどんなものかという記憶にアクセスし、いかなるものも視覚表象化することができる能力、すなわち嚥下反射を誘発する条件の1つ、「（主体が）一塊となった（と判断した）時点」という塊としての対象の表象化が確実になされていることを表しています。

　硬さの模擬食塊も同様に再度確認してみると‥‥。

Th◆ではこれは？

Pt●奥のほうが広がるんやね。

《舌背にある食塊が口蓋へ圧縮されていく運動性の中で食塊の表象が変化していく様をモニタリングできている様子》

Th◆横の広がりがわかるの？

《食塊の形態の変化、すなわち食塊がつぶれていく変化は口蓋の体性感覚を介して、縦・横へ広がっていくということを知覚しているかの確認》

Pt●はい。

Th◆すばらしい。右と左が広がった。では今度は物ではなく、天井がどうなっているか。教えて。

Pt●ありますわ、左側。洞穴じゃない。

《左側の口蓋の表象が改善している様子》

Th◆では、今度は何かを入れてではなく、何もない状態でも‥‥？

《左側の口蓋の表象化が模擬食塊という対象の接触が引き金とならなくても、表象化できる能力が獲得されていることを確認するための言語指示》

Pt●大丈夫あります。前は、ここからは行かへんかったのよ。だから、ぞーっとした。ゴボーっと洞穴みたいに。

Th◆右は肉がついてるの？

Pt●はい。でも左の天井は左手と同じだった。怖かったわ。でも、今はゴックンと飲めるように変わったわな。つぶしていくやつ（模擬食塊の硬さの訓練）のおかげや。ほんと前は怖かった。

Th◆怖かったですね。

Pt●焼きそば、こんな辛いかって、感じるほどよう味もわかるようになったわ。あれが良かった。

《口腔内の体性感覚を介した形態や硬さなどの情報が美味しさに関与している可能性を示す記述と、適切に注意が口腔内に向くようになった様子》

Th◆天井でつぶすやつ。

Pt●それから丸とか四角とかの訓練‥‥あれのおかげやな。ぎょうさん

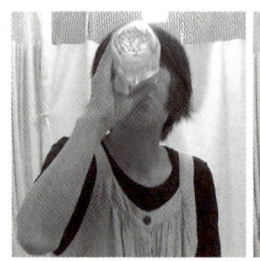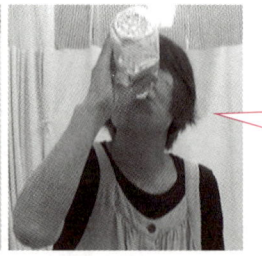

ラーメンも食べられるし、お餅も食べられるし、水の一気飲みもできます

図3.55 最終評価時のパフォーマンス（文献1, p.177）

（たくさん）飲んだら、のど詰まるわって、わかるようになったわ。それから小分けにして少しずつ口に入れるようになったし、飲み込むようになったわ。つぶす訓練では「切るって感じ」教えてくれたろ。あれと一緒や。食べるのも。ゴクンと。お水が飲めるような感じがきいてるわ。食べるのもあの切るって感じ大事やわ。
《嚥下反射を誘発する必要条件を満たすように嚥下機能が改善していった様子》

ペットボトルの一気飲みもやってみせてくれました（図3.55）。そのあと……

Pt●アンパンも食べたいな思って好きに買えるし。左で噛めるし、前はベチャーって左の奥のほうには気づかんかった。気づいても舌で取れんかった。張りついて取れんかったんよ。でも今は指を突っ込んで取るということしなくてもよくなったんよ。左でも噛めるし。生きててよかったわ。
《口腔の身体表象が鮮明になり代償的行動をとらなくてよくなった様子》

また、模擬食塊を用いずに、治療介入前後の意識しうる経験の差について聞いてみました。

Th◆口の中は今どうですか？ 目を閉じてみて。前は歯茎の上のほう、左側の天井がなかったって言ってたでしょ。

Pt●あの怖いの、あれはもうなくなりました。前はぺちゃこいの移動させるとき、こっからこっち（右から左）へは行かへんのや、舌で動かしても。なんで行かへんのや、ぞーっとしたわ。せいぜいズボーンとなかったみたいに、洞穴みたいに。右側の天井はあったんよ、肉があるんよ。でも左側は骨だらけで。ゴボーっとなかったんよ。舌で動かそうと思っても骨だらけで‥‥‥‥。

Th◆肉が削げて「ない」っていう感じ。

Pt●そう。削げてない。
手の治療のときも言ったけど、あの時も私の手は目を閉じると手は骨しかなかった。目を開けて見てるとそれは、皮膚も肉もあるけど。ないねん。あの感じと一緒。天井に実（身）がないねんな。右にはあるけど。ティッシュを丸めて手で握らせたことあったやろ。あの頃は、ベッドの柵もよく持ってたわ。

Th◆どうしてだと思います？

Pt●怖かったんちゃう？ でも今は大丈夫。
《これらはすべて左側の身体表象が改善した様子》

　さらに、大きさ・形の異なる模擬食塊10種類程度の識別も可能であることが確かめられ、同時に実際の食事でも食べたいものを食べられるようになりました（発症から約5か月後）。

Th◆今はどうですか？ 怖いことなどありませんか？

Pt●大丈夫。でもあれは怖かった。これ（目を閉じると左半身が消えること）と口の中の（左の口蓋が削げてない）ことを思い出すと寒気がするわ。半分気が狂ったかと思うわ。
でも今はいいわ。うれしいわな。外にも食べに行けるし。うどんも食べられるし、つるつると。お餅もこの前食べたわ。
前は喉がヒリヒリ、ピリピリした感じがあったんよ。今は痛いこともないんよ。ゴックンするとき。この口の訓練してから、味がよー

　このように、治療によって嚥下機能が改善し、様々な食べ物、飲み物をどこでも食べられ、味わえるようになっていったのでした。

　先日、症例2の娘さんから、以下のご連絡とご報告がありました。

「お母さんが安らかに今旅立ちました。脳梗塞後、先生の（嚥下の）リハビリをしていただいて、状態が悪くなるまでの8年間、口からずっと食べることができていました。ありがとうございました」と。

　心からご冥福をお祈りいたします。

◆物理的に存在する口腔器官と身体表象としての口腔器官

■症例1、症例2に共通する重要なポイント

（1）いかに物理的身体としての口腔器官が存在していても、脳損傷を呈すると、口腔器官の身体表象の部分的欠損や変容が生じます。その結果、意図した（安全・円滑な）咀嚼ー嚥下運動は困難となると考えられます。であるならば、治療対象は物理的身体としての口腔器官のみに着目するのではなく、脳の中の身体（表象）との整合性に着目して介入するべきではないかということです。

（2）どのような身体表象の異常があるのかについては、当然目には見えませんが、患者が語ってくれること（記述）で見えてきます。

（3）患者の記述は、脳の損傷領域と認知のあり方（知覚ー注意ー記憶ー判断ー言語ーイメージなどを含めた、自分と物事に対する認識のあり方）とを関係づけて行うことで妥当性のある病態解釈となると考えられます。

■意識経験の記述の取り扱い

（1）患者の記述、すなわち意識経験からの言語化の内容は、主観的なもので、取るに足らないものというのでは決してなく、病態解釈に必要なもの（内部観察）です。

（2）従来の外部観察に加えて、治療介入前後の回復の指標となりえます。

（3）記述の内容や患者にとって想起しやすい事柄は、やり取りを介してセラピストが抽出することで、運動イメージへ展開することができる可能性があります。

症例3
食物残渣の著明な進行性疾患（ALS）患者 〜感覚麻痺による口腔の知覚変質の可能性

●●● はじめに

世の中には原因不明の進行性疾患がたくさんあります。その1つに身体を動かす神経系が次第に変性（死滅）し、自分の意思で体を動かすのが困難となる筋萎縮性側索硬化症（<u>A</u>myotrophic <u>L</u>ateral <u>S</u>clerosis：以下ALS）があります。

ALSは、いくつかのタイプに分けられますが、基本的に運動ニューロンの疾患なので、認知機能も保たれ、運動機能だけが選択的に障害される疾患といわれています。障害を受ける領域においては手足のみならず、当然嚥下に関連する運動ニューロンも変性（死滅）していくことはあるので、症状の進行に伴い嚥下障害が顕著になってくることはあります。

そのようなALSの患者に対する一般的なリハビリテーションは、「進行性の運動ニューロン疾患は、進行性という特性上、機能の回復は見込めないので、嚥下障害が認められたら、嚥下食で誤嚥しにくい食形態に調整したり、水分はとろみをつけるという対症療法が現実的」となることを周知の事実として受け止め、セラピストは積極的な治療介入をすることは多くないと思います。

今から紹介する症例3は、嚥下障害の原因が運動麻痺だけではなく、近年指摘されている感覚神経の問題や高次脳機能障害の可能性が観察からみえてきました。まず、どのような観察から、それが明らかになっていったかお話

していきます。そして次に、症例3に対して機能システム、また脳の可塑性という観点からどのような治療介入を積極的に試みたかを紹介したいと思います。結果、機能回復とはいえませんが、介入前の評価結果および介入前のパフォーマンスより一定の良い変化（改善）が認められました。

症例3

　60歳代、男性、利き手は右手。家族諸事情から、あらかじめ入院は約1か月間と期間が決まっていました。

　身体機能として上下肢の麻痺は右側が強いという左右差がありました。上肢全体の機能は簡易上肢機能検査（Simple test for evaluating hand function）を例に説明します。この検査は様々な大きさ・形（5〜6個）の物を把持、操作し、所定の場所に制限時間内で移動させるという課題で10項目あります。この検査の特徴は、代償動作か否かは問わず、「できる」か「できない」かという結果に力点が置かれていることです。対象となる物は下位項目となるごとに小さく（薄く）、細くなり、手指の粗大な動きから段階的に巧緻性が求められる課題構成になっています。

　症例3は右上肢にて大球（野球のボール程度）を把持し、操作すること（検査1）は何とかできるのですが、制限時間30秒に対して3倍以上の時間を要していました。その他の検査もほぼ同様に制限時間内にできるものはほとんどありませんでした。一方、左上肢においても、制限時間内でできたのは、検査1の大球、検査2の中球（ゴルフボール程度）で約15秒と13秒でした（これは健常な方であれば、遅くても10秒はかからない課題）。また検査9、10の直径5mm程度の球や、円柱のつまみは全くできませんでした。

　実際の食事動作はどうだったかというと、右上肢の参加は見られず、基本的に左上肢を用いていました。左上肢のリーチ動作は休み休みで何とか可能でした。手指に関しては母指球筋の萎縮が認められ対立動作は困難でしたが、粗大な把握と側腹（母指と示指の側面）つまみは可能だったので、太い柄のフォークスプーンを把持し、副食は掬うのではなく、刺して食べていました。主食である米は、おにぎりにしてもらい、直接手づかみで食べるという方法で摂取していました。とはいえ、後半は疲労感から介助のこともありました。

コミュニケーションは、自発的な発話は可能ですが、鼻声で構音障害が著明なため、発話内容はこちら側が注意深く聴いていても、聞き取れないことが多いレベルでした。しかし、「(私は) 可能な限り自分で食べ、そして普通食を食べ、飲みものにはとろみをつけたくない」という自分の意思をこちらに伝えてくれました。そこで一般的な嚥下に関する評価をしていくことにしました。

●●● 評価

● 一般的な嚥下機能および舌運動の評価

最初は反復唾液嚥下テスト (Repetitive Salva Swallowing Test：以下RSST) を行いました。結果は、3回/30秒で、努力性が強いのが特徴的でした。次に、普段飲む水の量について聴取し、水飲みテストの方法に準じ、30mlを飲む評価をしました (図3.56)。結果は、著明なむせは観察されませんでしたが、合計6回程度の喉頭挙上が触診で観察されました。この時の状況として最初の3回目までの嚥下は、コップを口につけて飲みながらでしたが、残り3回はコップの中の水を飲みきったものの、連続的に嚥下ができず (喉頭が挙上しきらず)、一部は口腔内に貯留し、何度も嚥下を試みるという動きが観察されました。

今度は舌の全体状態を観察しました。舌の著明な萎縮や色なども特に異常は認められませんでした。そこで次は挺舌の動きを見てみました。

その時の舌の状態が図3.57の一番左の図です。その後、「もっと舌は前へ出ませんか?」と口頭指示て求めましたが、一番左の

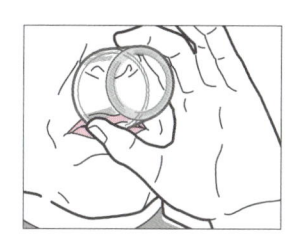

図3.56 水飲みテストに準じて30mlを飲む評価

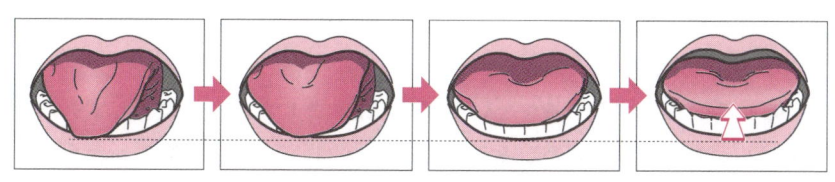

図3.57 挺舌の維持ができず舌が引っ込む様子

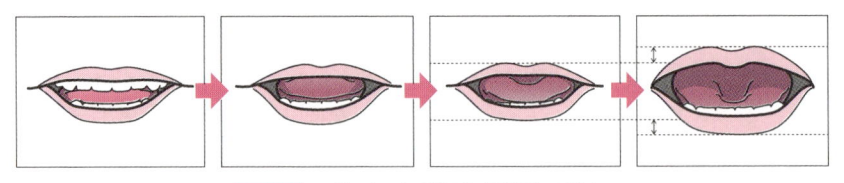

図3.58 舌打ちに不必要な顎関節の動き

図で示している以上には舌を前へ突き出すことはできませんでした。

そこで今度はセラピスト自身の挺舌の維持を見本として観察させ「私の真似をしてください。べーと舌を出し続けておいてください」と指示してから、同様に模倣するよう求めました（3秒以上の挺舌）。

すると、何度実施しても、挺舌直後は図3.57の一番左の状態となるのですが、徐々に舌の挺舌度合いが低下し、一番右の図のように口腔内へ舌が引っ込んでいき、挺舌の維持ができないことが観察されました。このことについての自覚はありませんでした。

次に「舌打ちする」ことを求めました。舌打ちの音は一般的に「ツッ」という音が、舌尖が上顎切歯裏口蓋側に接して、瞬間的に舌を弾くような動きで出ます。そして、この時、顎関節の動きはそれほど必要ではありません。

しかし症例3の舌の動きは、舌打ちというよりはむしろ、例えば人の注意を引くために舌で「タン！」という音を出すときのように動かし顎関節を大きく開いていました（図3.58）。また、音も小さかったので、「もう少し大きな舌打ちはできますか？」と依頼し、セラピストの舌の運動観察をしてもらってから、再度行ってもらいましたが変化はなく、顎関節をより開くという運動が観察されたのみでした。

次に口角へ舌尖をもっていく運動を求めました。すると、ゆっくりと左右の口角へ舌尖をもっていく運動は、舌の長さを一定にしたまま可能でした。しかし、「もう少し速く左右へ」と速度を求めると、症例3の舌は左右へ捻転する動作へ移行するちょうど正中位置で、一旦引っ込めるような動きが観察されました（図3.59）。

今度は舌で頬の内側を押すという運動を求めました。結果は、わずかに膨らんだのが外部観察的にわかる程度でした。次に、上の歯の裏側へ舌を強く押し付けてくださいと求めると、顕著に頸部を伸展しました（図3.60）。

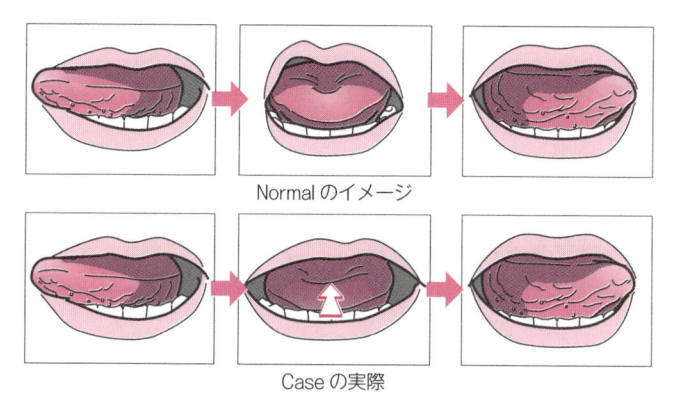

Normal のイメージ

Case の実際

図3.59 速く、左右の口角へ舌尖をつける

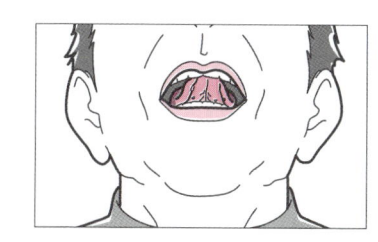

図3.60 上の歯の裏側へ舌を押し付ける

　しんどそうでしたので、「難しいですか？　難しいと思っていたら、手を挙げてください」と聞いてみました。すると、左手をすぐに挙げました。

　これらの評価をしてみてわかってきたことは、舌の反復運動は、徐々に運動範囲が減少し、速度を速めると運動に安定性もなく、運動の強度に関しては努力性が目立ち、代償動作が出現することでした。この点は、上肢や下肢の運動時にも同様のことが観察されました。

　またいずれの課題も、難しいがおおむねできていると本人は思っていることもわかりました。さらに症例3は、うまく食べられないのは上肢の問題であると今まで思っていましたが、今回の評価で初めて自分の舌にも問題がありそうだということに気づきました。

　つまり舌の運動性が低下していることの自覚はなかったということです。言い換えると舌の動くイメージ（予測）と実際の舌の動きとは違ったということです。

とはいえ、ここまでの評価結果の内容は、ALSの特徴としての運動ニューロンの変性によって麻痺が生じ、その結果うまくできないのは当然ともいえます。そこて今度は実際の食事場面における口腔器官の観察を含め、さらに検討してみることにしました。

●実際の食事場面の口腔器官の評価

　摂食状況としては、咀嚼から嚥下の過程には時間を要していましたが、著明なむせは生じず、咳払いをする程度でした。しかし症例3が、次の食べ物を口に入れようと開口した際に、口腔内に食物残渣らしきものが何度も見て取れました。そこでセラピストは、「ゴックンした後は、口の中は、きれいですか？　食べたものは、残っていませんか？」と尋ねました。すると、症例3は、「はい」と頷きました。そこで、次の食べ物を入れる行為を中断してもらい「ては口の中を見せてください」と依頼し、開口してもらいました。すると嚥下後の口腔内の食物残渣が著明に認められたのです（図3.61左）。

　そこでセラピストは、「口の中には、食べたものが残っていないか、再度確認してください、口腔内に気持ち（意識）を向けて。（必要てあれば）舌などを動かしてもいいですよ」と付け加えました。症例3から「大丈夫」という頷きがありました。そこで再度開口してもらいました。すると、口腔内には、残渣物が移動しているだけで、依然著明なままてした（図3.61右）。

　この結果は、舌が思うように動かないから食物残渣の量は全く変わらないのだと解釈することはてきます。ただし症例3には、口腔内に食べ物がないか、確認してもらっています。もし、舌がうまく動かないというのが本質的な原因ならば、「口の中には食べ物が少し残っているのは感じている。だけど、舌がうまく動かないから、取り除くことや口の中てまとめて飲み込むこ

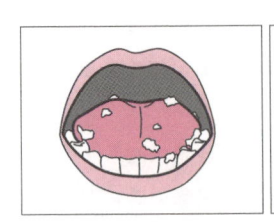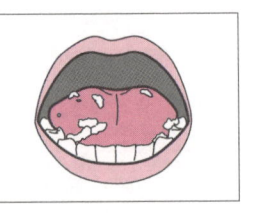

図3.61　著明な食物残渣

とができなかった」という趣旨の意思表示をしてもいいはずです。「（私は）可能な限り自分で食べ、そして普通食を食べ、飲みものにはとろみをつけたくない」と意思表示したときのように。また症例自身は、「口腔内に食べ残しはない」と認識していました。そしてこの事実を鏡で口腔内を確認させたときには、自ら苦笑いをしていました。これはやはり、うまく動かないだけが原因ではなさそうだと思いました。

●評価1：舌の体性感覚地図の検査

そこで、症例1、症例2のように、舌の体性感覚地図の検査（評価1）をまず実施してみました。結果は図3.62のようになりました。

この評価は、別の日にも各5回実施しましたが、傾向は変わりませんでした。その結果の全体的特徴を表したのが図3.63です。

症例3は、セラピストが与える舌の刺激の強さについて「右が鈍い、感じにくい」と記述しました。つまり舌の右側は上下肢の麻痺と同様に鈍麻の傾向が窺えたのですが、全体的特徴としては、①舌背部の後方の刺激は、より

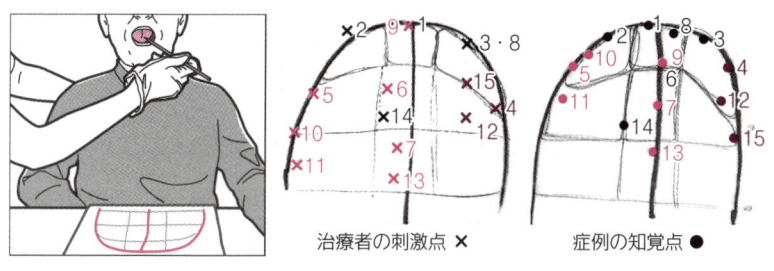

治療者の刺激点 ×　　　症例の知覚点 ●

図3.62　舌の体性感覚地図の検査（評価1）

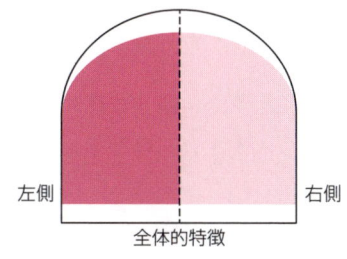

左側　　　　　　　　右側

全体的特徴

図3.63　症例3の舌の身体表象のイメージ

前方へ知覚する傾向、②舌先端部の刺激は、より舌背部のほうへ（内側へ）知覚する傾向、③右側の知覚点は左側と比較し、空間的な距離としてのずれが大きい。④正中位置での刺激点と知覚点との間に著明な歪みはない、ということがわかったのです。

　つまり、舌の体性感覚地図は、症例1のように著明ではありませんが、変質している可能性が出てきました。

●評価２：模擬食塊の形態認知

　しかし、体性感覚地図の結果のみに食物残渣の原因を帰結することはできないので、今度は模擬食塊を用いて、形態認知の評価を行いました（図3.64）。結果は、大きさだけではなく、形のエラーがあることが明らかになりました。この評価は違う日にも行いましたが、結果は同様でした。

　そのやり取りの一部を以下に紹介します。《　》内は治療の状況と記述に対するセラピストの解釈です。

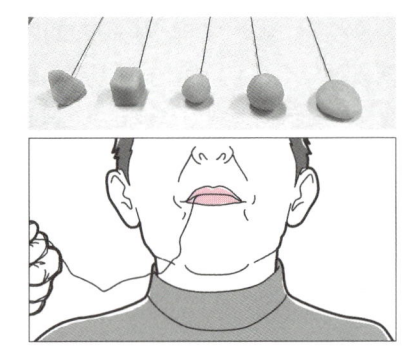

図3.64　模擬食塊の形態認知（評価2）

Th◆では今から目の前にある模擬食塊のどれかを口の中に入れますね。
　　どの形が入ったか、後で聞きますので、感じたまま教えてください。
Pt●はい。
Th◆はい《三角の小を挿入》。
Pt●三角の大きいほう。
《形の誤りはないものの、大きさに誤りが認められます（図3.65左）》
Th◆では比べてみましょう《大きい三角と答えたので、実際に大きな三角を口腔内へ》。
Pt●‥‥‥‥《すると、ああ、全然違ったわ。という感じで、首を横に振って苦笑い》。

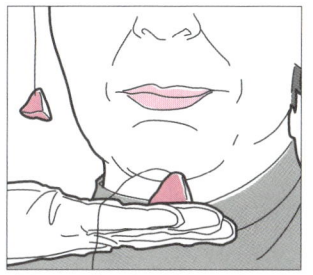
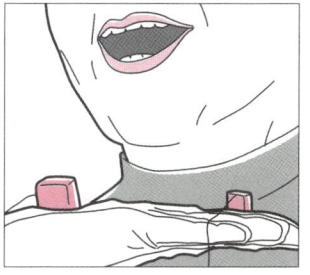

挿入：三角の小、答え：三角の大　　　　挿入：四角の大、答え：四角の小

図3.65　大きさ・形の認識

> **Th** ◆では今のを踏まえて、もう一度いきますよ。
> **Pt** ●はい（頷く）。‥‥‥‥《首を少しかしげて悩んでいる様子》。
> **Th** ◆ではどっちかの頬へもっていっていいですよ。
> 《舌と口蓋以外の複数の組織でも確認してもらいます》
> **Pt** ●‥‥‥‥《沈黙していたが、わかったという様子》。
> **Th** ◆では答えをどうぞ。
> **Pt** ●四角の小《実際は四角の大が口腔内に（図3.65右）》。

　ここまでならば、大きさの誤り、あるいは混乱があるだけで、形の認識には誤りがないのではないかということになるのですが、さらにその詳細を確認するために続けてみました。

> **Th** ◆ではこれはどうでしょうか？
> **Pt** ●三角の大《実際に口腔内へ挿入したのは四角の小（図3.66）》。

　つまり、大きさの誤りだけではなく、形の認識にも問題がありそうなことが観察されました。当然別の日にも確認しましたが、結果は同じでした。

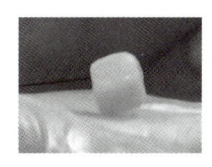

図3.66　「三角の大」

●評価3：模擬食塊の硬さの認知

そこで今度は模擬食塊の硬さの認知（評価3）について評価を進めました（図3.67）。

結果は、口蓋へ食塊を押し付け圧する舌の挙上の運動性には症例1、症例2のような運動方向の異常は認められませんでしたが、硬さに関する知覚のエラーが著明でした。

例えば、一番やわらかい黄色と硬めの黄緑色の模擬食塊を比較し、黄緑のほうが「やわらかい」と知覚するという逆転した知覚経験となっていることがありました。また解答する際に自信がありませんでした。

舌と口蓋間で圧縮する際、本来は、舌と口蓋間で生じる圧覚を介した知覚に基づいた判断で答えてほしいところですが、本人にとって努力感を知覚したときに（実際の物性の硬度に合わせてではなく、筋収縮感が瞬間的に入ったと感じたときに）、それは「硬い」という認知的判断が働いたという可能性は考えられました。

そこで、自分の左手の母指と示指で確認してもらい、手指でも逆転した知覚経験を訴えるか確認することにしました。なぜ手で確認してもらうという方法を用いたかというと、舌と口蓋を中心とした対象の認知は、手の機能と非常に類似した機能があるからです（p.24「学習と意図、情報性」の項の特にLedermanら[21]の研究の箇所を参照すると理解の助けになります）。

結果は、手指では模擬食塊の硬さに関するエラーはありませんでした（図3.68）。ただこの点は、舌よりも手の麻痺の程度が軽かったからできたとい

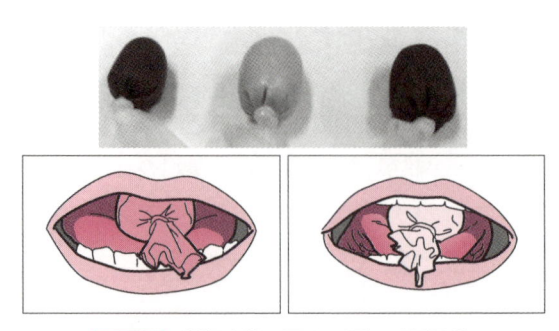

図3.67 模擬食塊の硬さの認知（評価3）

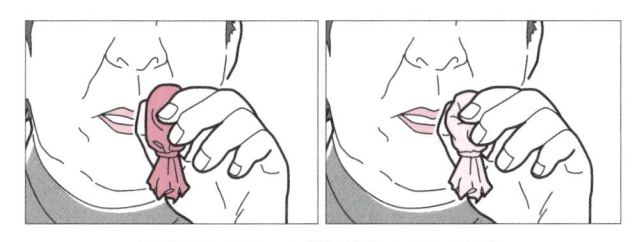

図3.68 手指での模擬食塊の硬さの認知

う理由も成り立たないわけではないのです。

　これまでの症例3に対する結果は、運動ニューロンの変性に伴う、舌を中心とした口腔器官の運動麻痺によるものと一応の説明は成り立ちます。しかしながら、認知的側面の評価1～3の結果は、やはり動けなさだけでは説明が困難でした。

　とはいえ、舌そのものの体性感覚地図や舌ー口蓋を中心とした対象の認識（形・大きさ・硬さ）の混乱や誤り、自覚の乏しさを、感覚神経の障害だと判断するにはまだ早いとも思いました。なぜなら、評価1については、単に「触れられたか否か」という感覚のレベルではなく、「どこ」という空間性を求められています。症例3は自らの意識（注意）の働きを用いて、場所を特定しなければならないので、やはり全般性の注意機能が働いた能動的な知覚の側面、あるいは記憶の問題（ワーキングメモリや短期記憶）も含めて考えてみる必要があると思ったのです。そこて、高次脳機能に関する評価の検討をしました。

●評価4：高次脳機能の側面

　症例3は紙面上の検査（神経心理学的な検査など）を非常に嫌がる傾向にあったので、最低限できる数種の評価に絞り実施しました。その1つがMini-Mental State Examination（以下MMSE）でした。結果は30点と満点でした。ということは、少なくとも基本的な知的な側面や基本的な記憶面において、著しい障害は認められず、またこちら側の言語的指示の理解が乏しいことが評価1～3の結果の原因ではない可能性が高まりました。

　ただ模擬食塊による立体認知は、症例1のように複数の口腔組織の体性感

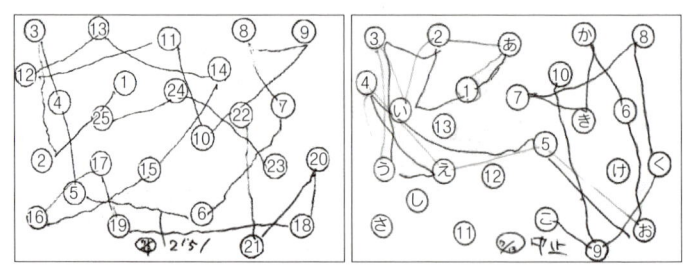

図3.69 TMT-A（左）とTMT-B（右）（介入1か月後）

覚を介した知覚に問題があっても障害を受けますし、症例2のように主に方向性注意機能に問題があっても障害を受けることが確かめられていたので、最後の1つとして基本的な注意機能（持続性、選択性）に関するTrail Making Test（以下TMT）を実施しました。

　結果はTMT-Aは2分51秒とかなり遅かったのですが（図3.69左）可能でした。しかし、TMT-Aの要素に加え注意の変換能力が必要なTMT-Bでは途中から、どの数字とひらがなを交互に結びつけていいかわからなくなり中断となりました（図3.69右）。

　麻痺のある上肢で実施したので、TMT-Aの遂行時間が遅いのは当然です。しかし、TMT-Bの中断の理由にはなりません。なぜなら症例3が中断したのは、上肢の筋の疲労感を訴えたからではなく、「わからなくなった」とこちらに訴えたからです。念のために次の日には、TMT-Bのみ実施しました。なぜなら先日は、いくつかの課題を実施した後にTMT-Bを実施したので、心的負荷が疲労として蓄積され、TMT-Bの結果に影響を与えた可能性は排除できないと思ったのです。しかし結果は変わりませんでした。したがって、左上肢の筋が疲労したからではない可能性がさらに高まりました。

　ということは、この注意機能の要素の影響が模擬食塊を用いた評価結果に反映している可能性はあると思いました。しかし従来の考えではALSの病理は運動ニューロンの変性による麻痺です。だからといって症例3の結果（事実）をなかったことにもできません。症例3は、高次脳機能障害の知的要素や記憶要素は考えにくいですが、注意障害の要素が症状として出現しているのですから。

　そこでいろいろと調べてみました。すると近年のALSと高次脳機能障害との関連の報告[22-24]を見つけることができました。臨床場面では、ALSは運動ニューロンの変性由来による動けなさを全面に捉えていますが、認知症の症状や言語障害として失書などの関連症状の報告がありました。

　症例3においては、知的な面や記憶面あるいは失書などの言語障害の著明な異常はありませんでした。しかし注意機能という面において評価結果から少なからず異常性が認められたので、知見と同じ高次脳機能障害ではなくても、麻痺ではない要素を含めて症例の病態の全体像を考えることが賢明であり、治療上重要だと思ったのです。

　では運動麻痺と高次脳機能の障害の2つですべて問題は解決したのかというと、まだ残された問題がありました。それはやはり感覚神経の障害の可能性についての検討です。食物残渣の有無や評価1は、口腔内空間へ意識を向け、そして口腔内の舌の体性感覚に意識を焦点化させるという意味では、確かに注意は関与しています。しかし注意が向いてもなお、感じにくい、わかりにくいということは症例1のようにあるのではないか。そこで、ALSと感覚神経について調べてみることにしました。

●●● 病態解釈に至るまでの臨床思考の道筋

● 1. 感覚麻痺による知覚の変質の可能性

　症例3と結びつく可能性のある研究を探していくと、いくつか見つけることができました。1つはTaoら[25]の研究です。それは、後根神経節に局在する感覚ニューロンはALSに関与しないと考えられていたが、複数のALS患者とマウスモデルの両方において感覚ニューロンの異常が認められたというものです。

　そしてもう1つがAminら[26]の研究です。彼らはALS患者の喉頭感覚評価における官能検査を行いました。ALSは、原因不明の進行性の運動ニューロン疾患ですが、22人の患者に対して行われた感覚と嚥下機能の評価の結果から54.5%に異常な感覚があることを実証したというものでした。また彼らの見解としては、ALSの嚥下障害は一般的に筋力低下に起因しているが、喉頭における感覚欠損の存在が、適切な嚥下機能に影響を与える可能性が示唆されたというものでした。

これらのことを咀嚼・嚥下に関与する口腔器官の感覚神経にも同様の可能性があると考えることで、症例3の評価結果と結びつける解釈に強引さはなくなりました。つまり症例3の病態として運動麻痺、感覚麻痺、高次脳機能要素（とりわけ注意機能）の障害の3つの障害が複合的に重なり合った結果と解釈できました。そこで改めて食べるという行為を運動の神経機構に沿って確認することにしました。

●2. 食べるという行為の神経機構

症例3の実際の食事場面の「おにぎりを頬張り、咀嚼し、最後に飲み込む」という食べる行為の神経機構を例に考えてみました。

まずはおにぎりを手に取り、口に入れ、かじって、頬張り、咀嚼して飲み込みますが、この咀嚼から嚥下までの過程には、まず自分の意図に基づいて、複数の口腔組織の筋肉を協調的に動かす指令が出されています。この運動指令に従い、運動の神経細胞（上位運動ニューロン）が賦活されます。そして、この神経細胞は、脳幹延髄部に存在する次の神経細胞（下位運動ニューロン）に筋肉を動かすための信号を受け渡します。下位運動ニューロンは実際に動かすべき筋肉にまで延びていて、その伝わった信号が筋肉を収縮させています。すなわち、2つの神経がバトンを渡すリレーのように、脳から最終目的地である舌を中心とした運動器（筋肉）を動かすための信号を送っているわけです。

しかし症例3のようなALSでは、この2つの神経（上位運動ニューロンと下位運動ニューロン）両者が徐々に死滅（変性）していくという中核的な病理によって、「おにぎりを頬張り、咀嚼し、最後に飲み込む」という一連の咀嚼・嚥下運動は十分遂行されているとはいえず、口腔内の食物残渣が著明という現象が結果として現れたとみることができます。

逆にいえば運動器であると同時に感覚器でもある口腔器官が障害されていなければ、口腔内の体性感覚の触覚・圧覚を中心とした情報（食物残渣）は、感覚神経を介して（視床を介して）、大脳皮質体性感覚野などへフィードバック（上行）していたはずです。そしてその情報には、「（ゴックンの前に）まだ（口の中に食べ物が）あったよ」とか「ゴックンとしたけど、口の中がなんか変だよ」という警報のような情報が含まれていたはずです。言い換え

ると、それは意識としては違和感、つまり気づきを促す情報につながったはずなのです。そして「この違和感は、なんだろう」という意識が働くことで口腔内の注意が焦点化され、「あっ口の中に食べ残しがあるわ」となったはずなのです。しかし、症例3は自分自身だけではそれに気づけなかったのです。

ここまでで、食べるという行為の神経機構に症例3の病態の三大要素としての運動麻痺、高次脳機能要素（とりわけ注意機能）、そして感覚麻痺を重ね合わせた考えとして整理することができました。これで症例3の病態解釈はおおむね整ったように思いましたが、リハビリテーションセラピストにとって最も重要なことは、病態解釈が治療介入につながるものとして成り立っているかどうかです。したがってこの点を含めて最終段階の思考過程に移行しました。

●3. 治療介入可能性としての病態解釈には学習モデルが必要

リハビリテーションにおけるセラピストの治療という行為は、食べるという患者自身の行為が少しでも改善するような質的な変化を図ることです。

ここでいう質的変化を症例3の食事場面にあてはめると、嚥下後の口腔内に食物残渣が他者の指摘なく減少していること、あるいは鏡などで口腔内を確認しなくても食物残渣はないと自信をもてることです。それは、実際に口腔内の食塊はきれいにすべてまとめ上げて飲み込むという自らの予測と結果が一致するような変化を意味します（逆にいうと事後的には口腔内には残渣がないという意識につながる）。さらに、仮に口腔内に食物の残渣があったときは、自らの意識で「あれ？」と何らかの違和感を覚え、気づき、そして食物残渣を再度口腔内でとりまとめ再び嚥下することができるようになることです。

このような質的な変化は、患者自身にとって何らかの学びが生じたことを意味し、人間の学習のモデルとしてのコンパレータモデルを適用して考えることができます（p.17「食べることの運動学習」の項および「臨床のヒント④」を参照すると理解が助けられます）。

このモデルは運動学習における比較照合（誤差学習）モデルともいわれています。このモデルに従うと食べるという行為は、運動の意図に伴い、どの

ように食べるかについての運動指令が出され、実際の運動器としての口腔器官を介して咀嚼・嚥下運動が遂行され、思い通りに食べられたかという結果は、必ず感覚器としての口腔器官を介して感覚フィードバック情報が脳へ戻るという循環性も有しています。

そして、うまく食べられているうちは、自分の意図と結果が一致しているので、意識にのぼらないような仕組み（システム）が内在されています。そして健常であれば、うまく食べられなかったら、自分の意図と結果が不一致となっているので意識にのぼるような仕組みとなっていると考えられています。

実はこの意識にのぼらない（逆にのぼる）ような仕組み（システム）をうまく説明しているのが、Blakemoreら[27]のくすぐり実験です。この実験は、なぜ他人からくすぐられるとくすぐったいのに、自分で自分をくすぐるとくすぐったくないのかという素朴な疑問を科学的に証明したものです。通常私たちの、自己の意図に伴う運動は、予測した情報と結果に関する情報が一致しています。彼らの実験では、自分自身の手を自分の意図に合わせて動かしているのに、結果的に自分の意図とは時間的あるいは空間的に動きがずれるような装置を使いました。実験結果は、なんと自分でも、くすぐったいという感じが「意識」にのぼってきたのです。

つまり通常は、自分の手が実際に自分の身体の皮膚に触れる前に「どこに」「どのような」という触覚に関する予測的な情報が立ち上がり、感覚を抑制する情報として作用することで「くすぐったくない」、つまり特に意識にのぼらない、という仕組み（システム）を明らかにしたといえます。

重要な点は、健常な運動・感覚システムが機能していると、予測と結果の情報の誤差が小さいので意識にのぼらないということです。これは自動化された運動・感覚システムと捉えることができます。逆に、情報の誤差が大きくなれば通常は意識にのぼることで、自動化されていたシステムは修正される必要性があるという情報となるということです。

これを症例3の臨床像に捉え直しますと、口の中の食塊をまとめ上げて嚥下しようという明確な運動の意図が彼にはあります。でもALSの症状として運動麻痺があれば、「思うように動かない」ので、結果は異なります。同様に感覚麻痺があれば、食塊のまとまりに関するわかりにくさが生じるので、運

動麻痺がなくても、結果は異なります。さらに高次脳機能としての注意障害があれば、食塊の立体認知の面だけではなく、運動の修正を図る「どの口腔器官をどのように動かせばよいか」が不明瞭となりえます。

このように考えると、症例3は、自分の意図と実際の結果は一致していないにもかかわらず、そのことを意識にのぼらせる仕組み（システム）が作動せず、自分ひとりでは気づけなかったのではないかと考えられました。

しかし症例3は、自分ひとりでは気づけないが、こちらの提示した認知的課題のやり取りでわかったように、自分自身と向き合う状況（口腔内に意識を向けさせ、内省を求めるような設定）をつくることで、病理に気づけ、かつ、修正を図ることができる可能性は残されているとPositiveに解釈することができたのです。

この点は症例1、症例2からもわかるように、他者の存在（セラピストという媒体）と道具の存在（物理的媒体）、そして心理的道具としての「ことばかけ」によって学習が成立する可能性をみているからです。

つまり残存した運動・感覚ニューロンおよび大脳皮質（高次脳機能要素）を含めた咀嚼・嚥下機能の再組織化は、コンパレータモデルのような誤差学習モデル（比較照合モデル）を参照しながら、段階的に学習を促進させるような手立てをつくることで可能ではないかということです。

実際の臨床でそれを確認できる手段は、治療そのものです（仮説ー検証作業）。具体的には舌の体性感覚地図の変質や対象の立体認知、および硬さの認知の異常などが認められた症例3の場合、わずかでもその改善が図れるような介入ができたら、口腔内の食物残渣に気づき、結果的には残渣は減少するのではないか、もっといえば食物残渣が生じないように口腔内の感覚器官を介して、きれいに食塊をまとめ上げ嚥下することもできるのではないかと考えたのです。もし少しでもそのような結果が得られたら、将来的な誤嚥性肺炎につながるリスクを低くできるのではないかと思ったのです。

ここまでが病態解釈につながる臨床思考の道筋です。ではここで整理してみましょう。

⬤ 病態解釈

症例3の嚥下後の口腔内の食物残渣の原因および評価1〜4の結果は、進行性運動ニューロンの障害による運動麻痺に加えて、感覚神経の障害による感覚麻痺の可能性、加えて高次脳機能の要素、とりわけ知覚能力に関与する注意機能、これら3つの複合的な問題が重複する中で生じた現象と解釈しました。

⬤ 治療仮説と段階づけ

症例3の口腔内の食物残渣は、咀嚼運動から嚥下までの過程が特にうまくいかなかったことを意味します。これは食べるという行為の機能システムでいうならば、「保持（p.45 図2.2 中のB）」の機能に問題があるとみることができます。学習という観点では、嚥下するという移送（同D）の機能へつながっていく過程の手前には、口の中に食べ残しがあるかと口腔内に意識を向けることが、前提としてあります。仮に食べ残しがあったならば、自信をもって「ある」と判断できる必要があります。それができて初めて次の段階として、それを、どのように取り除き、まとめ上げ、改めて飲み込むかという運動（のプログラムの修正）がなされます。

食物残渣が舌や口腔内に、まずは「ある」と知覚できること、そして次にそれは「どこ」にあるかという体性感覚を介した空間情報がわからなければ、運動の（プログラムの）修正にはつながらないのです。

そこで、治療1としては、舌の体性感覚地図の再構築の治療を症例1同様に優先的に行うべきだと考えました。そして、舌の体性感覚地図の再構築がおおむねなされた時点で、舌と口蓋の関係性の再構築の治療2（模擬食塊の形態認知）、治療3（模擬食塊の硬さの認知）と進めていきました。

⬤ 結果（介入から1か月後）

評価1に相当する口腔内の舌の体性感覚地図について以下のような改善が認められました。

セラピストが刺激した点が図3.70の左（番号1〜15が刺激した順番および点を意味する）、患者が知覚した点が図3.70の右の図ですが、おおむね体性感覚地図の再構築がなされていました。

評価2、3に相当する模擬食塊の形態認知および硬さの認知にも異常が認

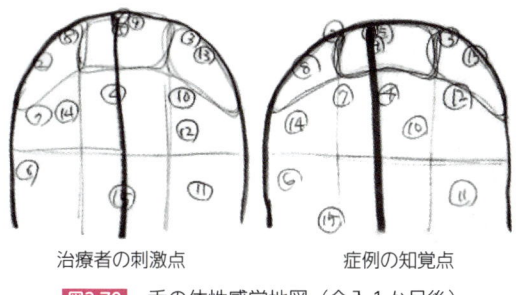

治療者の刺激点 　　　症例の知覚点

図3.70　舌の体性感覚地図（介入1か月後）

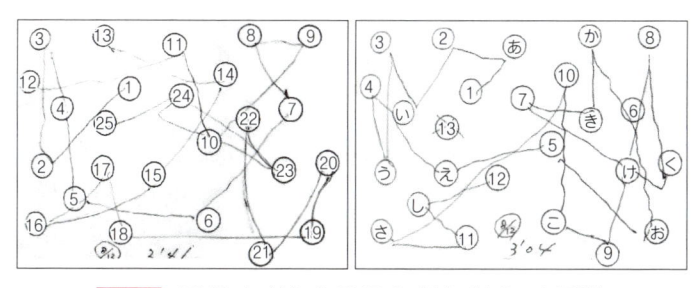

図3.71　TMT-A（左）とTMT-B（右）（介入1か月後）

められなくなりました。

　さらに、高次脳機能障害の要素としての注意の検査の1つ、TMT-Aでは10秒ほど時間が短縮し（図3.71左）、TMT-B（図3.71右）では課題の遂行が可能となっていました。

　では、これらの評価結果と、実際の食べるという行為の異常の1つとして現れていた食物残渣はどうなったかというと、実際の食事後の口腔内の

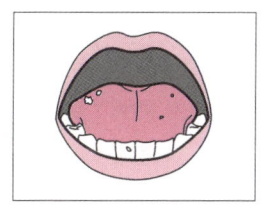

図3.72　嚥下後の口腔内（介入1か月後）

食物残渣は完全にきれいになくなってはいませんでしたが、著明に減少していることが確認できました（図3.72）。症例自身も「前より感じられるようになったと思うし、残ってないと思う」と記述していました。

● **結論**

　症例3の治療介入の結果からみえてきたことは以下の点です。

195

従来のALSの中核的病理は運動ニューロン疾患として受け止められていたので、食べる、噛む、飲み込むという運動の側面のみにセラピストは着目し、なおかつ進行性という特徴から積極的な介入ではなく、咀嚼・嚥下機能低下に合わせた嚥下食への移行が中心となっていると思います。

　しかしながら、感覚機能、すなわち、口腔器官の体性感覚（触覚・圧覚・運動覚）からの情報があって、初めて食べるという行為は成立していて、それには知覚（感覚）－運動の円環性を有する機能システムの考え方に基づいた介入が重要であるということがみえてきました。

　そして高次脳機能に関しては、症例3は特に何に注意を向けるべきかという焦点化と「どこ」と「どこ」の部位に注意を向ければよいかという分散的側面に焦点化する中で認知過程の活性化を図ったところ、前述した変化がありました。

　確かに進行性疾患である以上、進行を止めることは原則できませんし、今回の変化を死滅（変性）したニューロンに変化を与えたとは当然考えていません。

　しかし、機能システムと脳の可塑性という観点から積極的に介入することは「可能な限り普通食に近い食事をしたい」という症例3の強い要望に応え、実際の食べるという行為の継続期間を引き延ばすという確率を少しでも上げられるかもしれないということはできます。言い換えると、口腔内の食物残渣を減少させることは、将来的な誤嚥性肺炎につながるリスクを低くすることに貢献できる可能性があるのではないかということです。

　この機能システムと脳の可塑的変化という観点からの治療介入には、実は基礎となるさらなる考え（理論）があります。それは何であったかということについて述べ、話を終わりとしたいと思います。この話は、症例1～3において共通の考えです。

◆嚥下障害の原因を捉え直す ～認知神経リハビリテーション理論の3つの柱

■1：口腔器官という身体は、情報の受容表面と捉える

　情報の受容表面である口腔器官の機能異常（例：感覚－運動麻痺）が生じた場合、食塊の物性を情報化できず（認知できず）、むせなどの嚥下障害が出

現する可能性があると捉えることができます。そして食塊の存在そのもの、食塊の物性ならびに食塊の空間的な位置を含めた表象化は身体表象を基盤としていると見なすことができるので、治療の介入は、直接的に患者の物理的な口腔器官を対象としているようにみえるのですが、セラピストが想定しているのは、物理的な口腔器官を介して適切に食塊の物性を認知できるように、変容した脳内の身体表象を改善すること、と捉え直すことができます。ですから、口腔器官という身体からの情報は、欠かせないのです。

■2：口腔器官の運動（の意味）とは（世界を、対象を）知ることである

「むせ」てしまうという異常な運動、あるいは口腔内の食物残渣という異常性は、量的なあるいは質的な筋力が低下していることが最大の原因なのではなく、口腔器官を介して、対象を適切に知ることができない結果である可能性が考えられます。つまり、口腔器官という身体の意識しうる部位およびその部位に特化した感覚（モダリティ）を1つのターゲット（機能単位）として焦点化していく治療は、患者にとっては「知る」という行為にほかならないということです。

そして運動器官と同時に感覚器官でもある口腔器官を介して食塊との相互作用による知覚情報を統合した結果、食べ物との良好な関係性がつくられる、つまり美味しく安心して食べることができるということです（人間関係と同じて、相手〔食塊〕について知らなければ、良い関係をつくることができず〔むせてしまい〕不安です）。

■3：回復とは学習である

脳の可塑的変化が適切に生じる（残存する神経ネットワークの中で、それぞれの機能が働くように再組織化を図る）ためには、認知過程の活性化を図る学習理論に則した治療行為が求められます。つまりは、ヴィゴツキーの三角形で示されている学習観そして、コンパレータモデル（比較照合、誤差学習モデル）を合わせて考えてみることで、摂食嚥下障害の新たな改善可能性は残されていると捉え直すことができます。この治療の全体をモデル化したものを図3.73 に示します。

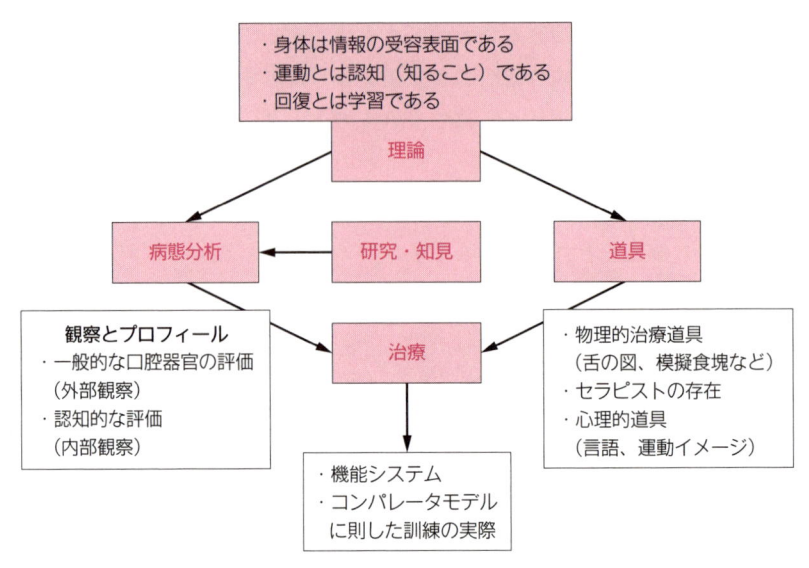

図3.73 認知神経リハビリテーションの理論に基づく治療の全体

◆嚥下機能障害のみの治療を超えることができるか（汎化）

　今回の症例1〜3の提示において、治療の対象部位としては舌が中心でした。しかし舌という単独の身体部位の回復を果たせば（舌の感覚がよくなった、舌の筋力が強くなった、舌の動く範囲が広がったなど）、自然に食べる（飲む）という行為が生み出されるわけではありません。

　あくまで口腔器官全体（身体）を1つのシステムとみているのです。このシステムの特性は、それを構成する口腔部位それぞれの機能特性の集まりなのではなく、要素間の関係性（組織化）の中から生じてくると捉えなければいけないのです。ですから、例えば今回紹介した舌の体性感覚地図の再構築の治療の後には、口蓋との関係性を含めた治療も実施しました。

　どういうことかというと、舌は食べるという行為の実現のために、行為の機能システムでみると4つの構成要素（コンポーネント）のすべてに関与します。美味しそうな食べ物を口に入れようとしたら、舌は口腔内で少し凹部様の構えをつくり待っています。当然直接飲み込めるような食べ物が入れば（捕食）、舌は口蓋との関係の中で挙上し、蠕動様運動をして移送します。もし咀嚼が必要な食塊であれば、一旦構えをとった舌背で保持し、すぐ臼歯の

ほうへ食塊を送るために捻転します。捻転の度合いも食塊の物性に合わせて、その速さ、強さも調整することができなければいけません。口に入れた食べ物が予想を超えて、腐っているような強い酸味、苦みが感じられたら、呼気の働きと開口の助けを借りながら吐き出すために舌を瞬時に動かすこともできなければなりません。

さらにいえば、ふざけて相手にアッカンベーと挺舌様の動きもします。嫌な状況のときに意図的に相手に「舌打ち」する場合もあります。口いっぱいに食べ物を入れていても、上手に頬内側に食塊をよけながら話すこともできます。「それ食べたいわ。おいしそう」という意思表示をするときに舌で上唇を舐めて、相手に見せるということもします。

このように要素間の関係性が成立しているという意味は、食べることができることのみを実は意味していないのです。いま例に出したのは舌でしたが、これが口唇であっても同様です。例えばシステムの構成要素（コンポーネント）として捕食に問題があり、食べこぼしがあったとしましょう。この場合であっても口唇という部位に治療を行い、しっかり口を閉じられるようになっただけで満足してはいけません。

例えば、通常は手が対象を把持する機能を担っていますが、ちょっと両手でたくさんの資料を持って、ペンが手から落ちそうなとき、多少行儀が悪くても口で代わりに「咥える」という行為もできるかは重要な点です。この「咥える」という行為は、手の把持機能を口腔器官が代わりに果たしていることを意味します。ペンと直接接触しているのは口唇ですが、ペンの直径によって下顎関節の開口度合いも変化しますし、滑り落ちそうと思ったら、閉口する筋の収縮度合いも強めます。

要素間の関係性が成立しているという意味は、上記のように普段は手に特化している機能でも、状況や文脈によって口腔器官の類似した機能を使って行為を遂行する（互換性をもった行為へ移行させる）能力を意味しています。言い換えると汎化です。

食べるという行為を回復するということは、簡単ではありませんが、治療は患者にとって学習経験の場と捉え、その経験は生物学的な脳を改変することができるという仮説（Perfetti）が立てられています。そしてその仮説を検証する立場にある職種はセラピストといえます。学習するということは何ら

かの形で脳に可塑的な変化が生じるとみることができるので、繰り返しとなりますが（症例1のところでもいいましたが）、リハビリテーションは脳に対する治療であり、結果として目に見える摂食嚥下機能が改善するといえるわけです。

文献

1) 本田慎一郎：豚足に憑依された腕―高次脳機能障害の治療．協同医書出版社，東京，2017.

2) 船戸和弥のホームページ「Ruber-Kopsch（解剖学）」：Rauber-Kopsch Band2.048. http://www.anatomy.med.keio.ac.jp/funatoka/anatomy/Rauber-Kopsch/band2/048.html 図73（R. Zander）（2016.9.19 アクセス）．

3) 井上 誠：嚥下の神経機構．Brain Nerve 67(2)：141-156, 2015.

4) 河岸重則，神 房次，吉野賢一，他：若年者における舌の立体認知能．九州歯会誌61(1)：16-22, 2007.

5) 河岸重則，下堂園恵，吉野賢一，他：舌の高次感覚・運動障害に対する新しい評価・治療法の開発：科学研究費助成事業（科学研究費補助金）研究成果報告書，2011.

6) 田岡三希，戸田孝史：大脳皮質体性感覚野の情報処理機構と触知覚．神経進歩48(2)：239-247, 2004.

7) 山田好秋：咀嚼を考える．新潟歯会誌38(1)：27-29, 2008.

8) 大前由紀雄，小倉雅実，唐帆健浩，他：舌前半部によるアンカー機能の嚥下機能におよぼす影響．耳鼻と臨44(3)：301-304, 1998.

9) 川上嘉明，小泉政啓，秋田恵一：喉頭蓋の解剖学的特徴に基づく嚥下咽頭期における運動の実際―看護系教科書における記述への疑問と実態．東京有明医療大学雑誌6：7-11, 2014.

10) Shiozawa K, Kohyama K, Yanagisawa K：Relationship between physical properties of a food bolus and initiation of swallowing. Jpn J Oral Biol. 45(2)：59-63, 2003.

11) Heilman KM, Valenstein E：Mechanisms underlying hemispatial neglect. Ann Neurol. 5(2)：166-170, 1979.

12) ロバートソン IH，ハリガン PW（佐藤貴子，他・訳）：半側空間無視の診断と治療．診断と治療社，東京，pp.106-107, 2004.

13) 鎌倉矩子，本多留美：高次脳機能障害の作業療法．三輪書店，pp.149-150, 2010.

14) Bisiach E, Luzzatti C：Unilateral neglect of representational space. Cortex 14(1)：129-133, 1978.

15) Penelope SM（宮森孝史・監訳）：右半球損傷―認知とコミュニケーションの障害．協同医書出版社，東京，pp.50-56, 2007.

16) André JM, Beis JM, MorinN, et al.：Buccal hemineglect. Arch Neurol. 57(12)：1734-1741, 2000.

17) Weintraub S, Mesulam MM：Right cerebral dominance in spatial attention:

Further evidence based on ipsilateral neglect. Arch Neurol. 44(6)：621-625.

18）Iwamura Y：Bilateral receptive field neuron and callosal connections in the so-matosensory cortex. Philos Trans R Soc Lond B Biol Sci. 355(1394)：267-273, 2000.

19）ブルーナー JS, 他（岡本夏木, 他・訳）：認識能力の成長―認識研究センターの共同研究 上. 明治図書出版, 東京, pp.23-24, 1968.

20）Sirigu A, Grafman J, Bressler K, et al.：Multiple representations contribute to body knowledge processing. Evidence from a case of autotopagnosia. Brain 114：629-642, 1991.

21）Lederman SJ, Klatzky RL：Hand movements: A window into haptic object recognition.Cognit Psychol 19(3)：342-368, 1987.

22）阿部康二：総説 日本における amyotrophic lateral sclerosis(ALS)関連疾患の初期論文とその今日的展開. 臨神経58：141-165, 2018.

23）市川博雄：進行性失語における臨床的特徴―失書の問題を中心に. 高次脳機能研33 (3)：318-323, 2013.

24）秋本幸子, 濱田晋輔, 大槻美佳, 他：筋萎縮性側索硬化症における高次脳機能の検討―書字を中心として. 老年期認知症研会誌18：7-10, 2011.

25）Tao QQ, Wei Q, Wu ZY：Sensory nerve disturbance in amyotrophic lateral sclerosis. Life Sci. 203：242-245, 2018.

26）Amin MR, Harris D, Cassel SG, et al.：Sensory testing in the assessment of laryngeal sensation in patients with amyotrophic lateral sclerosis. Ann Otol Rhinol Laryngol. 115(7)：528-534, 2006.

27）Blakemore SJ, Wolpert D, Frith C：Why can't you tickle yourself? Neuroreport 11 (11)：R11-R16, 2000.

第**4**章

治療道具の作製

　摂食嚥下障害に対するリハビリテーション治療の実践は、自分の目の前に
いる患者、そして自分（セラピスト）との相互作用によって行われていきま
すが、ヴィゴツキーの学習理論に従えば、人間の学習は他者という媒体に加
えて、モノにも支えられながら進んでいくとされています。このモノという
のは、リハビリテーションの現場においては治療「道具」を意味します。
ヴィゴツキーによると、道具には物理的道具と心理的道具の２種類あります
が、この章では、主に物理的な道具について、そして道具の作り方の一例を
紹介していきます。第２章の「訓練課題の例」（p.76）でも機能システムの視
点から道具を紹介していますので、そちらもご参照ください。

　まず、主に症例１〜３で使用した道具とその作り方を紹介していきますが、
その前に道具が治療に必要な理由を簡単に振り返っておきます。

1 身体があって初めて物理的な対象物は道具となる

　第３章で紹介した摂食嚥下障害の患者は、大きさや形、あるいは硬さと
いった物性認知の異常がありました。食べ物の美味しさには、味覚、嗅覚に
加えて、体性感覚を介した物性の要素も重要であること、同様に食べ物を飲
み込むとき、すなわち嚥下反射誘発の条件の１つとしても、物性認知が関与
していることを述べました。

　そして忘れてはいけないのは、この食物の物性を認知するのは、体性感覚
を介した口腔器官という身体であるということです。この私たちの身体は脳
内で身体表象として表現されています。そして脳損傷を呈した患者の多く
は、この身体表象が変質しています。身体表象が変質すると、第３章で紹介
した症例のように、食べ物の立体認知に異常が生じるのです。そして食べ物

の立体認知に異常が生じると、「"（主体にとって食塊を）ひとまとまりと知覚できた時点"で嚥下反射は誘発されるというシステム」に支障をきたし、その結果、「むせ」や「食物残渣」という症状が出ると解釈できるのです。

　また、立体認知の異常が生じるという事実が同じでも、その異常性は個々に異なります。それは身体表象の変質のあり様が同じではないからです。この点は症例1、症例2、症例3の身体表象の変質が違っていたことからおわかりいただけるはずです。

　身体表象は自己身体に関する知識、自己身体についての自分自身の感情も含めた経験を基に、意識の上に立ち上がった身体の像のことを指しますが、過去の健常のときと脳損傷後（中枢神経損傷後）の今の知覚経験は明らかに違います。ですから損傷後の「経験を基に」立ち上がる摂食嚥下障害の患者の口腔器官の身体表象は病前とは違う（変質している）ということになるのです。

　この点はユクスキュル（ドイツの生物学者）の環世界の概念を借りるとさらに理解が深まります[1]。この環世界の概念は、実は第1章の図1.9（p.18）に示されている身体と環境との相互作用の考え方の基礎となっているのですが、彼の提唱した環世界という概念は、動物にはそれぞれ独自に生きる世界があるというものです。例えば、家で一緒に暮らしているペットのイヌと人間は物理的な環境（時間・空間）は共有しているのですが、イヌと人間は物理的な環境の中から、自分にとって意味のあるものを（情報として）選び出しているので、それぞれの生きている内的世界は違うということです。仮に同じ食べ物を嗅いだとしても（嗅覚）、食べたとしても（味覚）、見ていたとしても（視覚）、外で物音がしたとしても（聴覚）、庭の芝生の上で一緒に寝そべったとしても（体性感覚）、基本的な感覚器官の能力（感度）が大きく違うことに加え、何に意味を見出すかという認識する過程が異なるので、結果として世界の捉え方が全く違うということです。

　このことは人間どうしにおいても、1つの身体というシステム（五感）を介して世界を認識しているという点では同じですが、いわゆる健常者と麻痺を呈した脳卒中患者では、環境世界に対する認知のあり方（意味づけ）は同じではないとみるべきなのです。

　さらに、片麻痺となった患者の左右の身体感覚に注目すると、重要な点が

浮き彫りになってきます。つまり、麻痺した側の頬へ食べ物を移動させる舌の動きや麻痺側で咀嚼する際に立ち上がる身体表象は、非麻痺側のそれとは、まるっきり異なるという見方をすべきだということです（もっといえば、非麻痺側ですら、健常時とは異なるという場合もあるのです）。

　ですからセラピストは、患者の舌が単に動く・動かないという外から見た世界だけの問題ではなく、今の舌の状態が成立させている世界は、病前とは食い違っている事態が本人の中で生じていることを理解しようとすることです。

　そこで、目に見える口腔器官の動きだけでは患者の経験している世界は見えないという難しさに対して、可能な範囲で見えるようにしようとした評価の1つが触覚を介した体性感覚地図といえます。この触覚を介した体性感覚地図の評価をすることで、物理的な舌の空間的な位置関係が、実際に患者が知覚しイメージ可能な舌の空間性を含めた視覚表象と食い違っているのかどうかを知ることができるのです。

2　舌の体性感覚地図の評価

1）評価用紙の作り方

●材料
A4の白紙など、ペン、棒（箸、綿棒など）

●方法
A4の白紙にペンで舌の絵を描き、段階づけとして、図4.1に示すように機能面を考慮して空間を分割する線を薄く引いてもよいと思います。

●大きさ、形など
　実際の舌よりも、拡大して描いています。過去の症例において、実際の舌のほぼ実寸で評価をしたこともあるのですが、患者にとって、自分の刺激された場所を絵に示すときに、小さくて逆に示しにくいということがありました。

　舌の触覚を介した体性感覚地図の大きさは、どのくらいの大きさでなければならないという決まりはありません。この評価（治療）で用いる地図の意味は、先に述べた通りですので、個々の症例に応じて、舌の絵の大きさは変

えていけばいいと思います。

2）評価の基本的な流れ

　評価の基本的な流れは、セラピストが「問題」を提示し、患者が「解答」するという流れです。そして患者が「問題」を「解く」方法は、自らの「体性感覚」を介して、その「問い」を「解く」という「思考」が中心となっています。

　ですので、「今から舌のどこか1点をこの棒の先で刺激します。どこに感じたかを、舌の絵に指で示してください」というのが基本的な問題提示です。そして患者は舌の触覚（体性感覚表象）を介して知覚した空間的位置を視覚的に表象化して、紙面上に示します。

3）舌の絵という道具の段階づけ

　大きく分けて、図4.1の一番左の舌の絵のように参照枠をつくらないようにする場合と、右の3つの図のように、舌の空間を細分化する線を引く場合の二種があります。

　一番右の図では、舌の空間を9分割しています。この9分割は、舌背を横に前部（舌尖）・真ん中・後部、そして縦に右・左・真ん中に分けています。このように分割することで、おおむね機能的な区分けができ、知覚した点を表象化しやすいといえます。

　ただし、舌の空間をどの程度まで細分化するかについては、患者の感覚障害に伴う知覚しうる範囲、すなわち難易度を考慮したうえで行う必要があります。

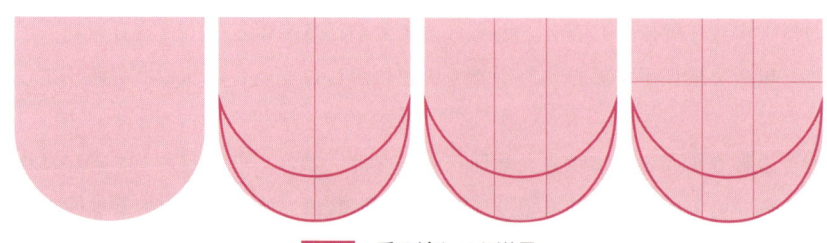

図4.1　舌の絵という道具

(1) 1点の刺激の空間的な配置を「問う」課題設定

①「刺激は舌であったか否か」

②「刺激は舌のどちらかといえば、前か後ろか」

③「刺激はどちらかといえば、右か左か」

④「刺激は前か後ろか真ん中か」

⑤「刺激は右か左か真ん中か」　　　など

症例の状態によって舌の図を分割する基本的な線の数や幅を調整することが必要となります。

(2) 2点の刺激間の空間関係を「問う」課題設定

刺激点を1つ増やすことで、方向や距離の感覚の変容の有無とその程度を確認することができます。ずれが大きいほど舌の体性感覚地図という空間表象の変質が考えられます。

この舌の体性感覚地図が、食塊が舌背上の「どこ」にあるのか、あるいはどの程度の面積を有しているのかという情報の基礎となります。つまりこの課題は、臼歯へ食塊を移動させる際の舌の捻転運動の程度（どのように舌を動かすか）や嚥下する前に舌背上の中央に食塊が集められているかという認知的判断の基礎情報に関係するという考え方に基づいています。

(3) 線を引くような刺激について「問う」課題設定

舌に対して1点の刺激点と知覚点がおおむね一致していて、ずれを感じないときに、次に接触刺激として与えた刺激点（1点）から線を引くようにたどることをする場合もあります。これは食塊が舌上で移動するときの方向性の知覚と関係しているという考え方に基づいています。

(4) 刺激を予測させた空間的部位と実際の刺激が一致しているかを「問う」課題設定

例えば先に解剖学的な「正中線」に相当する部位に接触刺激を与えることを予告し、「そこを触れますが、そこと本当に感じるかどうか感じてみてください」という問いの設定もできます。ここでわざと"そういいながらも違う部位を刺激して、予測を外す"という問いの設定もあります。これは、脳

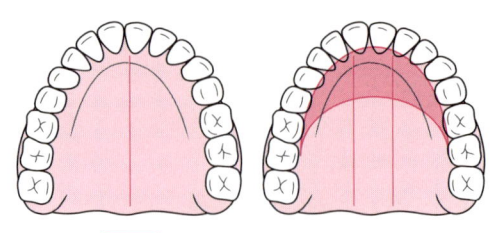

図4.2 口蓋の体性感覚地図は？

内で表現される自らの舌の真ん中という空間表象は、咀嚼・嚥下運動を適切に行う際には、（目に見えないが）機能的な基準となっているという考え方に基づいています。

　また、触覚を介した体性感覚地図は、舌だけではなく、口蓋にも適用すべきと考えていますので、初期評価としては両方行っておくとよりよいと思います（図4.2）。

　この触覚を介した体性感覚地図の評価を治療として展開していくと、セラピストの刺激点と患者の知覚点の空間的位置はおおむね一致してきます。すると今度は知覚の対象となる道具を介した治療に進んでいくことになります。

3　食べ物の物性認知につなげる模擬食塊

　第3章で紹介した摂食嚥下障害の患者に使用した物理的道具に「模擬食塊」があります。「模擬食塊」は、食べ物を構成している要素の1つを抽出して、単純化してつくられた道具のことです。食べ物を構成している要素は言い換えると、ある食物に備わっている物理的性質の種類といえるのですが、なぜ1つのみを抽出して単純化しているかといえば、それは、複数の要素があるということは複数の情報があることを意味し、多くの患者には、その情報を処理することが難しいからです。逆にいうと、患者に提示する問い、すなわち1つの課題として提示する情報は、患者が感じ取ることができる（処理できる）ものでなければならないので、基本的に1つの要素（情報）に絞るということです。

　例えば舌の上にのった1cm大の球の形をしたアイスには、1cmという大きさ、球という形、ツルツルの表面性状、冷たいという温冷覚、マシュマロよ

りは重いという重さ、でもマシュマロよりは硬いという硬度、そして甘いという味覚、単純に考えても７種類の情報があります。

　治療の考え方の基本は、嚥下障害に強く影響を与えている、患者にとって欠けている情報は何かを特定し、そこに切り込んでいきます。これが「（嚥下障害の患者に対する）治療は、（患者自身が）意識しうる最小単位（例えば大きさや形という体性感覚を介した情報）に焦点化して行う」ということであり、意識しうる最小単位を患者が知覚することによって、どのように動けばいいかという、感覚（知覚）－運動システムを再び作動させる（回復する）契機となるという考えに基づいています。

　また摂食嚥下機能に問題が生じた患者が自分だけで、回復に必要な情報（食物の物性の１つ）とは何であるかを探し出すことは困難です。だからこそ、セラピストは、患者が必要な情報を適切に感じ取って認識に至れるような「思考」ができるように導く役割があるのです。

　例えば、患者Ａの嚥下障害につながっている一番大きな原因は、食物の形という物性の要素であると仮説を立てたとします。そこで形態の異なる球・三角錐・立方体のうちの１つを口腔内へ挿入して、「口に入ったのはどれであったか（三角錐を挿入）」という課題を提示したとします。その時、患者は「角があるからこれ（三角錐）」と正答したとします。球ではないと判断したところまでは、形の違いに気づいていて良いのですが、三角錐と立方体のどちらも角があるので、正答でも２つの違い（差異）を正確に認識しているとはいえません。

　なぜこの２つの形の違いを正確に認識することが嚥下に大事なのでしょうか。それは形が違えば、仮に重さが同じでも舌の食物を操作する運動性（転がし方、つぶし方など）は変化し、食塊としてまとめ上げるまでの時間も変わると考えられるからです。

　ですから模擬食塊を提示し、患者が仮に正答できたとしても、適切に感じ取ってもらうべき必要な情報に患者の意識が十分向かっているとは限りません。ゆえにセラピストはさらに適切な認識に至れるような思考に導くようにナビゲーターとしての役割を果たす必要があるのです。

　例えば、球・三角錐・立方体を視覚的に再度確認させたり、あるいは非麻痺側口腔内に再度挿入して確認させたりしながら、患者の思考の仕方（認知

過程）を、対話を通して探りつつ課題をもう一度一緒にやり直していきます。

　この対話の中には、口腔内の舌に感じられる面積のような広がりの違い、舌以外の部位例えば口蓋との接触感の違い、臼歯間ではさんだときの安定性の違い、頬内側で含んだときの当たり具合の違い、など様々な器官を介して比較し照合していく意識経験の言語化が含まれています。この意識経験を言語化していくことが、まさに「思考」していくことです。この過程を経て、嚥下運動は、適切化していくと考えられるのです。

　したがって、模擬食塊は、患者の内的世界の記憶像と知覚像の比較照合という学習プロセスの媒体とみることもできます。

　ところで、実際の食物の物性には、形態・硬さ・重さ・粘弾性・凝集性・表面性状・味・匂いなどたくさんありますが、重要な点は、治療で使う道具は、その場で何度も使えて、その道具を介して再現性や客観性をある程度担保できることです。

　そのため現時点において、治療道具としての模擬食塊を介して知ることができる食物の物性は形態（大きさ・形）、硬さ、表面性状（ザラザラ、ツルツル、デコボコなど）の3種類です。そしてこの模擬食塊は無味、無臭で（味覚、嗅覚を介さず）体性感覚を介して、物性を知るという過程を経験できるようになっています。

　もうひとつ重要な点は、模擬食塊には他者と共通了解が可能な物性があるにしても、その物性そのままを患者は認識するのではないということです。物性に関する情報は口腔器官を介した知覚経験によって認識されます。

　わかりやすい例は、食べることに全く興味がない人と料理人では歯触り、舌触りの感じ方は全く違いますし、普段からあまり噛むことをしない食生活の人と飴玉をガリガリよく噛む人では、大きさや硬さの感じ方は大きく異なります。つまり、生きてきた来歴、趣味、嗜好、価値観などの違いは、各々異なる知覚経験をつくりだすので（内的世界が存在するので）、身体表象は各々違うという考えに至ります。健常者間を比較しても違うわけですから、片麻痺患者の非麻痺側（病前の健常の状態と見なす）と麻痺側であればなおさらです（この点は先に述べた通りです）。

　摂食嚥下障害の治療には、患者に合わせた模擬食塊を用意するわけです

が、模擬食塊の形態や硬さのそれぞれの種類はたくさん必要ではありません。基本的ないくつかの種類を介して、患者が過去の経験と比較照合しながら、思考し、どのような食べ物であっても対応可能な機能の回復を図れればいいのです。

たくさんの種類を認知する（知覚の細分化がなされた能力の獲得）には、当然ながらある程度の経験という数的な要素はあります。しかし重要な点は、物理的に多種多様な対象を介した経験の数ではありません。認知過程を適切に活性化させながらいかに「思考」を深められるかです。

学習に必要な要素を思い出してください。ある物とある物との違いを見出し、記憶にとどめるには言語を介した思考が必要であることは症例を介しておわかりいただけたはずです。さらに臨床においては、単に提示した模擬食塊を口腔内へ挿入し、認知できれば（求めた形や大きさを正答すれば）、回復する（良くなる）ということではありません。患者自身が自らの病理に気づきを得、その病理につながっていた複数のユニットの関係性に気づき、その関係性に基づいて「思考」していくことが回復につながっていきます。

ですから模擬食塊は、どのような食べ物であっても、むせずに、（食べ残さずに）嚥下するという仕組みを自らつくっていける（組織化していける）思考のためのツール（道具）なのです。

※1つの課題として提示する情報は、患者が感じ取ることができる（処理できる）ものでなければならないので、基本的に1つの要素（情報）に絞るということを先に述べましたが、例外もあります。高次脳機能障害で注意がなかなか向きにくい場合や感覚障害が重度な場合などは、複数の身体部位（あるいは複数の感覚モダリティ）からの情報があることで、ようやく対象の存在そのものを感じ取ることができるという患者もいますので、この点は補足しておきます（p.30「臨床のヒント⑥」を参照）。

少々前置きが長くなりましたが、ここからは基本的な模擬食塊の作り方を紹介していくこととします。

1）模擬食塊（形態・表面性状）の作り方および評価（治療）方法

(1) 歯科印象用レジンで作る形態・表面性状の異なる模擬食塊（図4.3）‥‥‥

●材料

　義歯や仮歯などの型や矯正装置などの製作で利用されている歯科印象用レジンという粉末と液体（商品名：松風TRAY・RESIN II）、ボール1（粉と液体を混ぜるための容器）、ボール2（水を溜め作製した模擬食塊を入れるための容器）、水。

●方法

①模擬食塊を作製する粉末レジンを付属品カップで2杯、ボールに入れます。

②レジンの液体を付属品スポイトで2〜2.5回吸い取り粉末にかけます。

③手で混ぜ合わせ捏ねます。

④団子状になったら、適量ちぎり、糸をおおむね中心部に入れ、任意の形に成形していきます。徐々に化学反応で熱を帯びていくので、水を入れたボール（グラスなど）に入れます（テーブルなどに置いておくと模擬食塊とテーブルに接触している面がつぶれていくので、冷却しながら形を保つ意味で水を張った容器に入れることが望ましいです）。

⑤しばらくおくと固まっているので、その後とりだし、水分を拭き取り小箱などで保管し、適宜使用します。

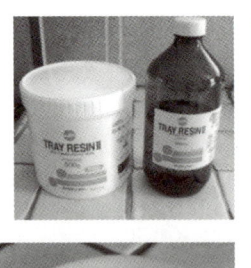
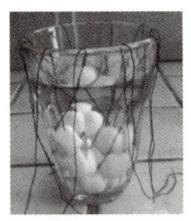
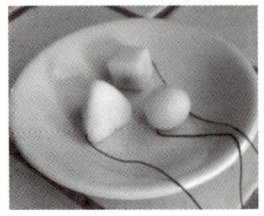
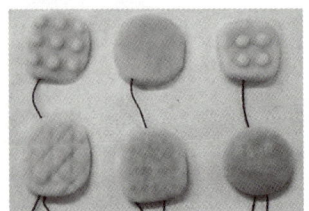

図4.3　歯科用レジンで作る模擬食塊（形態・表面性状）

＊作り方の動画が以下で見られます

http://www.kyodo-isho.co.jp/ebook/taberu_movie.html

●大きさ・形

大きさの目安は直径1〜2cm程度とし、成形します。基本の形としては球・三角錐・立方体の3種、あとは個々の症例の口の大きさ、症状に合わせた難易度などを考慮し作製していきます。

今までの経験上、数の目安としては6種程度で対応できてきました。ちなみに大中小の大きさで球・三角錐・立方体でそれぞれ作ると9種となります。またそれ以外の形であっても構いません。

また表面性状については3〜5種程度で対応は可能でした（ツルツル、ザラザラ、ちょっとザラザラ、デコボコなど）。

大事なことは、例に出した形や表面性状ではなく、その患者にとって、どのような情報が本来必要であるかという観点で、治療的に必要な要素を考えて作ればいいのです。

【評価（治療）方法の基本的な流れ】

オリエンテーションとして一度、開眼にて視覚的に何が口腔内に挿入されるかを患者に確認させます。次に大きさ・形の異なる模擬食塊を一側の頬内側部、大臼歯間、あるいは舌背上のいずれかにセラピストが挿入することを伝えます。そして患者に対して閉眼することを求め、模擬食塊のいずれか1つを挿入し、①存在の有無、②形、③大きさの程度、④左右差などを求めていきます。

(2) 市販の商品を組み合わせて作る形態の異なる模擬食塊の例（図4.4）••••

●材料

ここで紹介している図4.4の一番左はお弁当でおかずに刺すフォークピックスです。真ん中は手作りのスティック付きチョコ（キャンディ）の棒の部分です（いずれも100円ショップで入手できます）。これを組み合わせると簡易的な模擬食塊となります。

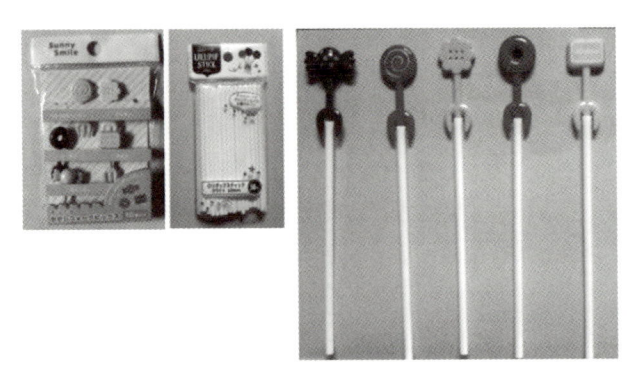

図4.4 市販の商品で作る模擬食塊（形態）

(3) レジンで作製した模擬食塊と市販の商品で作製した模擬食塊の比較 ·······

レジンの模擬食塊：重さが、食塊の存在感に近似しています。糸で模擬食塊とつながっているので口腔内空間を動かす際に、口唇部に違和感が少なく不必要な情報が入りません。

市販の商品での模擬食塊：レジンの模擬食塊と比べて、大きさが小さく、厚みがないため、運動麻痺ではより、操作に巧緻性が必要で、感覚麻痺では感じにくいという点があります。また材質がプラスチックなので軽く、存在感としてはレジンより乏しい。しかしスティックと模擬食塊が棒状につながっているので、治療者が操作しやすいという点はあります。

2）模擬食塊（硬さ）の作り方および評価（治療）方法

(1) 医療用粘土で作る硬さの異なる模擬食塊 （図4.5）························

●材料

リハビリテーション治療の道具で用いられる硬さの異なるシリコン性の粘土（数種）、医療用手袋、ハサミ。

●方法

おおむね縦2cm、横1cm、厚さ1cm程度の大きさとなるよう量を調整し、カットした医療用手袋の親指の部分に挿入し、末端は縛ります。

●成形

治療者が口腔内に挿入したとき、患者が軽く舌背と口蓋間で押しつぶせる

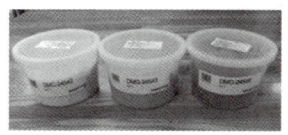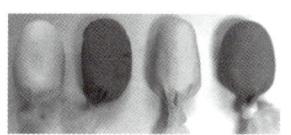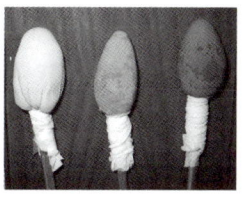

図4.5　医療用粘土で作る模擬食塊（硬さ）

程度の厚さとなるように成形します。

　模擬食塊に箸のような棒を差し込んで使用することもできます（図4.5右）。

　また成形は、上記のサイズよりかなり大きくした状態で調整することもあります（拙著『豚足に憑依された腕』で紹介した症例Aの場合は、模擬食塊を大きくすることで、嚥下する際に生じる口蓋で知覚される食塊が広がっていく意識経験につながりやすかったということがあります）。

【評価（治療）方法の基本的な流れ】

　オリエンテーションとして一度、開眼にて視覚的に何が口腔内に挿入されるかを患者に確認させます。次に硬さの異なる模擬食塊を舌背上にセラピストが挿入することを伝えます。そして患者に対して閉眼することを求め、患者の舌背に模擬食塊を挿入したら、患者には舌と口蓋間で軽く押しつぶすよう指示し、どの硬さの模擬食塊であったかを求めます。

(2) 市販の商品を組み合わせて作る硬さの異なる模擬食塊の例 （図4.6）‥‥‥

　ここで紹介している図4.6の左は、食器洗い用のスポンジです（100円ショップで入手）。このスポンジはやわらかい部分と硬い部分と2層に分かれています。これを医療用の手袋に適量挿入し硬さの異なる簡易的な模擬食塊を作ることができます。

　それぞれスポンジの「やわらかい部分だけ」、「硬い部分だけ」、「両方あわせたもの」を挿入すれば3種できます。

　「両方あわせたもの」については補足しておきます。挿入するスポンジは3つ折りか、4つ折りできる程度の長さにカットして挿入するのですが、内側が硬い部分となるように折り曲げて入れます。そうすると、舌と口蓋部で接

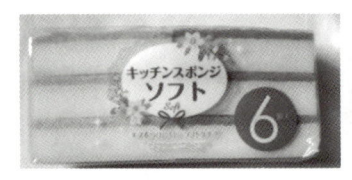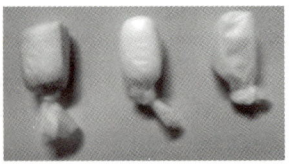

図4.6 市販の商品で作る模擬食塊（硬さ）

触した瞬間は「やわらかい部分だけ」のものと類似しているのですが、少し圧していくと、「やわらかい部分」とは異なる抵抗、すなわち硬さとしての「圧」を感じます。しかし「硬い部分だけ」のものよりは、圧の程度は少ない感じとなります。

（3）医療用粘土で作製した模擬食塊と市販のスポンジで作製した模擬食塊の比較

医療用粘土の模擬食塊：舌と口蓋で咀嚼（圧縮）していく過程が、舌－口蓋間で縦横への広がりをつくりだし、実際の食塊に近い状態になります。

市販のスポンジの模擬食塊：入手が容易で、安価です。両方あわせたものについては、特にシリコン性の粘土とは異なり、圧の均一性がとれにくいということがあります。どちらかの部分の他の2種は圧の均一性がとれている中、これだけが均一ではないという点は、不必要な混乱をさせてしまうマイナス面も含まれています。

3）通常の模擬食塊を嫌がる患者の場合の工夫例

（1）水で作る（図4.7）

水を型に入れて凍らせることで模擬食塊とすることができます。過去の症例では、実際の食べ物以外を口に入れることに抵抗を示す方もおられました。このような時に、キューブの形で凍らせて、それを治療道具として提示すると、徐々に慣れ、次の段階としては模擬食塊も受け入れてくれたという経験があります。

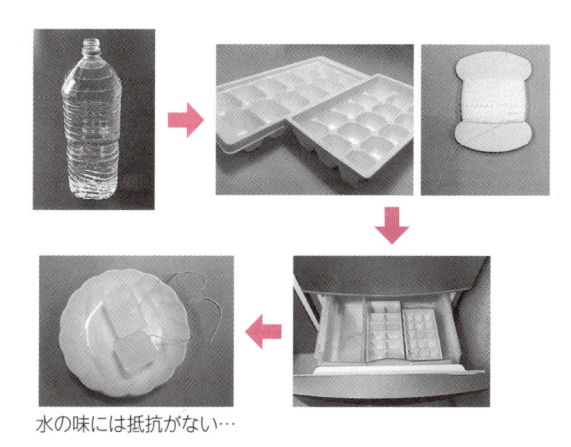

水の味には抵抗がない…

図4.7 水で作る模擬食塊

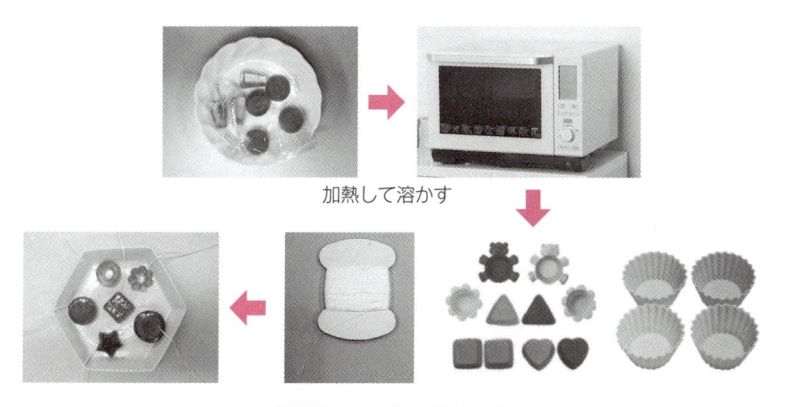

加熱して溶かす

図4.8 飴で作る模擬食塊

（2）飴で作る（図4.8）

　氷の冷たさが苦手な方には、病前あるいは、いま本人にとって好きな味の飴を溶かし、成形し、模擬食塊とします。まずは好きな味のものであれば、口腔内に挿入されても拒否感が少ないので、段階的に進めていくことを可能としてくれました。

　これまで舌の体性感覚地図の評価用紙の作り方、模擬食塊という道具の作製などを紹介してきました。これらの道具は、食べるという行為の機能シス

テムを構成する４つのうち、食物の把持と物性認知の機能（保持〔p.45 図2.2中のB〕）と、咀嚼が必要と判断した場合に臼歯へ移送して咀嚼する機能（咀嚼〔同C〕）に対応した形で使用することが可能です。つまり、主に舌と口蓋間の関係性に焦点化すると保持（B）の構成要素へ、臼歯へ移送するときの舌の動きの変化や、食塊の大きさや形の変化に合わせて下顎がどのように変化するのか、臼歯間で対象を捉えたときにどのような違いがあるのかなどに意識を向けてもらうと、咀嚼（C）の構成要素に対してアプローチすることになります。

　もちろん、硬さの異なる模擬食塊を用いて臼歯間で硬さを問うという課題設定によって同じく、咀嚼（C）の構成要素へアプローチすることもできますが、症例１〜３では、次の段階として、飲み込み可能と判断して咽頭へ送り込み嚥下する機能（移送〔同D〕）をターゲットとしました。該当する部位は主に舌と口蓋が多く、舌と口蓋の関係性の再構築のための道具として使用しました。

　さてここからは、４つの機能システムの残りのひとつ、食物を口腔内へ取り込む機能（捕食〔同A〕）について、どのような道具をどのような疾患の患者に用いるかを紹介（提案）したいと思います。

4 摂食嚥下障害の治療道具としての絵（写真）カード

　捕食（p.45 図2.2中のA）は、食べるという行為の４つに分けられる構成要素（コンポーネント）の最初の過程です。どのような食べ物（飲み物）かによって、どのように食べるかという行為のシミュレーションは変化していくので、捕食（A）の果たす役割は重要です。

　例えば、その食べ物は前歯で最初に嚙んでちぎるのか、一旦口唇で咥えるのか、舌先で舐めるのか、それとも開口し口腔内へ入れて咀嚼するのかによって、口唇の開き方、舌の形状、顎の開口の程度、そしてこれらの組み合わせ度合いは変化します。加えて、どのような食具を用いて、口に運ぶかによっても口唇や顎の動きは変化します。このように捕食（A）の過程では、機能システムとしての保持（図2.2中のB）を速やかに進めるための予測的な運

動の要素が強いということになります。

つまり、捕食（A）とは、自分の食べたい（飲みたい）という対象を視覚的に捉えることで、その食べ物（飲み物）の情報を解読し（読み解いて）、それに基づいて口腔器官が構えをつくるという受け入れ準備の運動（を産み出すこと）であるとみることができます。逆にいうと、情報の解読（読み解き）という視覚分析に誤りがあれば、構えとしての口腔器官の運動の異常が出る可能性があるということになります（p.5「①食べ物を認知する段階」を参照すると理解の助けになります）。

そこで視覚分析の道具として絵（写真）カードが有用なのではないかと考えました。利点は、実物としてすぐ用意できないものでも絵カードであればいつでも用意できる点、実物ではないことで、むしろ他の不必要な情報（嗅覚情報など）を取り除くことができる点です。

では、このような絵（写真）カードを道具とするような対象患者の臨床症状としては、何を想定できるでしょうか。それは左半球損傷の患者で、模倣の評価でエラーがみられ、かつ実際の食事の場面においても、食べ物の大きさや形に合わせて、うまく口腔器官を調整できないことが観察された患者です。

絵（写真）カードは、失語症があったとしても、こちらの言語的な問いに加え、ジェスチャーなどの非言語的手段（動作の視覚的提示）によって、自分が何を求められているか理解（解読）でき、やろうという意欲があるにもかかわらず、その問い（指示）に合った運動（の産出）には異常性があると認められた患者に対して活用できると思っています。

まず簡単にカードの作り方を述べ、上記の考えに至った臨床思考を、症例を通して紹介します。

1）絵(写真)カードという道具の作製

この捕食（A）に対する治療道具の作製は、難しくありません。各口腔器官の絵を描くか、写真を撮って、それを提示できるように手ごろな大きさでプリントアウトしたものを用意すればよいということになります。基本的に４枚で一組とし、同じものをもう一組作ります。

あとは患者の外部観察的な観察事項に合わせて課題を提示し、セラピストが、患者に対して理解可能な言語を用いて、やり取りをしていけばよいとい

うことになります（治療での具体的な活用の仕方は以下症例4、症例5を参照してください）。

最初に、嚥下障害（捕食）の治療での視覚情報の重要性と絵（写真）カードの有効性に気づかせてくれた症例を簡単に紹介します。

2) 絵(写真)カードを用いた治療展開の紹介

> **症例 4**
> **口唇閉鎖ができない失語症患者**
> **～捕食における視覚情報解読の重要性**

● 症例4

60歳代、男性、利き手は右手。脳梗塞による左半球損傷。

神経学的所見としては、右上下肢の麻痺は重度で随意性に乏しくADLには参加できない状態でした（Br. Stage Ⅲ）。そして右側の顔面神経麻痺によって右口角は著明に下がっていました（図4.9）。また口唇が閉鎖しない状態で多くの日常を送っており、流涎も右側から著明で、食事中、食べこぼしも著明でした（図4.10）。

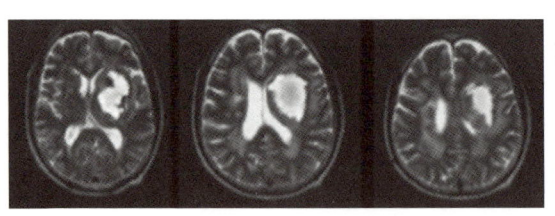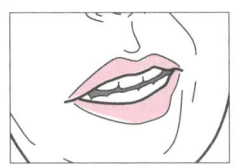

図4.9 症例4の脳画像と普段の口唇の様子

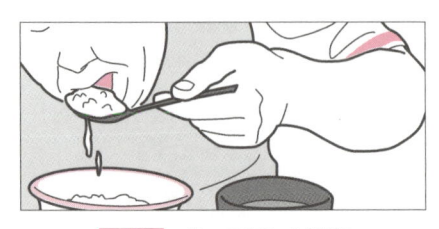

図4.10 食べこぼしも著明

　高次脳機能としては、運動性失語は著明で「あー」という声を発する程度しかできませんでした。しかし聴覚的な理解はよく、「はい・いいえ」の意思表示は「手を挙げる・挙げない」というジェスチャーででき、指差しも可能でした。

　口唇が閉鎖しない症例4に対して、「口が開いてますよ」「よだれ出てますよ」あるいは食事中「（食べ物が口から）こぼれてますよ」「お口とじてくださいよ」とセラピストは何度もその都度言いました。しかし当然、口唇を閉じることはありませんでした。

　これは口部・顔面領域の失行症なのではと思いました。なぜなら症例4を見ていると、目的とする運動の意図があり、それを実現しようという運動の能力はあるが、多くはできないという状況にあるのではないかと思ったからです。ただし、失行は「錐体路性、錐体外路性、末梢性の運動障害、要素的感覚障害、失語、失認、意識障害、知能障害、情意障害などのいずれにも還元できない運動障害」である[2, 3]という定義があるので、症例4は右側の顔面神経麻痺が著明であったことから、口唇を閉じたいと思っていたとしてもそれができないという、麻痺の要素は否定できないと思いました。そこでこの麻痺の要素を除外できるか考えてみました。

●●● 口腔器官の運動性の評価

　そこで口腔内の評価をしてみました。まずは「舌を出せますか？」と口頭指示とセラピストの挺舌も見せて、それを求めました。すると、「あー」と言い、口を大きく開きましたが、舌は出てきませんでした（図4.11左）。そして「舌を出したいとは思っていますが、出せないよ、ということですか？」

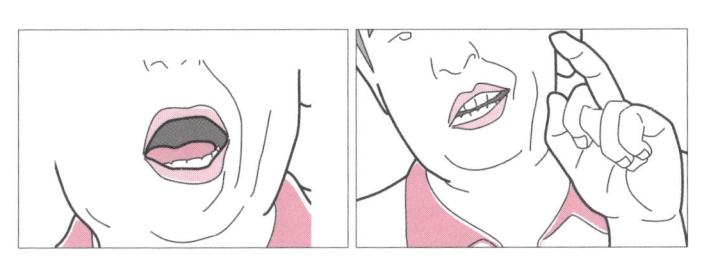

図4.11 挺舌。「出したくても出せない」

と尋ねると、「そうだ」という意思表示で手を挙げました（図4.11右）。

　そこてセラピストは、「舌の先をこうですよ」とゆっくり舌を出すのを見せました。すると、すぐに自分の左手中指を口腔内へ突っ込んだのです（図4.12）。セラピストは一瞬、その行為を止めるべきか否かためらいましたが、次の瞬間、舌が指先に導かれて出てきたのです（図4.13）。これは言語指示の理解ができていないのかと考えましたが、あることを思い出しました。

　それは神経心理学者ジャクソン（1886）の報告についてです[4]。彼は、顔面・舌・目の意図性運動の障害について言及していました。彼は、命令によって舌を出すことができないのは、命令を理解しないためではない証明の1つとして、舌を出せと命ぜられた患者が、自分の指で舌をいじる動作をすることを挙げていました。

　まさに症例4も同じだと思いました。そして、症例4に、「指を使ったら、舌が出せるのですか？」と聞いてみました。すると、頷き、一旦引っ込めた舌を再度同じ方法で出してみせてくれました。

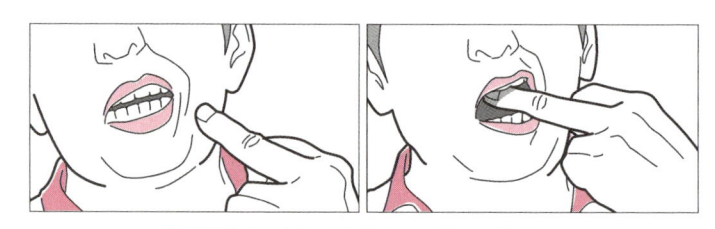

図4.12　再度挺舌を求めると指を口腔内へ

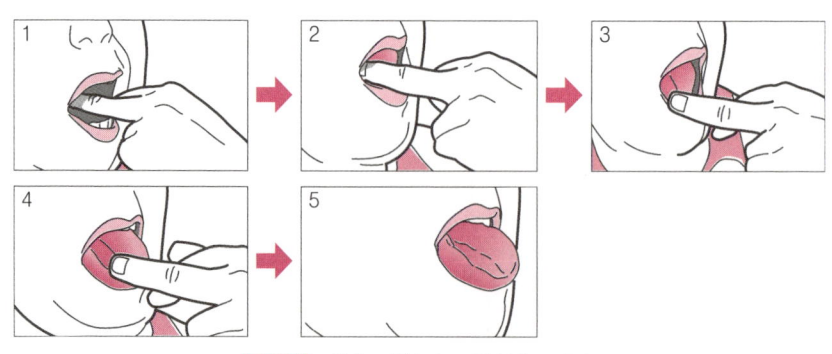

図4.13　指先に導かれて舌が出てくる

　「なるほど、では、今度は指を使わずやってみせてください」というと、やはりできませんでした。

　再度、セラピストの舌の動きをじっくり観察させた後にも試みてもらいました。すると最初は戸惑い、また指を口に挿入しようとしましたが、その動作を制止して、セラピストの舌の動きをもう一度観察させました。するとその数秒後、なんと挺舌がしっかりできるようになりました（図4.14）。

　「指を使わないで舌を出すのは初めてですね」と聞くと「あー」と声を出し、手を挙げました。

　舌の動きにクローズアップすると図4.15のようになります。しかし、挺舌するまでの運動を注意深く観察すると、症例4の舌の運動には異常性が認められました。最初に症例4の舌は、舌の下（裏）面が見えるぐらい左に捻転しながら左側口角方向へ寄っていきます（図4.15の左の2つ）。その後、左側口角に触れた瞬間に舌背の捻れが修正され（図4.15の左2つ目から3つ目の移行時）、舌背（表）面が姿を現し、運動の方向を右側へ変え、おおよそ正中位置の挺舌になりました（図4.15の一番右）。

　そこで、ビデオモニターを介して、自分の舌の動きを観察させた場合、症例4の舌の運動性は修正されるのだろうかと思い、モニターを眼前にセットしました。そして挺舌を求めると、なんと挺舌するまでの舌の運動の方向性

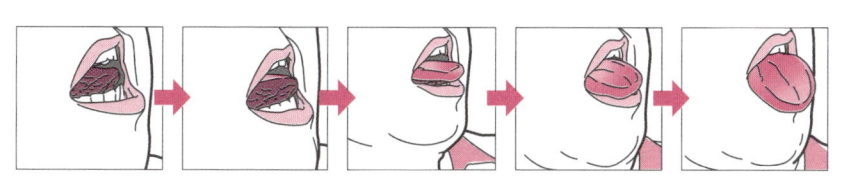

図4.14　セラピストの舌をよく観察した後の挺舌

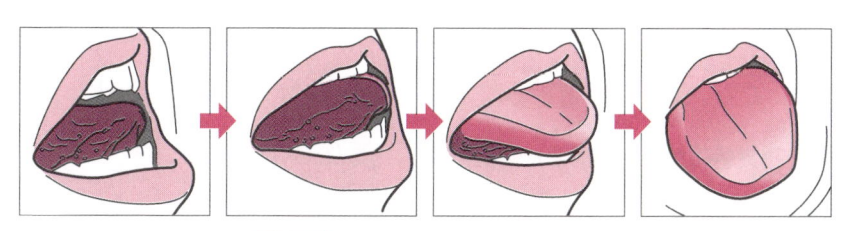

図4.15　舌の動きのクローズアップ

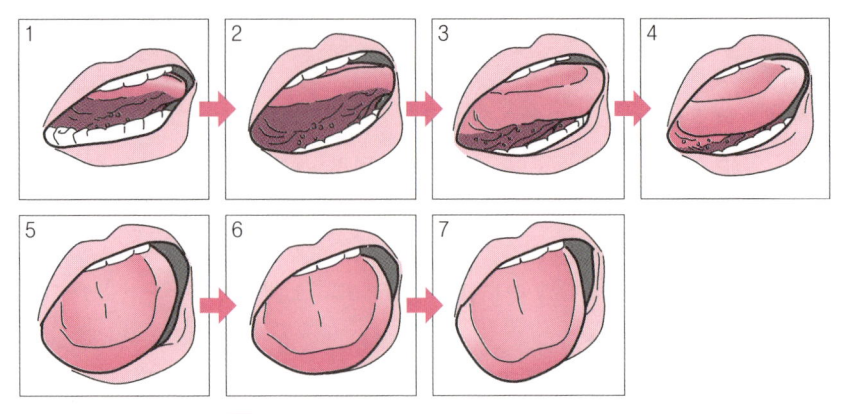

図4.16 ビデオモニターを初めて見たときの変化

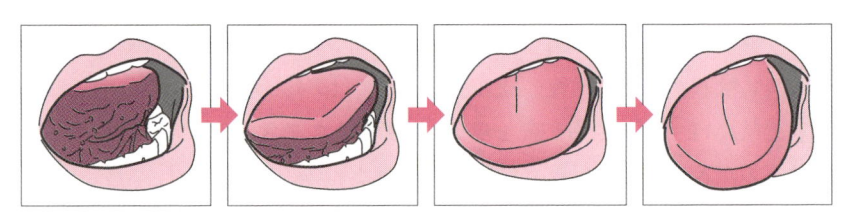

図4.17 何度かビデオモニターを見た後

が変化したのです。

図4.16がビデオモニターを初めて見たときの変化です。舌はまだ左の側方へ寄っていくのが見て取れますが、不必要な舌の左捻転が著明に減少しています（図4.16上段左から2番目を図4.15と比較）。

そして、何度かビデオモニターを見た後は、おおむね正中位置で挺舌ができるようにさらに変化していきました（図4.17）。

最後に「ビデオモニターを見なくても、舌がしっかり出せているか自信がありますか？」と尋ねると、「はい」という意思表示が出たので、実際にやってもらいました。その時の挺舌の様子が図4.18です。

●●● 視覚情報が運動（挺舌）修正の鍵？

驚くことに、その後は、何度でも次の日も挺舌が可能となりました。「今まで、自分の舌をどのように動かせばいいかわからなかったのですか？」と聞

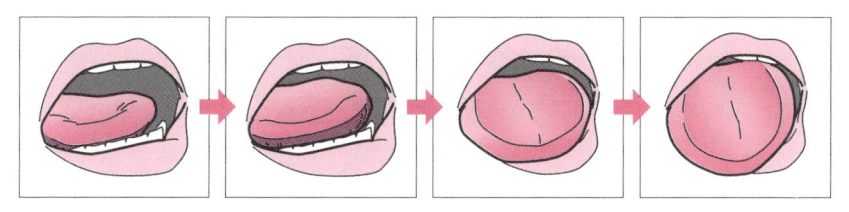

図4.18 ビデオモニターを見ないで行う

くと、また手を挙げ、「はい」の意思表示をしてくれました。

つまり症例4は今まで自分の舌の動かし方のイメージが想起できなかったので、指の触覚を手掛かりにして、それを実現していたのだと思いました。しかしながら、他者の「舌を出す」という視覚情報を得ることによって、触覚を手掛かりにしなくても、おおよそ「どのように舌を動かせばいいかわかった」可能性があったのです。

さらにビデオカメラのモニターという視覚情報を得ることによって、自分て舌を動かす（運動）感覚と自分の舌の視覚映像が連動する感覚を得て、不必要な舌の運動の方向性を制御したのです。まっすぐ舌を出すには、さらに「どのように舌を動かせばいいかわかった」可能性があったのです。

つまり、他者の運動を観察するという視覚情報は、粗大な運動の修正に役立ち、自身の運動を観察するという視覚情報は、細部の運動の（不必要な過剰な運動要素）修正に役立った可能性が考えられたのです。

ということは、流涎や食べこぼすということに関しても同様のことがいえるのではないかと思ったのです。

●●● 視覚情報（絵〔写真〕カード）を用いた治療の考案へ
● 1. 視覚情報（二次元の口形と二次元の口形）のマッチング課題

そこで以下のような治療課題を即興でつくり、行いました。マジックで紙に4つの口の形を描いた紙（発音でいうと「あ」、「い」、「う」と口唇を閉じている形）を1枚本人の前の机上に置きました（図4.19）。そしてもう1枚の紙に同じ絵を4つ描いて、「私（セラピスト）が持っている口の形の絵（4つの中の1つだけを提示）と同じものは、この（机上に置いた紙の絵）4つの中でどれでしょうか？」という課題を実施しました（二次元の視覚情報と二

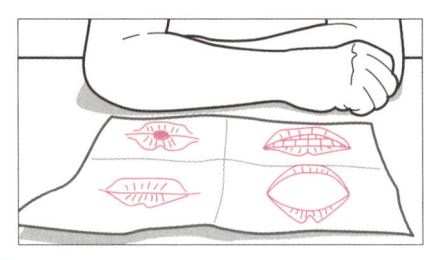

図4.19 二次元（カードとカード）の口形のマッチング課題

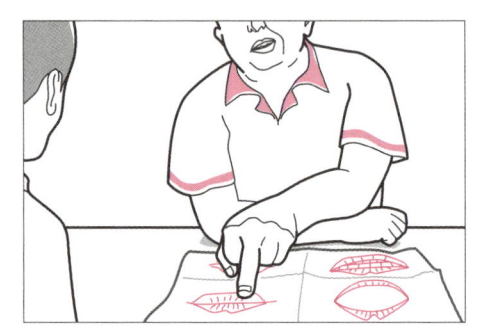

図4.20 三次元と二次元（セラピストの口とカード）のマッチング課題

次元の視覚情報とのマッチング課題）。

　症例4は、しばらく考えていましたが、課題を理解し、適切にポインティングできることが確認できました。

● 2. 視覚情報（三次元の口形と二次元の口形）のマッチング課題

　次にセラピスト自身が（4つの口の形の中で）1つの口の形をつくり、「この絵の中でどの口の形と同じですか」という課題に移りました（三次元の視覚情報と二次元の視覚情報のマッチング課題）（図4.20）。

　結果は、時折誤りがありましたが、これも修正できました。

● 3. 視覚情報（二次元の口形）から体性感覚へ情報を変換し運動を産出する課題

　そこで、次には「この絵（口を閉じている絵）と同じ口の形をつくってください」という課題（視覚情報から自己の体性感覚を介して、運動を産出す

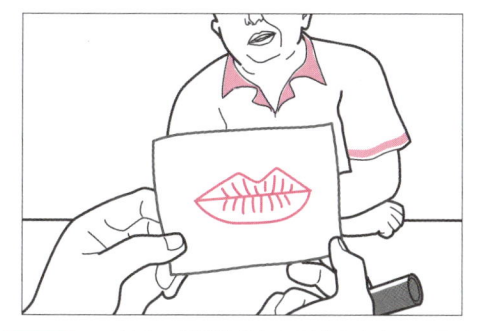

図4.21 二次元の視覚情報から運動を産出する課題

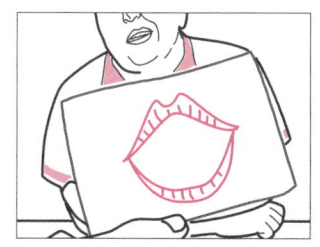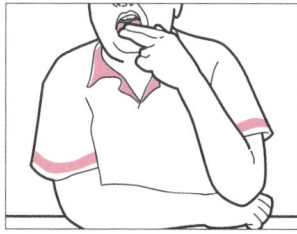

図4.22 指で口唇に触れて開ける

る課題）を求めると、なんと困惑し下顎を左右に動かすなどが観察され、最後まで口を閉じることはできませんでした（図4.21）。

　次に、「ではこの口の形（「あ」と発音するときの口）をつくってください」と求めました。

　すると、自分の2本の指を口唇に触れて、「このぐらい開けるのか？」と尋ねてくるようにしてこちらを見ながら口を開いたのです。この症例4の表現は、挺舌時のように手の触覚を手掛かりとして口唇を開いた（空間性としての距離をつくった）ようでした（図4.22）。

　そこで「指を口に触れることでどのくらい口が開いているのかがわかるのですか？」と尋ねると、手を挙げ「そうだ」という意思表示をしたのです。

　ここで、先ほどと同様にビデオカメラのモニターで自分自身の動きを視覚的に確認させながら行うと変化するかを見ようと思いました。

　もし、モニターを見ながら、例えば先の課題でできなかった閉口ができるようになれば、口を閉じている形の絵からその運動を産出できないのは、口

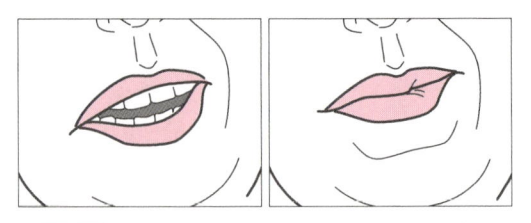

図4.23 モニターを見ることで瞬時に閉口可能に

　唇の麻痺が強いためにやりたくてもできないのだという可能性を除外できると思ったからです。

　結果は、なんと図4.23のようにできたのです。左が閉口できない通常の状態です。右がモニターを見て瞬時に閉口できた様子です。つまり、できないのは麻痺が原因ではないということです。

　言い換えると、症例4は何を求められているか（しなければならないか）は、わかっていた。しかしそれをどのようにすればいいかがわからなかったのであり、そこに症例4の場合は、他者の舌や口唇などの身体部位を観察するという視覚情報、さらに自分自身の舌や口唇の動きをライブでモニタリングできるという視覚情報が提示されたことによって、自らの口腔器官の状態（結果）が予測と違うという事実を変化させることができたということです。

　できないことができるようになるという変化には、視覚情報の重要性が明らかになったのですが、視覚情報といっても、二次元的な絵（写真）、あるいは三次元的な模型や他者の口腔器官の観察、さらには自己の口腔器官を観察するというように、質的な違いがあると思います。症例4に限っていえば、この順番で行為の質的変化がありました。

　症例4はリハビリ室だけではなく、普段の日常生活でも不必要に口唇が開いていることはなくなり、流涎も減少していましたが、残念ながら食事場面の確認までには至らないまま終了となりました。

　何を求められているか（しなければならないか）は、わかっている。しかしそれをどのようにすればいいかがわからないという病態の左半球損傷患者をもう一例紹介します。症例4との治療経験から、絵（写真）カードを用いた治療を考えていきました。捕食に際しての予測のために視覚情報を解読す

る点で、本質的に同じ内容です。

症例 5	食具を使わない失語症患者 〜口唇器官－食べ物－食具の関係を読み解く

●●● 症例5

　70歳代、男性、利き手は右手。脳梗塞発症後6か月での治療介入でした。

　神経学的所見は、右上下肢は重度な運動麻痺あり（Br. Stage III）、感覚障害は精査困難でした。神経心理学的所見としては失語が重度なため、机上での高次脳機能障害の紙面を介した諸検査の多くは困難でした。症例5の脳画像（CT）は図4.24の通り、左前頭－頭頂領域の皮質から皮質下まで広範囲に病巣がわたっていました。

　コミュニケーションとしては、聴覚的な言語理解は比較的保たれていましたが、明確な発語はできず、声として「あー」、「おー」などが出る程度でした。また自分の意思表示を、「頷きと首振り」あるいは症例4のように指差し、手を挙げる・挙げないなどの非言語的な手段を介して示すことは困難でした。しかし他者の指示に応じたくないときは、「体をのけぞらせたり」、「笑いながら、目をそらしたり」という手段をとり、他者の指示に応じてくれるときは、こちらの目を見ながら、反応を少し確かめるように動作を開始することはできました。つまり言語指示にジェスチャー（視覚的な提示）などを加えていくと、他者の意図の理解は促進され、またセラピストは症例5の表

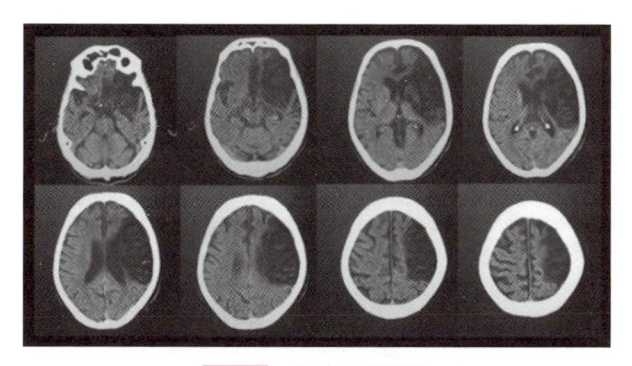

図4.24　症例5の脳画像

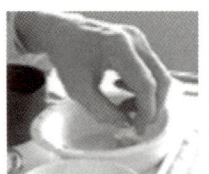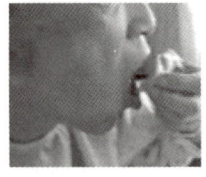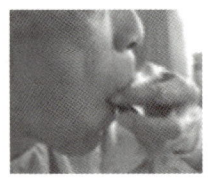

図4.25 手づかみで食べるという行為が定着

情と行為から、本人の意思をなんとか読み取ることができました。

　症例5は、左手足（非麻痺側の上下肢）の筋力低下などは認められませんでしたが、寝返り・起居・移動など基本的な動作に結びつかず、ADLはほぼ全介助の状態でした。

　食事においては、「スプーンを使って食べてください」と依頼すると、しばらくはスプーンを使用し食べることはできます。食べこぼすこともなく、嚥下後むせることもありませんでした。しかし、こちらが依頼しない限り基本的に食具は使わないのです。当然毎日の食事の際には、いつも箸またはスプーンが用意されているのですが、どんな食事でも手づかみで食べるという行為が定着していたのです（**図4.25**）。

　その様子を知っていた家族は、リハビリ室へ訪ねてこられ「何とか、手づかみではなく、箸を使って食事をとるようにしてもらえませんか？」とセラピストに伝えました。

　そこで、まずリハビリ室でできる観察から始めました。なぜ、「手づかみ」食べなのだろうかという疑問から、道具の使用について気になったので、いくつか評価してみました。

評価
1. 道具の使用に関する模倣

　口頭指示とジェスチャー（視覚的な提示）で、やり取りが成立することがわかったので、セラピストが患者の対面に座り、対象となる道具を使う真似をまず見せて、その後、机上にその道具を提示し、「この道具の使う真似をしてください」と求める方法で観察していきました。

　日常的に使う物品では、電動髭剃りの使用は刃の向きが顔面に直角にな

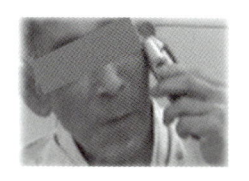
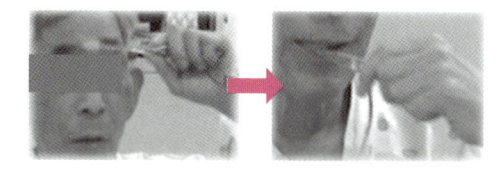

図4.26 道具使用の模倣：電動髭剃りは運動性錯行為が著明、歯ブラシは言語と視覚情報の提示による注意喚起で修正可能

るような空間的位置をつくれない操作が著明でした。いわゆる運動性錯行為です（図4.26左）。歯ブラシの使用は、最初に口ではなく他の顔面部位（額や頬）にブラシが向かうことが多いのですが、「本当にそれでいいのですか？」とセラピストが、再度歯ブラシで歯を磨く真似を提示し、注意を向けさせることで修正することは可能でした（図4.26右）。

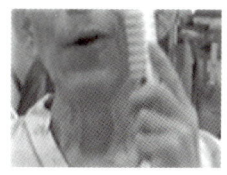
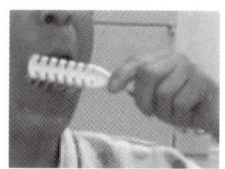

図4.27 道具使用の模倣：意味性錯行為も見られる（ヘアブラシ）

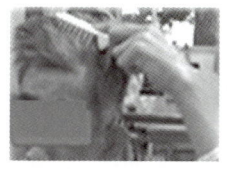
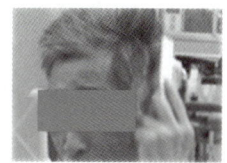

図4.28 実使用：ヘアブラシは触覚経験により徐々に修正

　ヘアブラシは、頬を擦ったり（図4.27左）、あるいは口に入れようとする（図4.27右）いわゆる意味性錯行為（ヘアブラシを歯ブラシとして扱う行為）が認められました。しかし歯ブラシのときと同様にセラピストの言語と視覚的提示による注意喚起で修正されました。

　また別の日に実使用も観察しましたが、電動髭剃り、歯ブラシの使用は、リハビリ室での真似と同様の動きで実用的ではなく、介助が必要でした。ヘアブラシで髪を梳くという行為は、はじめは不適切な方向にブラシが向いていましたが、リアルタイムの触覚経験により徐々に行為が修正されていきました。これはリハビリ室のときと同様でした（図4.28）。ハサミの使用の真似は全く問題なく、紙を切るという実使用も適切でしたが、一方でペンの使用は、歯ブラシ、あるいはヘアブラシのように扱う意味性の錯行為が目立

ち、修正は難しかったです。

　道具使用全般に共通する点は、仮に不適切な錯行為であっても、こちら側の言語とジェスチャー（視覚情報の提示）により修正できることもあるということです。また意味性錯行為と運動性錯行為は混在するのですが、運動性錯行為のほうが著明であったという点です。

●2. 左上肢の模倣とそれに関連する評価

　次に道具を介さず、上肢全体の模倣を求めると、どのような行為が観察されるのかをみていきました。まず左上肢の模倣の評価（セラピストの模倣）を実施しました（三次元の視覚情報から自らの体性感覚を介して運動を産出する課題）。

　結果は、例えば「敬礼」の上肢の形をつくる課題では、おおむね敬礼には見えるのですが、脇の開き具合や手の向きが違いました（肩関節の外転の程度や前腕の回内外の程度が違うなど）。つまり、粗大な模倣はできるものの細部の正確さが欠けていました。しかしセラピストの言語とジェスチャー（視覚情報の提示）があると、時間は要しますが、細部の修正も一部可能となりました（図4.29）。

　次に、敬礼と敬礼に似た上肢の肢位3種、合計4枚の絵（写真）カードを作製し（図4.30）、その中の1枚を症例5に提示し、症例はそれと同じ模倣をするという課題を行いました（二次元の視覚情報から、自らの体性感覚を介して、運動を産出する課題）。

　結果は、先の評価結果と同様に粗大な模倣は可能でしたが、細部にエラー

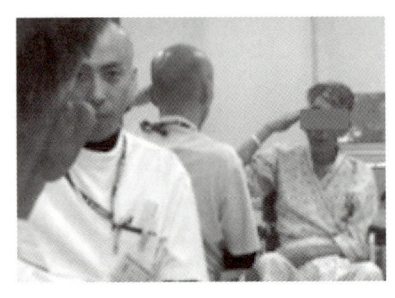

図4.29　セラピストの上肢の肢位の模倣：三次元の視覚情報から運動を産出する

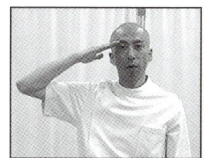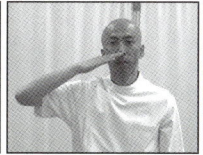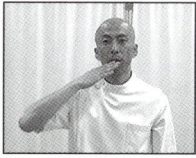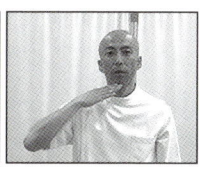

図4.30 上肢の4種の肢位の絵（写真）カード（二次元の視覚情報）

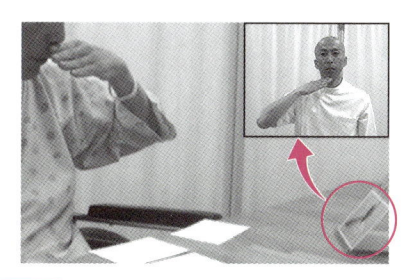

図4.31 二次元の視覚情報から運動を産出する

があるという傾向でした。例えば図4.31のように、提示した写真の指先は顎なのですが、症例5は鼻の下になってしまいます。そこで再度、写真の指先の位置はどうなっているか手掛かりを与えると、行為は修正されました。ただ気になったのは、修正には非常に時間を要すこともあったという点でした。

　模倣ができる基本的な仕組みを端的にいうと、目で見た上肢に関する情報（視覚情報）を自分の左上肢に置き換えて（体性感覚に変換して）再現（運動として表出）することですが、症例5が一度で模倣が正確にできない理由の1つは、対象の視覚分析がしっかりできていないからなのか、非常に気になりました。

　そこで次に、提示された1枚の写真と同じものを4枚の絵（写真）カードの中から選択する課題を実施しました（二次元の視覚情報と二次元の視覚情報のマッチング課題）。

　方法は、見本となる写真を1枚用意し、その写真を患者の前にある机上に置いた小さな衝立に立てて提示します。そして「この写真と同じものは、この中でどれになりますか？」と4枚の写真の中から選択する課題です（図4.32）。すると選択に時間を要し、時には誤りました。

　ここで一旦、上肢の状態の写真のマッチングではなく、道具に見立てた絵

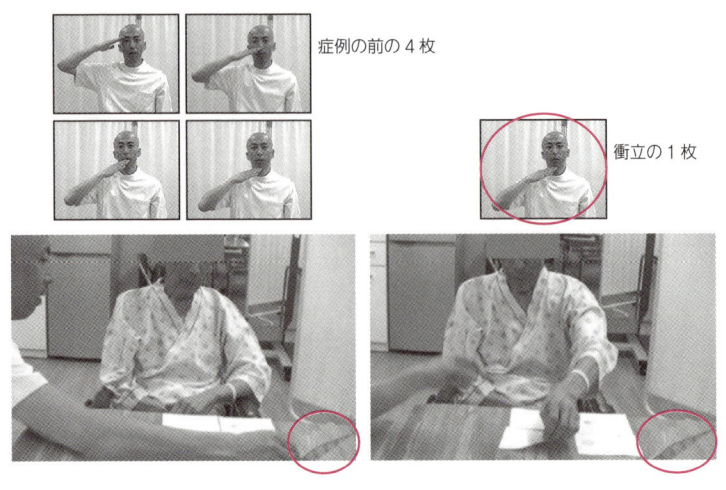

症例の前の４枚

衝立の１枚

図4.32 上肢（二次元の視覚情報）のマッチング：時間を要し誤りあり

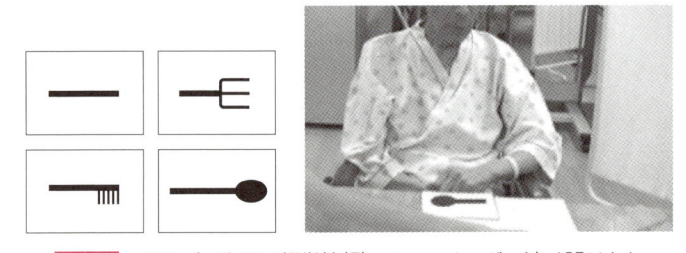

図4.33 記号（二次元の視覚情報）のマッチング：速く誤りなし

（記号）を提示したらどうなるのだろうかと思い、即興で４つの絵（棒状、フォーク様、櫛あるいは歯ブラシ様、スプーン様）を描き、マッチング課題として確かめてみました（図4.33）。方法は先に述べたのと同様です。

　結果は、上肢の実際の模倣や写真のマッチングよりも、選択時間は速く（数秒以内）、また誤答しませんでした。この結果から、症例5は粗大な対象物の形態に関する視覚分析には問題はなさそうですが、上肢の状態の視覚分析には問題がありそうだと思いました。

　模倣にせよ、絵（写真）カードの選択にせよ、上肢の状態を視覚分析するには変化している身体部位と変化していない身体部位の違いを見分ける必要があります（頭部、体幹、四肢のいずれか）。もしかすると、粗大な対象物の

形態と異なり複数の部位に関する分析が必要な分、難易度が高い可能性があると思いました。また実際の物品使用の動作において、運動性の錯行為のほうが著明であったことと関連がありそうだとも考えていました。

　そんなある日、リハビリの途中にセラピストは、ある用事で症例5のそばを少しの間離れました。偶然、テーブルの端には、他の患者のリハビリで使用した自助具箸が置いてありました。セラピストが戻ると、症例5は、その自助具箸を手に取っていました。しかし、鷲づかみにしたまま、自助具箸をしげしげと見つめるだけで、食具としての箸を把持する手の形をとれず、首をかしげるような仕草と著明な困惑の表情が観察されました。

　その時、セラピストは「（症例5は）どのように箸を持てばいいかわからないのではないか」と思いました。

　そこで、その日に自助具箸を鷲づかみにした状態から、片手で箸が使用できる持ち方へ変化する過程を写真に撮り、治療用の絵（写真）カードとして作製しました（4枚一組を2セット）（図4.34右）。そして次の日、以下のような課題を提示してみました。

　「（セラピストが眼前で自助具箸を鷲づかみにしている手の状態を観察させる中）これと同じ写真はどれかわかりますか？」という課題です（三次元の視覚情報と二次元の視覚情報のマッチング課題）（図4.34）。

　この課題では、症例5は、セラピストの左手と箸の状態、つまり手首－手－指という身体部位の空間的な向きと関節の屈伸度合い、そして箸の開閉度合いを、それぞれ視覚分析し、その後4枚の写真のそれぞれの違いを見分

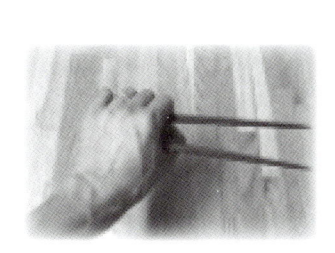
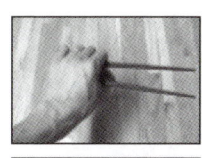
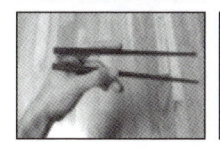
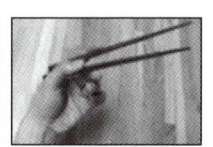
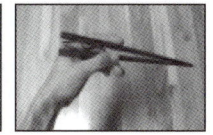

図4.34　実際の手の状態（三次元）とカード（二次元）の視覚情報のマッチング課題

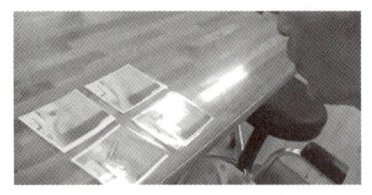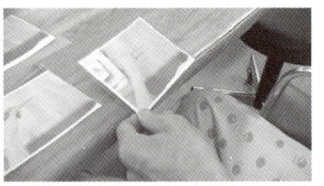

図4.35 カードを手に取ったりテーブルに置いたりして選択に悩む

け、照合していく必要があります。症例5にとってこの課題は相当難易度が高いようでした。

症例5は、適切な1枚の写真を抽出するのに、なんと1分以上の時間を要しました。2問目以降の課題においては1分は要しませんでしたが、絵（写真）カードを手に取ってはテーブルに置き、そしてまた他の絵（写真）カードを手に取っては比べ、そして悩むという姿が著明でした（図4.35）。

念のために、「写真と同じ真似をしてください」と1枚の写真を提示して、自助具箸を眼前に置き、模倣を求めました（二次元の視覚情報を自己身体に置き換え、運動として産出する課題）。

結果は、症例5は自助具箸を一旦は把持するも、首をかしげ、諦めテーブルに自助具箸を置いて体を少しのけぞらせ、「できない」という意思表示をしました。これで視覚情報間のマッチング課題よりも難易度が高いことが明らかになりました。

実際の物品を提示した道具使用時における症例の把持の特徴としては、自助具箸も含め、把持部分と機能部分に関する概念の混乱はありませんでした。そして道具の不適切な使用の特徴は、スプーン、歯ブラシ、ヘアブラシなど身体に関係づけられる（手の操作で道具が身体と接触する）種類と、ペンやハサミなど外部対象に関係づけられる（手の操作で道具が他の対象と接触する）種類に明確には分けられず、エラーが混在している状態でした。つまり身体に向かう道具か否かで錯行為の出現は明確に分かれてはおらず、この点と病態を関連づけた治療介入は難しいと思いました。

そこでまずは道具使用に関する脳の情報処理過程と症例5を関連づけて考えることをしていこうと思いました。

●●病態解釈に至るまでの検討事項

　道具使用に関与する3つの視覚情報処理経路[5]に従うと、まず道具が「どこにあるか」という視覚分析によって適切な上肢の到達運動が実現されます（後頭葉から頭頂葉上部へ向かう背側-背側経路）。症例5はこの点は観察から問題がないと思いました。そして対象認知（それが何であるか）は、時折誤りが認められましたが（後頭葉から側頭葉へ向かう腹側経路）、それよりもむしろ用途の理解（身体を介して、その道具をどのように使うか）のほうが、誤りの頻度が高いので、より問題ではないかと思いました（後頭葉から頭頂葉下部へ向かう腹側-背側経路）。ただし、視覚情報から道具の形状認知に伴う道具把持（把持部と機能部に関する分析）は、評価結果からも問題がないと思いました（同、腹側-背側経路）。つまり把持機能より操作機能に問題があるとみることができました。

　今みてきたのは、視覚情報処理経路という観点でしたが、さらに進んで道具の実使用を含めた情報処理過程を考えてみました。

　まず目に見える道具使用の実現の手前には、目には見えない情報処理過程として、主に運動前野などで道具使用を含めた運動イメージがつくられる必要があります。つまり道具の実使用のための上肢の運動プログラムの形成です。当然その手前には、その道具を使うために、今の自己身体が、空間的にどういう位置にあるかについての情報が頭頂連合野でまとめられているはずです。まとめられているという意味は、行為に必要な複数の情報が統合されるということです（図4.36）。

　例えば眼前に提示された道具は（視覚情報）、どのような機能をもつ道具であるか、そして、その道具の名称は何であるかが側頭葉を介して導き出され、その情報は頭頂連合野へ向かいます。そして、その道具を把持・操作するために必要な身体に関する情報は、頭頂葉の体性感覚領域を介して、やはり頭頂連合野へ収束されていって統合され、適切に道具を使用し食べるという行為の運動イメージがつくられるということです。

　症例5の病巣は、左側の下前頭回、運動前野、縁上回、上側頭回を含む前頭-頭頂-側頭葉のネットワークの損傷とみることができますので、道具の実使用を考えた場合、必要な多くの領域が病巣と重なるといえ、症例の道具操作に関する特徴は頷けてきました。

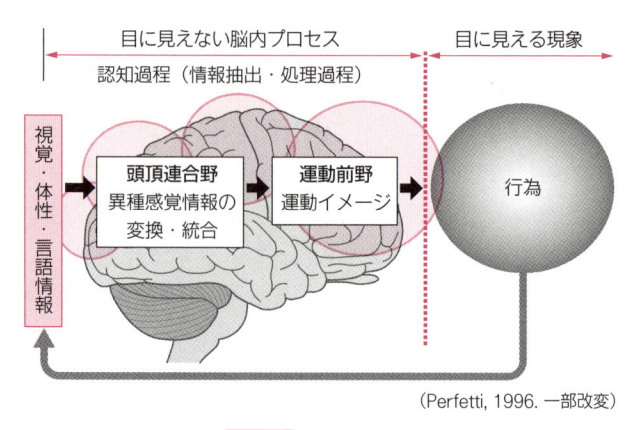

(Perfetti, 1996. 一部改変)

図4.36 情報の統合

　では、模倣がうまくできないという特徴についてはどうでしょうか。この点についても、模倣の神経回路としては、腹側運動前野、下頭頂小葉（縁上回）、および上側頭溝周辺などの関連に加えて、Broca野も指摘されていますので[6]、病巣とやはり重なってきました。

　したがって、症例5は前頭－頭頂－側頭葉のネットワークの損傷によって、模倣に加えて道具使用においても、どのように使えば楽に食べられるかという、操作を中心とした運動イメージをつくることが困難となり、結果として道具使用を断念し、「手づかみ食べ」が定着したのではないかと考えました。

●●● 治療仮説へ

　そこで、食具を再び使用できるように導くためのPositiveな因子はないか検討しました。その結果、今まで実施した評価結果から、まず視覚情報を適切に読み解くという治療から開始することが、症例5にとっての学習の最近接領域となり、「道具の身体化」を促すことになるのではと考えたのです。

　道具の身体化とは、物理的な対象物としての道具が手の延長となって、機能することであり、脳内の身体表現（身体像・身体図式）が、道具にまで延長すること（入来）といえます[7,8]（後出 p.254「道具の身体化の困難さの原因」を参照してください）。

　言い換えると、自分の手の体性感覚情報と道具を含めた視覚情報が適切に統合されなければ道具の身体化に至らないということです。ですから症例5には、体性感覚情報と視覚情報の統合の前に、視覚情報そのものを適切に解読する必要があると思ったのです。なぜなら、今までの評価結果から、模倣にせよ、カードの課題にせよ、いずれの場合もセラピストの援助なしに適切に解読することはできていなかったからです。そこで以下の治療介入をしていくことにしました。

治療介入
● 治療介入１：絵（写真）カードの解読から自助具箸の把持へ

　治療道具として、自助具箸を持つ左手が写った4枚の絵（写真）カード（評価時と同じ図4.34右）を用いました。

　この治療で患者に求めていることは、自らの視覚を介した左手と自助具箸との関係性の分析、つまり視覚情報の解読作業です。

　方法としては、4枚の写真の中から1枚選択してもらい、衝立にのせます。この時セラピストは、患者がどのカードを取ったかわからないように伏せて引いてもらい、患者だけに見えるように立てます（図4.37左）。

　そして、もう一組の4枚の中から、セラピストは無作為に1枚選び（患者が4枚のどれを取ったかはわからないまま）、患者の眼前に提示して、「あなたの取った写真は、これですね？」と順に問う課題設定をします（図4.37右）。

　症例5は、こちらが提示した写真を手に取り（図4.38）、手に取った写真を左側に遠ざけるという手段で「違う（いいえ）」という意思表示をしてくれま

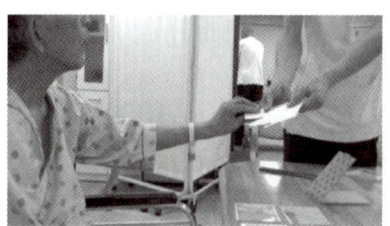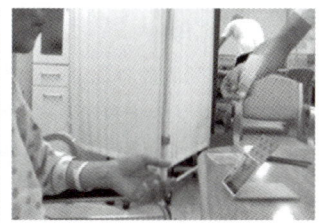

図4.37 左手と自助具箸の関係性（視覚情報）の解読

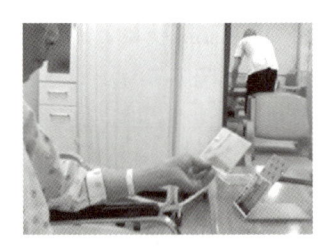

図4.38 提示されたカードを手に取り衝立のカードと見比べる

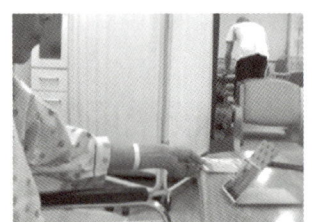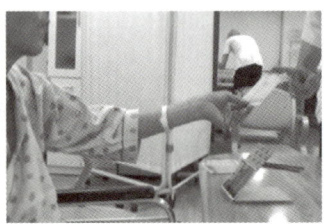

図4.39 意思表示：カードが「違う」場合（左）、「同じ」場合（右）

した（図4.39左）。同じ場合は、写真を自分の手前に置くか、こちらに向かって写真を持ち上げ見るという手段で「同じ（はい）」という意思表示をしてくれました（図4.39右）。

「同じ」との解答が得られたら、衝立の写真はそのままにして答えのカードと比べ、本当に合っているかどうかを患者とのやり取りを通して確認していきます。

一例を紹介しますと、図4.40の左が衝立に置いた絵（写真）カードです。そしてセラピストは、「同じものは、この写真ですか？」と症例5に問いながら、反応をみながら、1枚ずつ提示していきました。ちょうど3枚目で「これが同じ」と症例5が手に取った写真を差し出したので、確認してみました。

すると、残念ながら違いました。それは箸先が開いているか、閉じているかの違いで手の空間性は同じ絵（写真）カードでした（図4.40右）。

そこで、2枚そろえて、「もう一度しっかり見てください。同じですか？」と問いましたが、混乱している様子でした（図4.41）。

そこで、正解となる写真を手渡し、衝立のものと比較してもらいましたが、それでも、自分が同じと思った写真と「どこがどう違うの？」という様

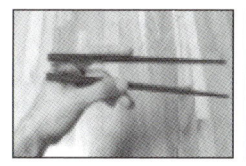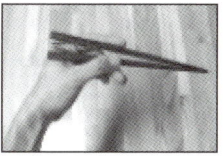

図4.40 衝立に置いたカード（左）と、「同じ」と判断したカード（右）

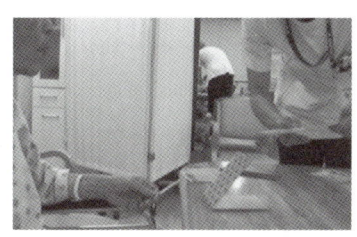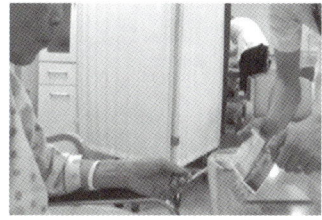

図4.41 「同じ」か「違う」か２枚をそろえてみるが…

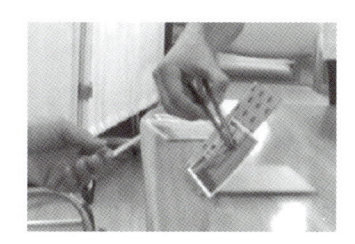

図4.42 実際の箸先の開閉を写真と重ね合わせて見せる

子に見えたので、それぞれ実際の箸先の開閉を写真と重ね合わせるように見せると（図4.42）「おー」という声を出し、「なるほど、そういうことか」に相当するような表情もみせ、誤ったカードを手に取り何度も見比べていました。

セラピストは症例５に「では、もう１問やってみましょう」と尋ねると、課題を行う意思をみせてくれたので、課題を続けました。

また伏せた４枚のカードの中から１枚引いてもらうと、症例が引いたカードは、箸先が開いているという点は先ほどと同じでしたが、手の向きが違うという写真でした。症例は、何度か間違えながら、衝立に提示された写真と４枚の写真を比較照合する過程で試行錯誤していました。

この課題で症例５が、写真の中から抽出しなければならない情報は、左手

241

と箸の2つの関係性です。視覚分析の詳細としては、左の手背／手掌の空間的な向きと左手の母指と他指、そして箸の開閉度合いについてです。

　鍵となるのは、単に「衝立のカードと同じか違うか」という、当てものや間違い探しをすることではありません。そうではなく、視覚を介して手と自助具箸の関係性に関して「読み解く」ことです。

　ほとんど発語はできない症例5であっても、残存した言語機能を用いて（聴覚的言語に関する表象と視覚的な対象の表象とを結びつけるような）思考をして、例えば、「自分から見たら（自己中心座標系に基づきながら）、えっと、この写真は、手の甲（手のひら）が見えているから、これか‥‥それに箸先が上（下）を向いているな。箸先は閉じて（開いて）いるな‥‥」というような読み解き作業を脳内で行うことです。

　さらに、「手の甲が見えたり、手のひらが見えるというこの（視覚情報の）違いは、手首の動き（前腕の回内・回外運動）でそれが変わるということか？」、とか「箸先が上に向いたり、下に向いて見えたりする変化も、同じ手首（前腕）の動きだな」とか、「箸先を開いたり閉じたりするのは主に人差し指か？」など、内言語的なつぶやきが頭の中で生じることを期待しています。

　なぜ、そのようなことを期待するかですが、1つは治療で患者に求めていることは「思考」することであり、その認知過程の活性化が生物学的な構造としての脳の働きを回復させ、行為を変化させると考えているからです。そして、その回復により食べるという行為に自助具箸を参加させたいからです。

　その第一段階として1枚の絵（写真）カードと他の4枚の絵（写真）カードのマッチングを行い、次第に、これら1枚1枚の写真の違いは、箸で食べるための手の持ち方（把持）と食べ物の摘まみ方（操作）の過程の断片であることに気づいてもらいたいのです。さらには、1枚1枚の断片を症例5の頭の中で行為の順序に並べられるようにと期待もしているのです。それが、自助具箸を使って食べるという行為の運動イメージにつながっていくからです。

　さて、上記のような治療を少しずつ進め、約2か月が過ぎたころのことです。写真と写真のマッチング課題にかなり容易に正答するようになったので、試しに自助具箸を眼前に提示し、使う真似をしてくださいといったら、どうなるだろうかと思い実際に行ってみました。

　すると、自助具箸を手に取り、何度か持ち直したりしましたが、食べ物を摘まめる肢位をとることに成功しました（図4.43）。

　この行為の変化は、治療課題を介して、身体表象の空間概念（上下・左右・前後）や身体部位の名称、そしてその機能に関する意味性表象も少なからず賦活された結果と推察されます（症例２の身体表象と言語に関する検討（p.160「治療介入に重要な言語と身体表象の象徴的要素について」）を再読すると理解が助けられます）。つまり、絵（写真）カードという視覚情報から、「どのようにすれば、この道具（自助具箸）を使うことができるのか」という「意味」を読み解いたと解釈できました。

　しかし、まだ示指の末端の関節（DIP、PIP関節）の屈伸運動は十分できず、箸先の開閉につながりませんでした。そこで、セラピストが、同じ手の肢位をとり、示指に注目するよう求め何度か摘まむ動きを観察させました（図4.44）。

　すると、間もなくして、症例5はできるようになったのです。そして、リ

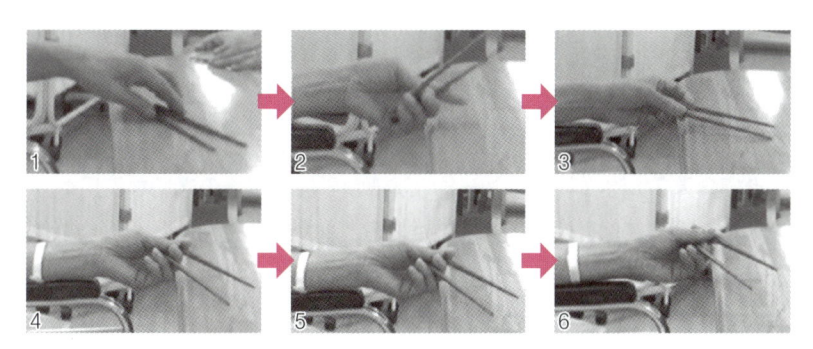

図4.43　食べ物を摘まめる肢位をとることに成功

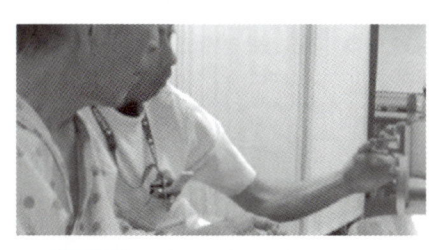

図4.44　示指に注意して観察させる

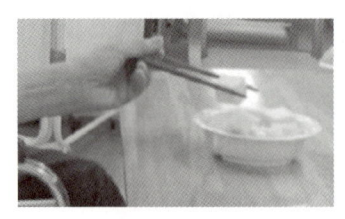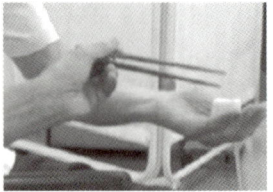

図4.45　模擬食塊を摘まんで放せるようになる

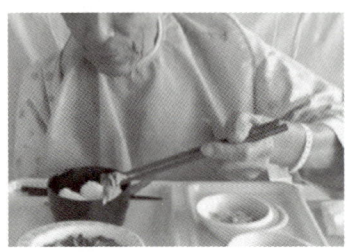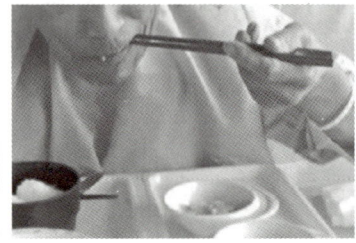

図4.46　実際の食事で箸を使う

ハビリ室で用意した模擬的な食材を器の中から上手に把持し、放すこともできるようになりました（図4.45）。実際の食事場面でも、使えるようになったことを確認することができました（図4.46）。

●治療介入２：絵（写真）カードの解読から自助具箸の適切な使用へ

しかし、箸先は口に対して直角に近い形で向かうことはほとんどありませんでした。そこでさらに上手に自助具箸を使って食べられるようになるための治療としてもう一つの段階を踏みました。ここまでの治療で用いた絵（写真）カードは、自助具箸を把持し、食べ物を摘まむという過程に着目したものでしたが、次は食べ物を把持してから、自らの口まで運ぶという過程の手と箸との関係性の課題（二次元の視覚情報のマッチング課題）へ移行していきました（図4.47）。

●● 結果と経過

介入から約２か月半後（１回20分で週２回程度、合計15回のリハビリ回数）、症例5は、自助具箸を難なく把持できるようになりました。そして、実

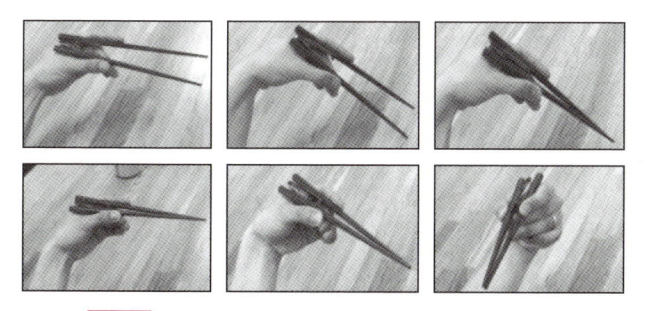

図4.47 口へ運ぶまでの手と箸との関係性のカード

際の食事場面でも自助具箸の使用を促すと上手に使い、食べこぼすことなく食べ物を口に運ぶ場面を観察することができました。

ただし、10分以上は継続しませんでした。自ら自助具箸を手放し、「もういいだろう？」という表情でこちらを見て、手づかみで食べる行為を選択する姿が多く見られました。つまり、治療は不十分だった可能性がありました。この原因は何だろうかと考えました。

⬤⬤ 手づかみに戻る原因の検討

まず自助具箸という道具の習熟化にはまだ経験不足で、「やっぱり箸のほうが手づかみよりいいわ」という学習経験に至っていない可能性を考えました。道具の操作が自動化に至っていれば、認知的負荷は低くなっているはずです。ここでいう認知的負荷というのは、「どこ」を「どのように」と道具の操作に関して意識を集中して行為していることです。

当初の病態を解釈した際に、上肢の模倣や自助具箸を把持する、口に運ぶという操作面（リーチ）には着目しましたが、手指には重点をおいていなかったという点も気になりました。スプーンの操作と比較してみると、自助具箸の操作は、母指の掌側面、中指の指尖部、そして薬指内側側面で自助具箸の一側の把持が固定されている中で、もう一側が機能します。機能する側の箸は、母指の指腹部と示指の指腹部で把持し、あとは示指のみの関節運動で、摘まむ食べ物の大きさや硬さに合わせた運動制御（筋出力制御）がなされます。つまり道具の操作は手づかみよりもかなり認知的負荷が高い、だから手づかみへ戻ってしまったのではないかと思いました。

しかしながら、本質的にスプーンも含めた食具そのものを使いたがらないことの原因に帰結するには十分ではないと思いました。

　そこで、症例の食べるという行為を過去の映像記録も活用し再検討することにしました。セラピストが観察で見逃していた点があったから、十分よくならなかったということは否定できないので、映像記録で臨床を振り返ることは重要なことだと思ったのです。

●●● 食べるという行為の再検討〜他患者との比較

　まず取り掛かったのは実際の食べるという行為の場面の再検討でした。方法は過去に担当した患者のビデオカメラによる食事場面の映像記録から、症例5と同じく麻痺の影響で左手（非利き手）を用いて食事をする左半球損傷患者を比較対照として抽出し、症例5との違いを分析することにしました。

　図4.48の患者は食具および食べ物に合わせて口腔器官が動き、おおよそ道具の使用の不適切さも認められません。つまり、この患者は、スプーンを口に対しておおむね水平かつ直角に入れ、その後もまっすぐ抜き出す向きをとっていることがわかります。

　スプーンの空間的な向きを決定づける主要な関節は、手関節（の掌屈）や前腕の（回外）運動です。この患者はそれが適切で、そして他の肘や肩の関節運動が協調性に欠けたり、過剰な運動単位の動員などもなかったので、運動性錯行為は認められなかったということになります（実はこの患者は、以

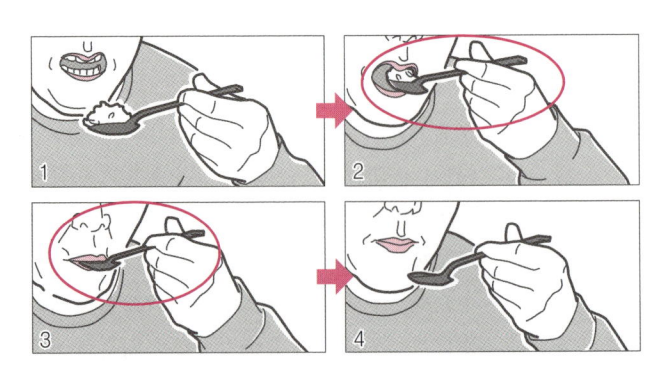

図4.48　症例5と同じ左半球損傷患者Ａ（70歳代　男性）：運動性錯誤はみられない

前は上肢の運動性錯行為があり、電動髭剃りの使用がうまくできなかった患者でした。しかし主に絵〔写真〕カードという治療道具を介して、電動髭剃りも適切に使用できるようになり、かつ歯ブラシ、スプーン、自助具箸の操作に関する運動性錯行為が改善した患者でした〔拙著『豚足に憑依された腕』の症例F〕）。

一方、症例5はどうであったかというとスプーンが口に対しておよそ平行のまま取り込まれ、その後スプーンを口外へ抜き出す際も向きに変化はありませんでした。これは上肢と道具の使用を含めた空間性の運動性錯行為と解釈できました（図4.49）。

この食事場面におけるスプーン使用の運動性錯行為は、カード（写真）を用いた上記の治療介入2の後に自助具箸の使用がより適切化していくにつれて減少し、口へ運ぶスプーンの向きは口に対して直角方向へと改善傾向が認められました。

しかしさらに観察を続けていくと別の問題がみえてきました。食べるときの口腔顔面領域の動きに異常性が認められたのです。

実際の症例5の食事場面に再度戻ってみましょう。まずは口唇の運動性錯行為と思われる場面です。図4.50の一番左が症例5で、症例5だけが、不必要に下唇を過剰に引き下げて食べ物を迎えに行くような傾向が認められました。それ以外の比較対照患者にはそのような異常な動きは観察されませんでした（右から健常4歳児、左片麻痺患者2例）。

今度は舌の運動性錯行為と思われる場面です。図4.51の一番左の症例5だ

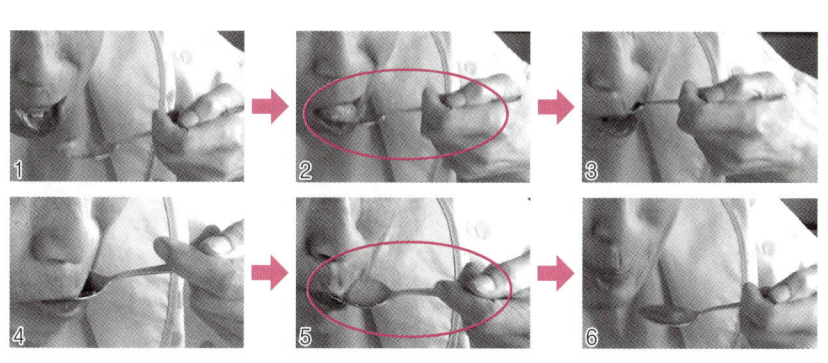

図4.49 　症例5：上肢と道具の使用を含めた空間性の運動性錯行為

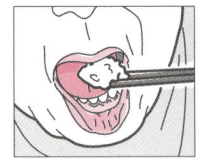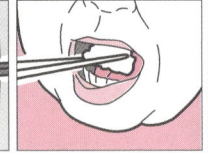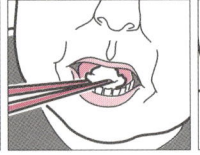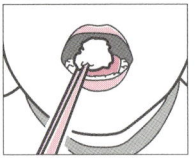

| 症例5 | 左片麻痺 B 80 歳代 女性 | 左片麻痺 C 70 歳代 女性 | 健常な 4 歳児 |

図4.50 症例5：下唇を過剰に引き下げて食べる（左端）

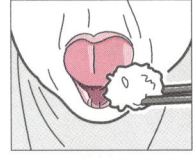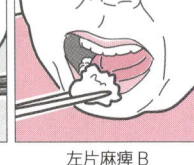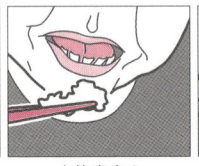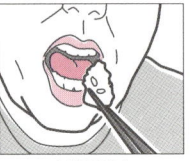

| 症例5 | 左片麻痺 B | 左片麻痺 C | 右片麻痺 A |

図4.51 症例5：舌が食べ物を迎えに行くように不必要に突出する（左端）

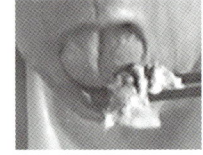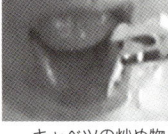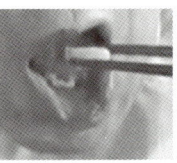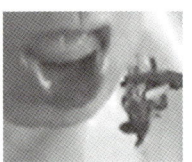

| ハンバーグ | キャベツの炒め物 | 大根の煮物（薄切り） | ほうれん草のおひたし |

図4.52 どのような食べ物でも構えは同じ

けが、不必要に舌が食物を迎えに行くように突出する傾向が認められました。

　次は食べ物の種類によって口腔部位の構えに差が出るか観察しました。結果はどの食べ物であっても顎関節を介した口の開口度合いは変化せず、また口唇の引き下げが著明でした（図4.52）。

　これらのことから、食べ物の違いについて視覚情報を介して正確に解読し、口腔器官の予測的な運動制御がなされていないと解釈することができました。

　このほか実際の食事の際に、スプーンが口の中に入った瞬間、下顎・口唇の動きはどうなっているかを時間的な側面からも観察しました。すると、比較対照としての患者はスプーンが口腔内に入った瞬間に口唇はしっかり閉じていました（図4.53）。

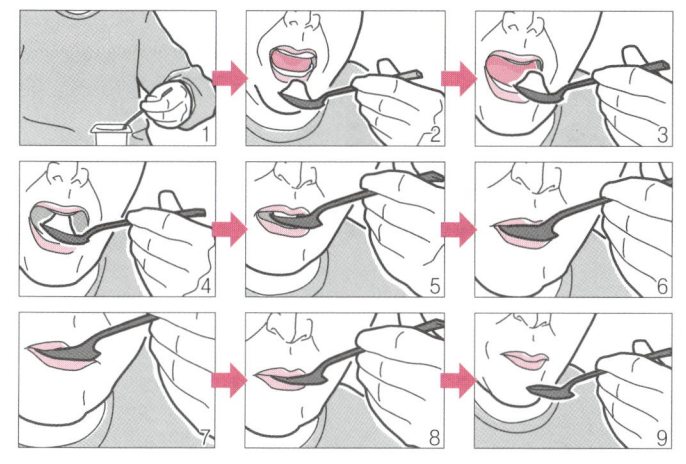

図4.53　右片麻痺患者Ａ：スプーンが口腔内に入った瞬間に口唇をしっかり閉じる

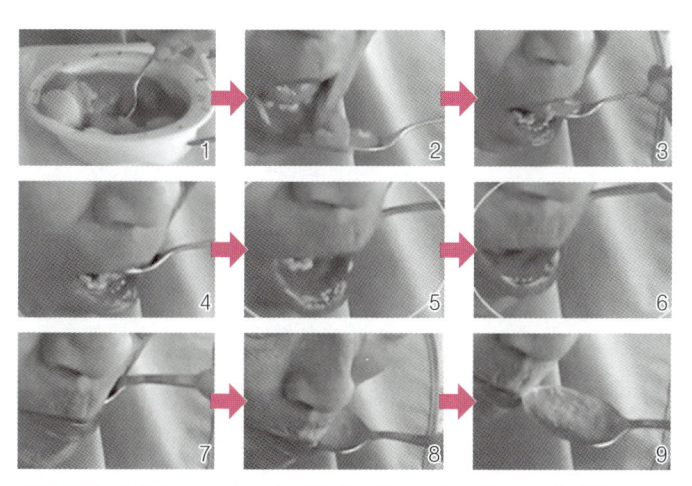

図4.54　症例５：スプーンが口腔内に入ってから遅れて口唇が閉じる

　しかし症例５は、そうではなく、スプーンが口の中に入った瞬間より明らかに遅れて口唇が閉じていることが時折観察されました（図4.54中段３枚）。

　そこで口部顔面失行の病巣との関係性を探ってみました。すると、病巣としては、左頭頂葉の縁上回前下部から左中心後回後下部が報告[9]されていました（図4.55）。症例５もほぼ同様の領域に病巣が認められていました。神経心理学的に基本的な失行症の定義は、非意図的動きは保たれているが、意図

249

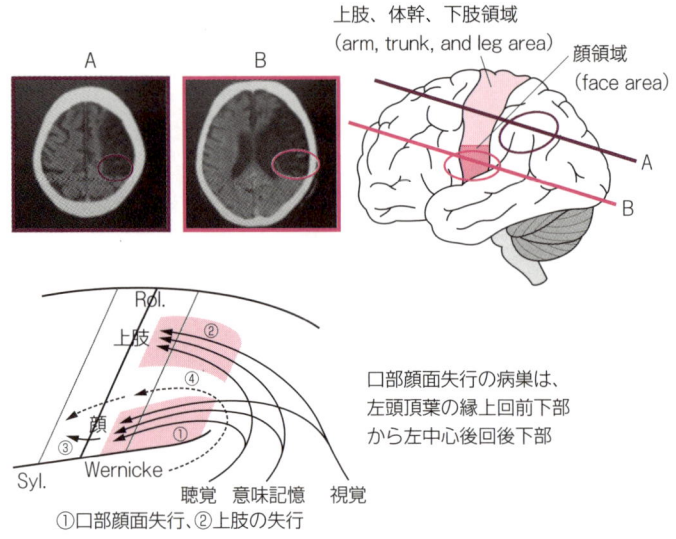

口部顔面失行の病巣は、
左頭頂葉の縁上回前下部
から左中心後回後下部

①口部顔面失行、②上肢の失行

([下]遠藤邦彦：口・顔面失行（BFA）の症状と責任病巣：行動理論からみた失行症の出現のメカニズム. 失語症研究14（1）：1-10. 1994より）

図4.55 症例5の病巣（上）と口部顔面失行の病巣（下）

的な動きが障害された状態のことなので、それが口部・顔面領域に出現していると、口部顔面失行となるわけです。しかし症例5の症状は、あくまで意図的な口腔顔面部位の模倣を求めたときでも、非意図的である実際の食事場面でも出現していますので、この定義とは合致しないようにみえます。

　ですので、ここでは口部顔面失行の出現病巣と症例5の病巣はおおよそ合致しているという程度にとどめ、病態解釈ではあくまで、臨床で観察された症例の症状をもとに、違う観点から検討していきました。

口腔器官に対する評価

　症例5に対して、簡便な失行症の検査に準じた4つの評価―①舌を突き出す、②舌を上唇の中央につける、③舌を左右の口角につける、④舌打ちをする、を行いました。次に「あ」から「お」の発音の際の口形模倣の評価を行いました。

　結果は、何度も誤反応があるのですが、「よく見てください」という指示とその意図を表すジェスチャーと表情を示し、再度模倣を求めると細部のエ

ラーはあるものの、修正が一部可能でした。

●●● 模倣障害や運動性錯行為という現象への着目

症例5は、何を求められているか（しなければならないか）はわかっているが、それをどのようにすればよいかがわからない、あるいはできていると思っているので、他者から修正を求められるまで、自分だけでは気づけないという病態が中核的な病理と捉えてみることにしました（p.44「臨床のヒント⑦」を参照すると、ここでの意味の理解の助けになると思います）。

つまり口腔顔面領域の模倣の評価や食事の行動観察結果から考えると、食べ物を口に入れる際に認められた口唇と舌の運動性錯行為は、食べるということはわかっているが、「どのように」がわからないと考えてみたのです。そして治療介入前の手づかみ食べのビデオ映像記録を分析してみると、2つのことを発見することができました。

● 1．手づかみ食べという行為の再検討〜ビデオ映像の再分析

図4.56 は、おおむね一口大にカットされた鶏肉を症例5が手づかみで食べるときの横からのアングルです。普通、わざわざ口を大きく開けなくてもいいように、鶏肉の向きは、横に挿入すべきです。しかし症例5は、ためらわずに縦の長いままの向きで口へ入れていました。

図4.57 は、ひと摘まみした「ひじき」を口に入れている場面です（上は横

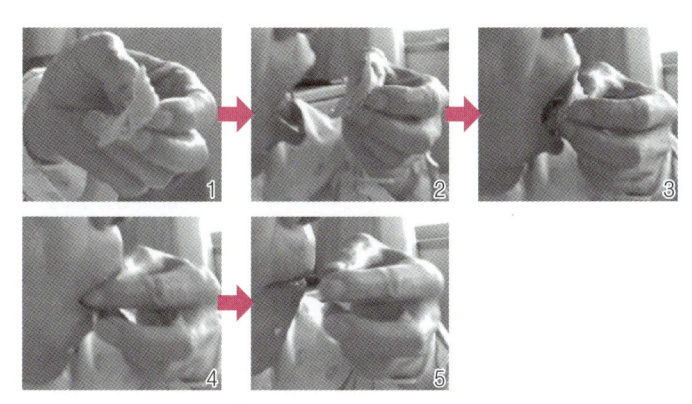

図4.56 縦に長いまま口に入れる

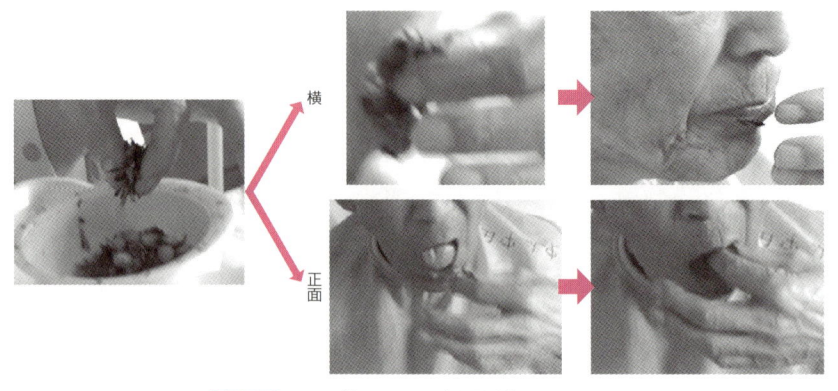

図4.57 ひと摘まみでも必要以上に開口する

から、下は正面からのアングル）。この時もやはり必要以上に、口を開いています。

手づかみ食べとスプーン、自助具箸などの食具使用時に観察された共通点は、食べ物の大小（長短）にかかわらず、口唇の過剰な引き下げと必要以上の開口（下顎関節の動きが常に大きい）です。これが1つ目の発見です。

そして、もうひとつ発見したことは、手づかみ食べのときのほうが、食べ物を入れた直後に口唇閉鎖が生じる点です。つまり先のスプーンの図4.54では明らかに時間的に遅れているということが時折あると指摘をしました。これが手づかみの行為のときにはないということです。

手づかみ食べて、口唇に指または食物が触れた瞬間から、口腔内に入った指を抜き切った瞬間までの時間を映像記録から測定しました。結果は約0.2〜1秒でした（鶏肉小が0.2秒、ひじきが1.05秒）。一方、スプーンで食べたときも、食物が口唇に触れた瞬間またはスプーンが口唇に接触した瞬間から口腔内にスプーンが入って抜き切った瞬間までの時間を測定しました。結果は約0.8〜1.8秒（鶏肉小が0.8秒、カレーのルーと具が1.8秒）でした。

この2つの食べるという行為の時間的な違いは、直接自己身体部位が口唇に触れる（自分の手が自分の口に触れる）という二重接触（ダブルタッチ）があるか否かだと思いました。

● 2. 二重接触（ダブルタッチ）の意味

この二重接触（ダブルタッチ）で、何か似ている症状を思い出しませんか？　そうです。症例4と通じる共通点かもしれません。本来、健常であれば舌や口唇の開き（閉じ）などの空間性に関わる運動制御は、経験を重ねていくと、自然に直接的な視覚情報の手掛かりによって、あるいは記憶（意図に合わせたイメージの想起）によって調整でき、口唇への接触情報を必ずしも必要としません。しかし症例4、症例5ともに、それが必要だったということです。介入前の症例4は常に自己の指の触覚を介して挺舌したり、口唇の開きを確認していました。症例5もおそらく同様の代償メカニズムが働いていると解釈できました。つまり視覚情報（あるいは記憶）から予測的な構えがつくれないことから、触覚情報を手掛かりにして行為の次のプロセスを導く代償的戦略がつくられたというわけです。

しかし、仮にそうだとしても、なぜ二重接触（ダブルタッチ）があると、口唇閉鎖に時間的ずれが生じないのかについての答えにはなっていません。

● 3. 予測と結果の一致

そこで、また考え、あることを思い出しました。それは症例3の項で述べた、Blakemoreら[10]の「くすぐり実験」のことです。症例3の項では、主に、意識にのぼらない（のぼる）行為の仕組み（システム）という観点から紹介しました。その研究は自分自身の行為でも、予測（意図）と結果の間に時間的・空間的な不一致が生じると自他の認識が曖昧になり、自分でくすぐってもくすぐったく感じるというものでした。

では「予測」と「結果」という観点から解釈を試みると、なぜ食具では口唇閉鎖の遅延が時折観察されたかの答えは出るでしょうか。

食具の先端部が口に接触するまでの物理的な到達距離は、手づかみ食べと同じですが、食具の使用の有無によって主に肘関節の運動範囲は同じではありません。どういうことかというと、食具を使った場合は、手づかみ食べよりも肘関節の屈曲角度は少なく済みます（スプーンであれば柄の長さと掬う部分の分だけ、5〜10cm程度手づかみより屈曲させなくていいのです）。この時、脳内の表現として道具の身体化が不十分な状態のままだと仮定すると、予測としての手の運動表象に延長分が反映されない可能性があります。

反映されないとどうなるのか、それは結果として食具の先端が口に接触するのは予測していた時間よりも、少し早くなると考えられます（手づかみでは、まだ口に到達する時間ではない肘の屈曲度合いですが、食具では、その肘の屈曲度合いで口へ到達してしまうのです）。

つまり予測よりも接触がわずかに早いことが、「えっ？もう、何？」という意識が立ち上がるか、予期せぬ刺激に近い違和感となって、反応としては、口唇閉鎖の遅延が時折観察されたのではないかと解釈したのです。この「常に」ではなく、「時折」観察されるということが、失行症患者で多く観察される「できる」ときと「できない」ときがある「解離」の現象と同様の現象かもしれません。それはあたかも、電気の配線のコードの劣化で接触不良を起こし、つながるときとそうではないときがあるかのように。

いずれにせよ「手」として食具が取り込まれ、1つの表象として脳内表現されるということは、手づかみで食べるよりも物理的な空間性（距離・方向）が延長した手として表象されると思います。

ということは、この「延長」分を脳内で再計算する必要があるはずです。さらに手づかみで得られる接触性（触・圧覚を介した性状）についても、道具を介した手ごたえとの差分を再計算する必要があるのではないでしょうか。

つまり「手づかみで食べる」という行為から「食具で食べる」という行為へ移行する場合、運動プログラムを変更するために欠かせない空間・接触情報の情報処理（手の延長に伴う加算された自己身体の空間表象と肘関節の屈曲範囲の減少に伴う運動イメージの形成）に、健常なときより時間を要するのではないか、と考えることはできたのです。

この情報処理は健常であれば、発達の過程において、幼少期に経験で獲得され、食具の使用はやがて自動化していくので（道具の身体化）、それほど問題がないかもしれません。しかし左半球の頭頂連合野を含めた病巣をもつ症例5にとっては、道具の身体化が困難であった可能性が考えられました。なぜ、頭頂連合野を含めた病巣だと道具の身体化が困難なのか、簡単に補足しておきます。

●4. 道具の身体化の困難さの原因

まずは道具の身体化[7, 8]に関して説明しておく必要があります。入来ら

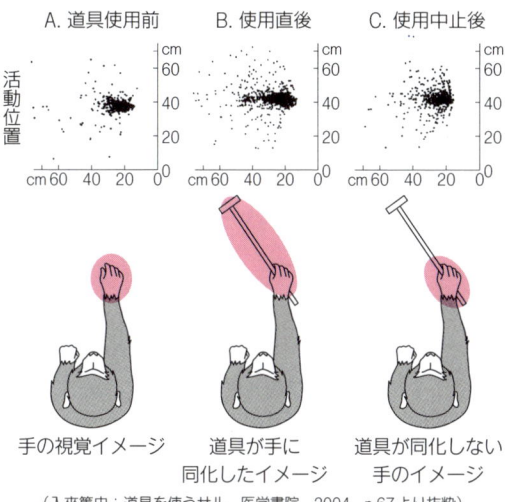

A. 道具使用前　　B. 使用直後　　C. 使用中止後

活動位置

手の視覚イメージ　　道具が手に　　道具が同化しない
　　　　　　　　同化したイメージ　　手のイメージ

（入來篤史：道具を使うサル．医学書院，2004，p.67より抜粋）

図4.58　道具の身体化

は、サルに熊手（という道具）を使用させ、遠くにある餌を取れるように訓練しました（図4.58）。

　その訓練によって明らかになったことは、「（熊手という）道具が手の延長になったという内観をサルが持っている」ということです。そして道具の使用中止後の図4.58のCは、物理的計測条件は把持しているという点で同図のBと一緒であることを意味するのですが、Cのときは、サルには道具を使用して餌を取るという意図がありません。この時のサルは、脳内の表象として手の延長になったという内観を持っていないということです。

　症例5は、食具を使用しようという意図はあったと思います。でも食具が手の延長となった内観を持っていたかはわかりません。この道具の使用の意図に加えて、内観を持たせる条件としてどのような脳の機能が大きく関わるのか、症例5の器質的な問題として気になるところです。

　道具の身体化がなされている脳の領域はどこだったのでしょう。それはサルの頭頂間溝部でした。この領域にはbimodal neuron（バイモダルニューロン）がたくさんあります。つまり見たときも、触覚つまり触ったときも、どちらのときにも反応するニューロンがたくさんあります。そしてこの頭頂

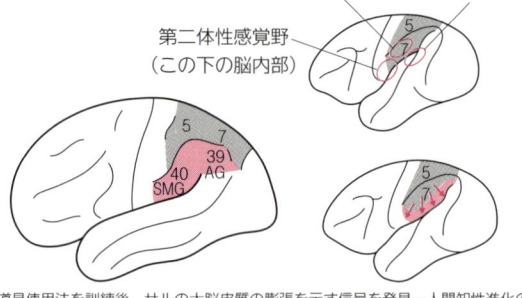

（入来篤史, 他：道具使用法を訓練後, サルの大脳皮質の膨張を示す信号を発見―人間知性進化の生物学的メカニズムの解明に糸口. 理化学研究所ホームページhttp://www.riken.jp/pr/press/2009/20091006/ より）

図4.59 道具使用によるサルの脳の変化（右上：訓練前、右下：訓練後）。左は人間の脳の該当部位

間溝部は、視覚と体性感覚とが統合する場所です。統合の目的は身体像の形成にあると考えられています[7, 8]。

　この入来らの研究はさらに進んで、訓練前後を比較した場合（図4.59右上：道具使用の訓練前の左半球、右下：道具の使用訓練を約2週間した後）に、サルの大脳皮質部位で膨張を示した信号を検出したというものでした[11]。その部位はどこであったかというと、先に述べた頭頂間溝部皮質に加えて、上側頭溝部皮質、第二体性感覚野です。これらは人間でいうと下頭頂小葉（図4.59左のピンク色）とその近傍に位置する領域です。この下頭頂小葉については第3章の症例の項でもいくつか述べましたが、異種感覚情報の統合（視覚情報と体性感覚情報に加え、言語情報の統合もなされ、特に行為の意味づけには左半球優位といわれています）、身体像の形成およびその身体構造の概念化、言語や概念的な操作に関連する部位と考えられます。

　この研究から、症例5がどうして道具の身体化が困難であったか病巣と関連づけると、みえてきました。だからといって、治療介入はこれ以上できないとは思えませんでした。なぜなら、予測と結果の不一致という観点に加えて、「自他の認識」という観点から、なぜ口唇閉鎖の遅延が時折観察されたかを検討していなかったからです。

●5. 道具を自分と認識できるか

　熊手という道具が手の延長になったという内観をサルが持っているときは、道具を使おうと意図していたときでした。そして、その意図がないときには脳内の表象として手の延長になったという内観を持っていないということを改めて考えてみました。手の延長になったという内観を持つということは、食具は、自他の認識という意味では、「自分自身」にならなければいけないはずです。少なくとも、脳内の表現としては、そうでなければ道具の身体化とはいえないわけです。

　そこて、二重接触（自分の指が自分の口唇に触れる）があるときの意識にのぼる表象を何度も自分自身で試行してみました。自分の指が口唇に触れたことで、自己身体としての口腔内空間へ自己身体としての指とともに、指で摘まんでいる食べ物が入ったイメージが想起されました。ここでいう「入ったイメージの想起」は、口腔内という身体空間表象と指の表象が重なり合うような視覚表象という意味で使っています。食具の場合はどうかというと、食具が口唇へ触れなくても、同様に「どのくらい食具の先が入っているか」イメージできました。

　一方、症例5はどうかと考えてみました。おそらく、どのくらい食具の先が口腔内に入っているのか、食べ物も十分に口腔内に取り込める分だけ入ったのか、曖昧なイメージなのではないか、口の中へ取り込んだという「意味」になりきれていないのではないかと考えました。

　なぜ、なりきれないのか。ひとつ考えられたことは、食具では、手の「延長」分が十分に「自分の手」として視覚表象化されていないということです。

●6. 手の延長として視覚表象化されない食具

　なぜ、延長分が自分の手として視覚表象化されないのかについては、発達的観点からヒントを得ました。乳幼児に見られるハンドリガード（hand regard）[12]はご存知でしょうか。外部観察的には自分の手を眼前に持ってきて注視する現象のことです。ハンドリガードは「これは自分の手である」という自他の認識の萌芽であると同時に、自己主体感の萌芽でもあるといえます。

　例えば前腕の回内・回外をすると、目にするものはそれぞれ手の甲と掌面に変化します。この経験では、自分の意図と結果が時空間的に一致していま

す。つまり手に関する視覚情報の変化と体性感覚の変化は同期しています。やがて、この経験の蓄積によって、常に視覚情報に頼らなくても（手を見なくても）おおよその場所へリーチングができるようになります。その背景として自己の体性感覚情報と視覚情報が統合されるからと考えられています[12]。統合されるという意味は、見なくても、「この（体性）感覚があるから、手は今こうなっているはずだという、予測に伴う身体の視覚表象化が脳内で表現されること」になると思います（手の運動指令と手の位置の感覚情報の対応づけを学習していき、それが予測的な運動の表象へつながっていくのです）。

　では、本当に脳内でそのようなことが生じているのでしょうか。その答えは、入來らの研究が示してくれていました[8]。実験は手が見えたり、隠れたりする状態を瞬時に切り替えられる設定条件でサルに餌を取らせると、視覚受容野はどう変化するかというものでした。結果は、視覚的に見ている手の状態と比較し、遮蔽下とした設定であっても、手の周囲に存在した視覚受容野は同じ空間上に残存していたのです。つまりサルの内観としては、見えなくても手のイメージを持っているということがわかったというものです。そして、遮蔽下の状態で手が静止していた状態から自発的に移動しても（させられても）、視覚受容野は手の空間的位置に合わせて移動していたことが明らかになったのです（図4.60）。

　物理的には見えていないが、（そこにあると知っていて）見ているという内観（視覚イメージ）は、やはり視覚と体性感覚の統合によって形成された自らの身体像であり、それを私たちは「見る」ことができるのだと思います（視覚表象化された自分）。これが基盤となって、道具は身体化していくのだと。

　ここまでを整理すると、症例5の口唇閉鎖の遅延が時折起きたのは、道具の身体化の不完全さが背景にあり、それは手の「延長」分の再計算の不十分さ、内観的にいえばそれに加えて道具の身体化が不完全な「違和感」が遅延につながったと考えました。つまり不完全さの克服には、身体（自）と道具（他）を統合する過程への介入が重要だと思いました。

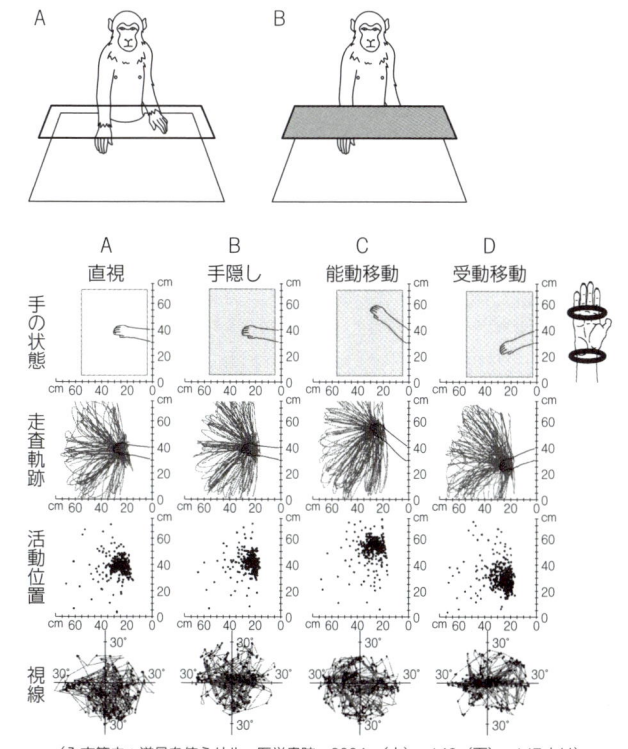

（入來篤史：道具を使うサル. 医学書院, 2004, （上）p.146, （下）p.147より）

図4.60 直視でも遮蔽下でも視覚受容野は手の空間的位置に合わせて移動する

●7. 身体（自）と道具（他）を統合する過程への介入

　サルにおいて道具の身体化が生じるまでに約2週間以上の期間を要しています。それは脳の特定部位の膨隆という生物学的な構造の変化が生じたという事実であり、そのような脳の潜在的な可能性を顕在化させたのは特定の訓練設定だったといえます[11]。そして健常な乳幼児が手づかみ食べを始めるのが生後18か月前後から、食具を使い一人食べができるようになるまでには、生後36か月前後の期間が必要といわれています[13, 14]。

　これらのことを踏まえ、身体（自）と道具（他）を統合する過程に重ね合わせて、脳の再組織化を促すような治療過程を考えてみました。まずはハンドリガードと同様に、症例5は、まず視覚対象となる手（自）と食具（他）の意味を含めて、じっくりと「見る（読み解く）」課題が必要なのではないか

と思ったのです。

　ここまでくると、手と道具（食具）の関係に着目した課題の考案へとなりそうですが、その前にしなければいけない課題が前段階としてありました。

　それは、症例5は、二重接触という指の触覚を介すことで、口唇閉鎖は食具使用時よりも確実だったわけですが、食物を取り込む前の口唇の過開口は、手づかみ食べであっても依然変化していないことです。何度も繰り返し言いますが、視覚情報が口の「構え」にいかされていないのです。

●●● 捕食に関する発達的観点を加え、病態解釈へ

　視覚情報が口の「構え」をつくることに関して、さらに掘り下げて考えてみました。向井は、「捕食の動きは、下口唇に触れると閉口する動きが誘発され、食具上の食物を上唇で触覚認知して口腔内にすり取る」[14]と述べています。そして、捕食の動きの発達とその障害の関係について向井は、「口唇に触れられたスプーンなどの食具から、下顎の1回の開閉運動による口唇の閉鎖によって上唇に触れられた食物を口腔内にこすりとる動きが捕食の機能である（中略）脳性麻痺などの不随意運動や協調運動の不全の障害児では、捕食時に口を大きく開きすぎる（過開口）、捕食時に舌が突出する、食具を歯で噛んでしまう、などの症状を呈することが多い」[15]と述べています。

　また、手づかみ食べの最初の時期では、指も最初の頃は口腔内に入るが、次第に口唇の位置までで、大きなものは前歯で咬断して取り込むようになるが、知的障害や肢体不自由の小児ではそうはならず、手を口の中に押し込むなどが多くみられる[15]とも述べています。

　このことを知り考えたことは、口唇への接触は、発達の過程ではあってもいい、しかし徐々にそれは学習とともに減少し、口唇への接触がなくてもできるようにならないといけないのだと。私たちのように。

　症例5の捕食時の過開口や、不必要に舌が突出してしまう症状は、今後の食べるという経験の反復で次第に改善するだろうかと。いや、ならないだろうと。

　視覚情報が食べるという行為の機能システムの「捕食」に貢献できていなくても、著明な食べこぼしがないからいいのではないか、と思われる方もい

るかもしれません。

しかし、食事の後に家族が、うまく前歯を磨けない（髭を剃れない）でいる症例5に対して、介助する場面を想像してみましょう。家族が「こうしてごらん」と口の形や口の開き具合を見せる。しかし症例は、求められたようにうまく口腔顔面部を変化させることができない、という可能性は否定できません。

これは、人間にとっての口腔器官は単に食べるというだけの機能の問題ではなく、他者とコミュニケーションする場面として、相手の意図に応じることができないという問題も併せもっていることを意味します。

この点は、異なる行為への汎化へつながるという意味でも重要なことではないかと思うのです。ですから、やはり視覚情報から、予測的な構えをつくる、求められた口腔顔面領域の状態をつくれるようになる課題を考案することに決めたのです。

では具体的にはどのようにしていけばいいですが、症例5は、視覚的な手掛かりがあると模倣や絵（写真）カードを用いた課題（視覚情報間のマッチング課題）において行為が修正できるという事実はPositiveな要素です。このことは、全く情報変換ができないわけではないことを意味します。つまり残された脳領域を活用しながら、症例5の場合は視覚的情報を中心とした介入によって適切な行為につながる学習はできるのではないかと考えられたのです。そこで、以下のような絵（写真）カードの活用ができると考え、作製しました。

捕食に関する視覚情報を読み解く課題例
●課題1：絵（写真）カードの解読により口唇の形を思考する

まずは、口腔内に入れる対象がない条件で4枚のカードの中からセラピストが1枚を選んで口の形を視覚的に提示し、もう一組のカード4枚の中から同じ口の形のマッチングを図るよう求めていきます（図4.61）。

提示された視覚情報とのマッチング課題は、実際のセラピストの口形とのマッチングでもいいです。

次に、提示された1枚の口の形と比べ、他の口の形が顎関節の変化によっ

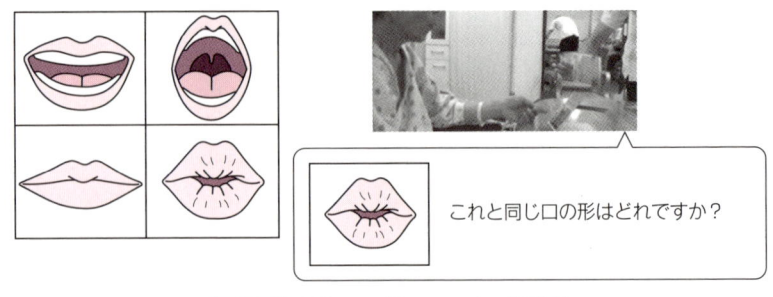

図4.61 同じ口の形のマッチング課題

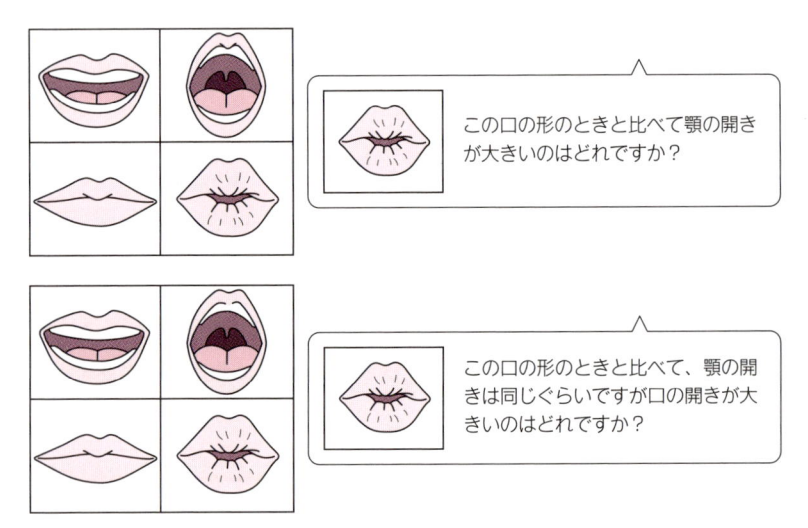

この口の形のときと比べて顎の開きが大きいのはどれですか？

この口の形のときと比べて、顎の開きは同じぐらいですが口の開きが大きいのはどれですか？

図4.62 体性感覚の知覚経験を基に顎関節の変化と口の形の関係を判断する課題

てどう変化するかを判断する課題です（図4.62）。この課題では自らの顎の動きによって、どのように口の形が変化するのか、体性感覚の知覚経験を基に思考することが求められます。

●課題2：絵（写真）カードの解読により食べ物に合う口の形を思考する

　ここまでの視覚対象は自己身体部位としての口唇でしたが、今度は食べ物と、口腔器官としての口唇、顎関節の関係性についての治療です。これは視覚的な対象の大きさ・形に合わせて、口唇ならびに顎関節をどの程度（どのように）動かす（構える）のかを思考する課題です（図4.63）。

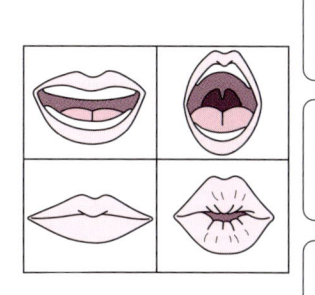

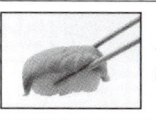
このお寿司を一口で食べるとしたら口の形はどれですか？

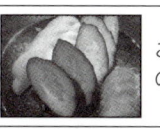
この漬物を一切れ食べるとしたら口の形はどれですか？

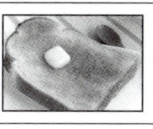
トーストをかじるときの口の形はどれですか？

図4.63 食べ物（大きさ・形）に合う口唇・顎関節の構えを思考する課題

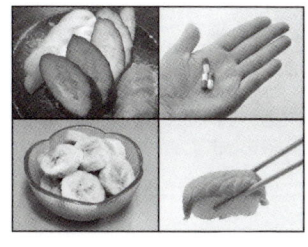

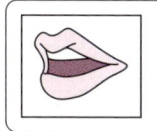
この口の開きで、口の中に一口で入らないのはどれです？

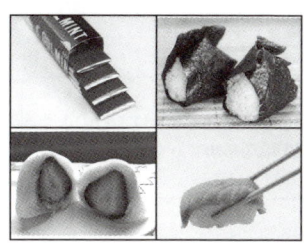
口に入れるとき、口の開きが一番違うのはどれですか？

図4.64 口唇−顎関節の開きに合う食べ物はどれかを思考する課題

　次は、対象に対してではなく、口唇（顎関節を含めた）の開きに合う、食べ物はどれかを思考する課題です（図4.64）。

　次は、適切に飲むときには、口唇の形（構え）はどのように変化していることが必要かを思考する課題となっていますが、飲み物の道具に合った接触部位と口の形のイメージができなければなりません（図4.65）。

263

次は、対象が口腔内と直接接触するか、口腔器官と一定の関係性が求められたときに、どのような口の形となっていることが必要かを思考する課題となっています（図4.66）。

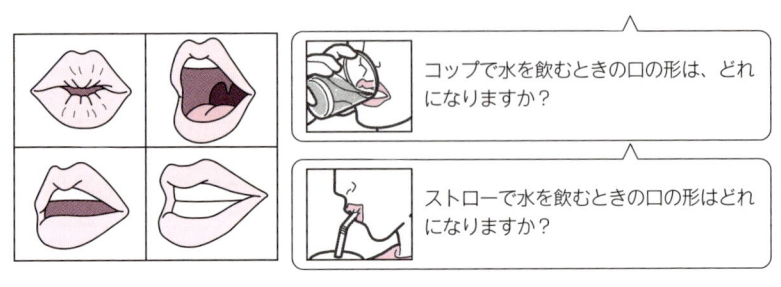

図4.65　飲むときの道具に合わせた接触部位と口形を思考する課題

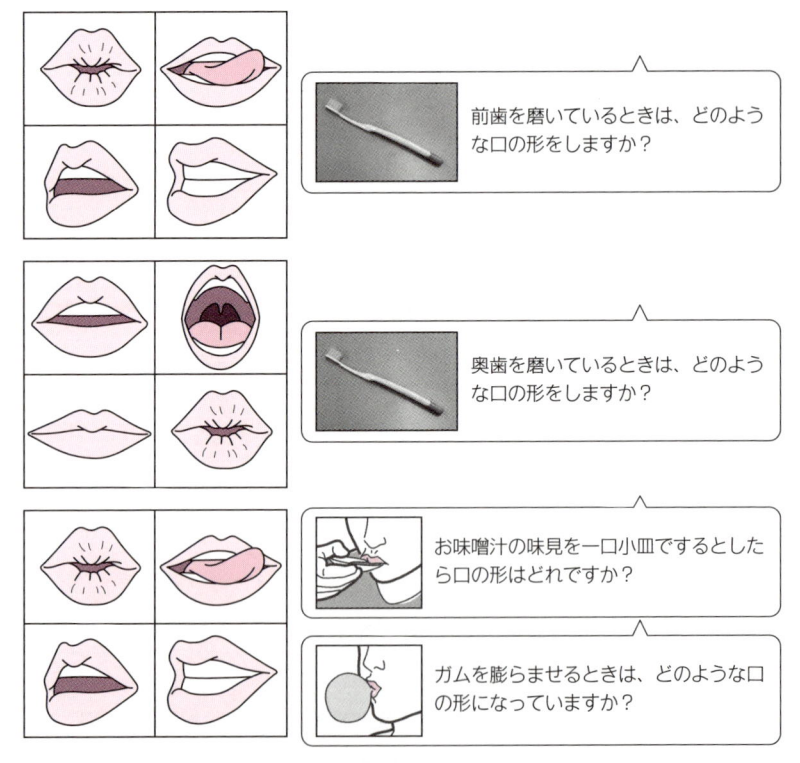

図4.66　対象が口腔内と接触するか、口腔器官と一定の関係性を
求められたときの口形を思考する課題（つづく）

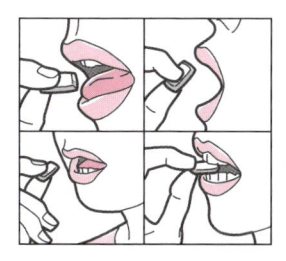

舌が下の歯より前に出てきてるのはどれですか？

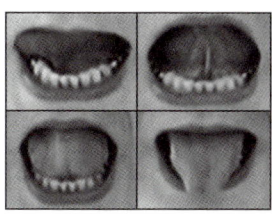

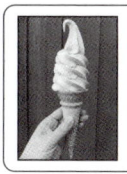

ソフトクリームを舐めようとしたときの舌は、どれになりますか？

図4.66 （つづき）

●課題3：絵（写真）カードの解読により口腔内の空間表象（手の空間表象）と食べ物の形態に関する表象とを思考する

次の段階として考えたのは、口唇を通過してからの口腔内の空間と食べ物や食具との関係性についての治療です（図4.67）。

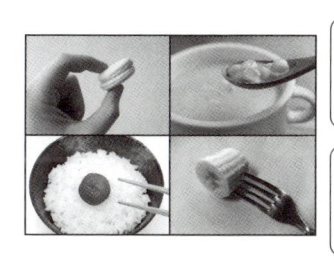

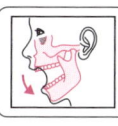

食べ物を口の一番奥まで入れないといけないのはどれになりますか？

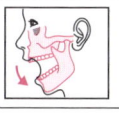

食べ物を口に入れるのに一番手前ですむものはどれになりますか？

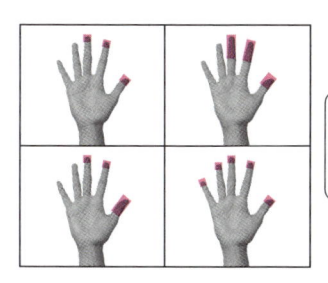

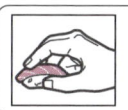

お寿司を手で食べるとき、口の中に入る指の部分が適切なものはどれですか？

図4.67 食べ物の形態と、口腔内の空間表象・手の空間表象の関係を思考する課題

以上が、症例5の臨床症状に対して考えていた、「捕食」に着目した課題例です。

　食べるという行為の機能システムの4つの構成要素（コンポーネント）のうち、食物を口腔内に取り込む機能（捕食〔p.45 図2.2中のA〕）だけは直接の視覚情報の解読が必要です。この視覚分析が適切であれば、次の、食物の把持と物性認知の機能（保持〔同B〕）のための適切な運動イメージが想起され、それに基づいて予測的な運動制御が行えることになります。

　つまり、食べるという行為の前には、運動プログラムが企画され、運動指令が出されて、食べ物を一旦保持し、その後咀嚼していくためには、視覚情報によって過去の経験からの想起が適切になされる必要があるのです。

　付け加えれば、症例5の課題例からも、患者が想起する運動イメージは、セラピストの問い（心理的道具）によって、同じカード（物理的道具）でも変わることがわかると思います。

　治療の先を見越して上記のように絵（写真）カードの課題をつくっていましたが、残念ながら症例5は施設の入所が急に決まり、途中で終了となってしまいました。そのため症例5の治療課題はあくまで例としての提示となりました。

　しかし、このような絵（写真）カードという道具を活用した患者は、症例4、症例5だけではありません。非常に類似した病態の患者を過去に何例も経験しており、その手ごたえを得て考えた治療です（他の患者は拙著『豚足に憑依された腕』の症例F、症例Gでも紹介していますのでご参照ください）。

第4章を読み終えた読者へ

　「あなたは第4章の文章、ことばをよく咀嚼してみることができましたか（噛みしめてみましたか）」とまずは読んでくれたあなたへ問いかけたいです。

　この「咀嚼する」、「噛みしめる」は、本来口腔器官を介した食べ物との相互作用を意味することが多いのですが、会話や手紙など、相手のことばや文章などの意味・内容をよくよく考える行為を指す表現、メタファーのひとつです。

　「ことばを噛みしめる」という行為は、目には見えないが、相手から投げかけられたことばを受け止め（受容）、何度も読み解く作業（解読）を繰り返

し、確かなものにするという意味があると思います。この解読作業を誤ると、今度は自分が相手に発することばが適切にならないかもしれません。

この読み解く（解読）という観点は、本書でたびたび触れてきたように実は美味しく食べるという行為と無関係ではないのです。複数の口腔器官の体性感覚を介して、大きさ、形、硬さ、舌触り、歯触りなどのそれぞれの情報の解読が正確でなければ、たとえいくつかの情報が統合されても「美味しい」にはたどりつけないからです。

この章では物理的な道具の作製方法を紹介しましたが、「美味しく食べて飲み込む」ことに問題を抱えた患者に合わせて、現在考えうる道具を作っていくのは、あくまで担当セラピストです。セラピストの思考のあり方ひとつでさらに道具は「患者の回復を促すもの」へと進化を遂げることでしょう。

道具の作り方の章であるにもかかわらず絵（写真）カードに関して症例提示のような形をとったのは、道具は常にリハビリテーション室にあるとは限らないし、他人から与えられるものではないからです。そこになければ、即興で作ればよいのです、という意味がひとつあります。

もうひとつは、医療機関のみならず、多くの職場で嚥下障害に果敢に挑むセラピストは言語聴覚士の方が中心なので、症例1〜3のようなコミュニケーションに問題のない方よりも、むしろ症例4、症例5のように失語症が重複し、発語は正確にできないが、求められていることはおおよそ理解しているようだ、てもどのようにすればよいかが適切ではないと解釈できる担当患者は、意外に多いのではないかと思ったからです。

また症例4、症例5の治療は摂食嚥下障害に着目した、「対象」となる情報の「読み解き（解読）」作業ということになるのですが、実は失語症患者に対して実施される絵（写真）カードの活用と親和性があるのではないかとも思ったのです。そこで、明確な結果が出せていなくても、臨床経験から可能性については一定の自信をもって伝えられるので紹介する意味があるのではないかと思ったのです。

この点は著者の意図を汲み取っていただき、本章で紹介した絵（写真）カードに関する道具を、治療的な意味で、修正、改変、刷新していただき未来のリハビリテーションに必要な最良の道具の1つとしていただければと思います。

文献

1） ユクスキュル / クリサート （日高敏隆，羽田節子・訳）：生物から見た世界．岩波書店，東京，2006.

2） 中川賀嗣：臨床失行症学．高次脳機能研究30(1)：10-18，2010.

3） 中川賀嗣：失行症―「みること」「さわること」とのかかわりへ．高次脳機能研29(2)：14-23，2009.

4） 山鳥 重：ジャクソンの神経心理学．医学書院，東京，pp.142-149，2014.

5） Binkofski F, Buxbaum LJ：Two action systems in the human brain. Brain and language 127(2)：222-229，2013.

6） 村田 哲：模倣の神経回路と自他の区別．バイオメカニズム会誌29(1)：14-19，2005.

7） 入來篤史：道具を使う手と脳の働き．日本ロボット学会誌18(6)：786-791，2000.

8） 入來篤史：道具を使うサル．医学書院，東京，2004.

9） 遠藤邦彦：ロ・顔面失行(BFA)の症状と責任病巣：行動理論からみた失行症の出現メカニズム．失語症研14(1)：1-10，1994.

10） Blakemore SJ, Wolpert D, Frith C：Why can't you tickle yourself? Neuroreport 11(11)：R11-R16, 2000.

11） 入來篤史，他：道具使用法を訓練後，サルの大脳皮質の膨張を示す信号を発見―人間知性進化の生物学的メカニズムの解明に糸口．理化学研究所ホームページhttp://www.riken.jp/pr/press/2009/20091006/ より （2016.2.18アクセス）

12） 乾 敏郎：脳科学からみる子どもの心の育ち―認知発達のルーツを探る．ミネルヴァ書房，京都，pp.59-60, 158-159，2013.

13） 乳幼児の摂食機能発達支援会議・企画：乳幼児の摂食・嚥下指導マニュアルQ＆A．千葉県山武保健所，2003.

14） 向井美惠：摂食機能療法―診断と治療法．障歯誌16(2)：145-155，1995.

15） 向井美惠：摂食に関わる機能発達の研究とそのあゆみ．Dental Med Res. 33(1)：23-34，2013.

おわりに─改めて、食べるということの治療を考える─

　忘れられないふたりの患者さんがいる。

　誤嚥性肺炎となり、それをきっかけに亡くなられた方。食形態を嚥下食として退院されていたが、大好きなお寿司とうどんを食べたと家族から伺った。自宅では、「好きなものは大丈夫だった」と。私は、わかっていたつもりになっていたと気づいた。リスク管理が最優先であることを、痛切に理解した。このときの思いは、心の中に、今もずっと残っている。

　ワレンベルグ症候群で、胃瘻・絶食だった方。前院で今後も経口摂取は難しいと判断され、入院時のカンファレンスでは胃瘻で自宅退院方向となった。医師からは、絶対に無理をしないようにと指示があった。それでもご本人は、「食べられるようになんとかしてください。先生にかかっています」と、初回のリハで繰り返し訴えられた。前院より、姿勢調整、食べ方の工夫をしても、ゼリーすら難しかったという申し送りがあった。発声発語器官の評価で運動機能には問題がなさそうで、発話も明瞭。教科書に載っている多くの訓練を試みていったが、効果が出ている実感はなかった。

　悩んだ私は、勉強を続けていた認知運動療法をやってみようと考えた。上肢・下肢・体幹の方法を基に、ガーゼ・綿棒・舌圧子を道具として用いた舌を中心とする空間課題・接触課題や、塩水の濃度・とろみの濃度を比較する課題を立案した。今まで実施した方法ではないことを伝えたうえで、訓練の目的と内容を説明すると、「ぜひやってみたい」とお答えいただいた（ご家族にも同意をいただいた）。

　訓練開始後、なんとかとろみ水を飲めるようになった。ある時、禁食にもかかわらず、クリームパンを食べたというヒヤリハットがあった。直接確認すると、クリームの部分だけを舐めたらしい。理由を伺うと、「食べられそうと思った」とお話された。この一件により、医師から経口摂取を目指してみようという前向きな指示をいただけた。その後、半固形食から徐々に、全粥・ミキサー食三食摂取可能となるまで進めることができた。訓練では軟飯やキザミ食以上でも可能と判断したが、カンファレンスでは「三食で栄養摂

取できるまで進められた。もう無理はせず、食形態は念のためこのままで」
と決まった。私は情けないことに、カンファレンスで食上げを主張できな
かった。そして、退院に向けた外泊訓練の日を迎えた（「はじめに」）。

　「好きなものなら食べられるんだよ」。

　医師の（愛のある）厳しいお叱りと、呼吸状態など一通りのチェックを受
けた男性は、改めてそう言った。不安を口にする私に、「大丈夫だよ、ちゃん
と食べられそうなものを考えながら食べたんだから」と笑顔で続けた。外泊
訓練後、再度カンファレンスが実施され、食上げを認めてもらうことができ
た。最終的には常食三食となり、胃瘻も抜去となった。

　患者さんと一緒に喜ぶことができた嬉しさは、今もずっと残っている。

　「好きなものなら食べられる」は、多くのセラピストに共感していただけ
ると思う。多くの方が、患者さんの「好きなものなら食べられる」エピソー
ドを持っている。「不思議だよね」、「すごいよね」、「そういうものなんだよ
ね」。どのお話もとてもポジティブで、心から感動する。笑顔になる。

　同時に、戒められる気持ちになる。そのことばだけではわからない。患者
さんの「食べられる」を願わないときはない。でも、「好きだから大丈夫だろ
う」では命に関わることもある。だから、観察、対話、知見との往復によっ
て、そのことばが生まれる過程を、主観的に、客観的に検討する努力をしな
いといけない。好きなものなら食べられるように見えるのは、きっと、「不思
議」ではないし、無根拠に「すごい」ことではない。多くの現象がそうであ
るように、「好きなものなら食べられる」ことの解釈につながるメカニズム
が存在するのだろう。例えば、「好き」という情動が食べることに伴うのであ
れば、「好きなもの」ならそれだけたくさんの身体経験（脳の表象）があると
考えられる。行為の経験が豊富であるから、患者さんは「食べられそう」と
思えた（予測、あるいは運動イメージ）のかもしれない。治療訓練は、魔法
でも、宗教でもない。患者さんと向かう目標は、理想ではなく現実に準拠す
るということを、忘れてはいけない。…そう言われている気がする。

　「好きなものなら食べられるんだよ」。

　このことばはいつも私に、食べることのリハビリテーションの在り方を問う。

（稲川　良）

あとがき

　先日、秋の味覚のひとつ、生筋子をしょうゆ漬けしてもらい、「これでもか！」というぐらい、ご飯の上にのせて食べました。

　最高に贅沢で幸せな時間でした。それは旬の食材が「美味しく」そして、ご飯の上にのせた量が「てんこ盛り」だったからではありません。口の中に入れた瞬間に、一気に私の「心（意識）」は実家のある北海道（帯広）へ飛び、実家の風景、次には母親が小さいころ作ってくれた筋子のおにぎりを食べている自分が浮かび、そしてその時の味が立ち上がったからです。

　今、現在の「私」という口腔内の感覚器官によって「美味しい」と感じているのではなく、過去の記憶とつながっている「私＝身体」が、「美味しい」という意識を生じさせているということです。

　筋子という視覚情報、口の中に入れたときのイクラとは違うひと塊感、表面の滑り感、押しつぶしたときの弾力感、風味、そして少々強引にたくさんのご飯とともに、飲み込んだときの喉の通り感。このような多感覚の情報が「私」にとって、特別な幸福感と懐かしさを同時に感じさせてくれたのです。この「経験」が、私のいった「最高の贅沢」という意味です。

　嚥下障害になった患者（利用者）さんは、このような経験をもう一度することはできるでしょうか。

　本書を通して、ごく普通に「食べること」、美味しいものを美味しく「食べること」がどれほど人の全体的な経験（脳－身体というシステムの働き）であるかがわかっていただけたのではないかと思います。摂食嚥下障害をもつ患者さんのリハビリテーションには、言語聴覚士だけでなく作業療法士や理学療法士も患者さんの「最高の贅沢」のために（直接ではなくても）関わることができるといえます。そのためにも私たちリハビリテーション・セラピストは「連携」の意味を深めていく必要もあるでしょう。本書が言語聴覚士（稲川）と作業療法士（本田）との共著であることも一つの意味をもつのではないかと思っています。

　私のある恩師は、脳卒中片麻痺の手足の回復について、こういっていました。

「プラトー（回復の限界）は患者の脳ではなく、私たち自身の心の中にある」と。

　これは嚥下障害の回復にも同様にあてはまることです。本書を手にとった「あなた」の心の中に、この思いと本書の内容の理解が結びつけば「あなた」の嚥下治療は変わるはずです。

　　　　患者（利用者）さんに再び「最高の贅沢」を。

謝辞

　本書で症例として紹介させていただくことにご快諾いただいた方々（ご本人、ならびにご家族）には、心より感謝します。皆さんとの出会いがなかったら、本書は誕生していません。

　認知神経リハビリテーション学会の宮本省三会長をはじめ、すべての会員に感謝します。学会活動のおかげで本書をまとめる内容は洗練化されたと思います。

　協同医書出版社の中村社長、および本書の編集に関わっていただいた方々に感謝します。他者に嚥下治療を伝えるには本という媒体も欠かせません。

　そして、本書を最後まで読んでくださった読者に感謝します。

　　　　　　　　　　　　　　　　　　　　　　　　　　（本田　慎一郎）

著 者

本田 慎一郎 （ほんだ しんいちろう）

1971年　北海道生まれ
2000年　日本福祉リハビリテーション学院卒業（作業療法士）
水口病院、甲西リハビリ病院、摂南総合病院、ヴォーリズ記念病院、守山市民病院を経て、
現在、（有）青い鳥コミュニティーに勤務、訪問介護領域および発達障害領域のリハビリテーションに従事
2006−2019年　認知神経リハビリテーション学会 理事

稲川 良 （いながわ りょう）

1983年　茨城県生まれ
2005年　国際医療福祉大学卒業（言語聴覚士）
2019年　人間総合科学大学大学院人間総合科学研究科修士課程修了
　　　　　修士（心身健康科学）
伊勢崎福島病院、いちはら病院を経て、
現在、水戸メディカルカレッジ、脳梗塞リハビリセンター（非常勤）勤務
2015年から一般社団法人茨城県言語聴覚士会 理事
2016−2019年　認知神経リハビリテーション学会 理事

食べることのリハビリテーション── 摂食嚥下障害の多感覚的治療

2019 年 11 月 1 日　初版第 1 刷発行

ISBN 978-4-7639-3057-6　　定価はカバーに表示

著　者	本田慎一郎・稲川　良 ⓒ
発行者	中村三夫
装　幀	岡　孝治 ／ カバー・表紙・扉 イラスト ©Anna.zabella / Shutterstock.com
印　刷	永和印刷株式会社
製　本	永瀬製本所
Ｄ Ｔ Ｐ	Kyodo-isho DTP Station
発行所	株式会社 協同医書出版社
	〒113-0033　東京都文京区本郷 3-21-10
	電話 03-3818-2361　ファックス 03-3818-2368
	郵便振替 00160-1-148631
	http://www.kyodo-isho.co.jp/　E-mail：kyodo-ed@fd5.so-net.ne.jp